JN082621

産婦人科専門医
稲葉可奈子 監修

生理痛・PMSから、
妊娠・出産、更年期まで

女性の体のきほん

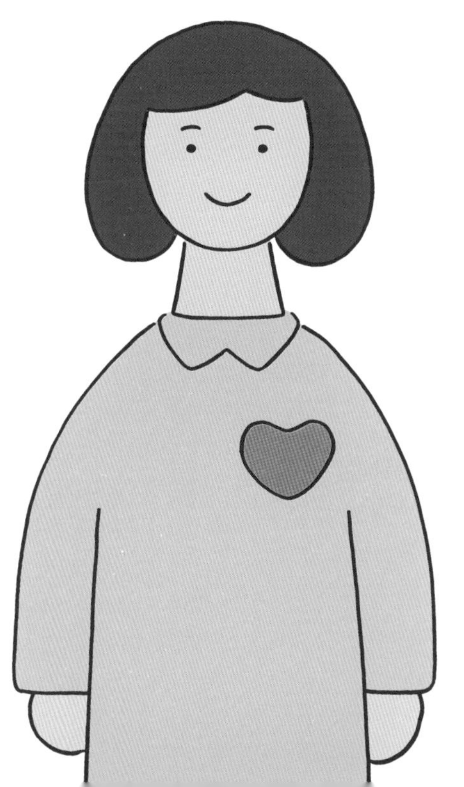

ナツメ社

仕事に健康に
恋愛に

つきない私たちの悩み

人の一生にはいろいろな選択があり、それにともなう悩みがつきまとうもの。結婚するかしないか、子どもを望むか望まないか、仕事をどれくらいがんばるかなど、男性にも女性にもそれぞれの人生の選択があります。でも、妊娠・出産だけは女性の体で起こることです。女性はその期間も考慮して、将来のことを考えないといけません。「自分にとっての正解」を見つけるには、どのような人生が自分にとって心地良いものかを考え、それぞれに優先順位をつけていくのがおすすめです。

選択は人それぞれ。だから悩む

結婚

する

しない

子ども

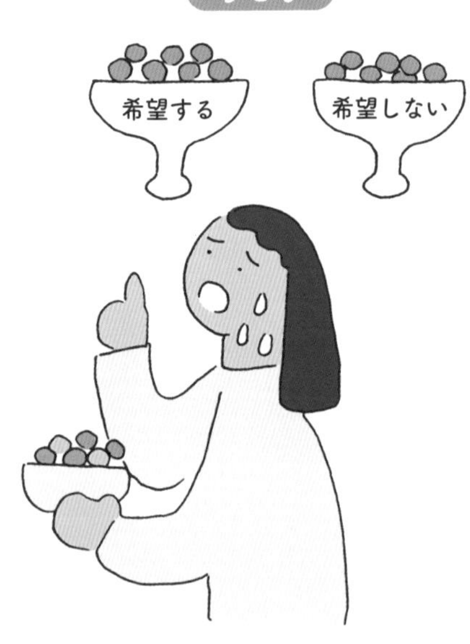

仕事

バリバリ

ぼちぼち
やる

しない

特に子どもを望むか望まないか、何人望むかは、女性にとって大きな問題。それだけに選択に時間がかかることも。さらに、結婚や子どもをもつことは相手ありきのことなので、自分の気持ちだけでは決められない。年齢だけは待ってくれないので、後回しにせず少しずつ考えていこう。

体や健康面の悩みもつきまとう

ダイエットしたら
生理が止まっちゃった。
楽だけどいいのかな？

親に孫の顔が
見たいって言われた。
はあ、しんどい。

生理
めんどくさいなー。
気分も落ち込むし、
ほんとにやだ！

彼とのセックス、たまに
痛いときがある。でも、
伝えていいか
わからない。

婦人科かあ…。
なんか行くの
怖いんだよね。

ピルって実際どうなの？
副作用があるって
本当？

「卵子凍結」
ってニュースで
見たけど、
私もするべき！？

35歳をすぎると
妊娠しにくく
なるの？

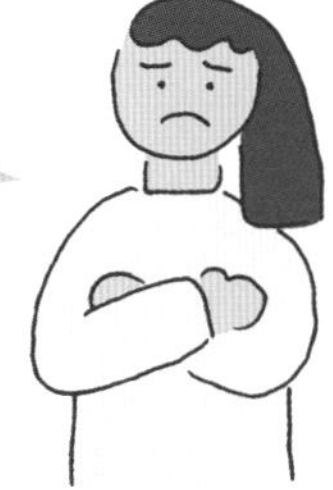

生理や妊娠、セックスの悩みを抱える女性は多いものの、「みんなこんなものかな」と我慢してしまっていることも少なくない。こういった悩みを、気軽に相談できるかかりつけの婦人科をもっていない人も多い。

まずは今の悩みごとをクリアにし、体のことを含めて5年後、10年後の自分を考えてみよう

どのようなライフプランであっても、まず大前提として、生理周期にともなう症状（生理痛、経血量、「PMS（月経前症候群）」など）は何ひとつ我慢する必要はありません。どれもきちんと受診すれば改善できるものです。体に何かしらの不調があると、将来のことも不安になるもの。まずは今の健康とQOL（生活の質）を確保したうえで、5年後、10年後の自分をイメージしてみましょう。

年代別に見てみよう

ライフステージごとに考えてみよう

年齢が変われば悩みも変わり、社会での立ち位置や、物事の捉え方も変わってきます。もちろん、そのときにならないとわからないこともありますが、「理想の年齢の重ね方」をイメージしてみましょう。

［Ｙ子さんの例］

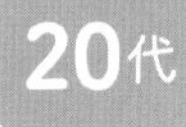

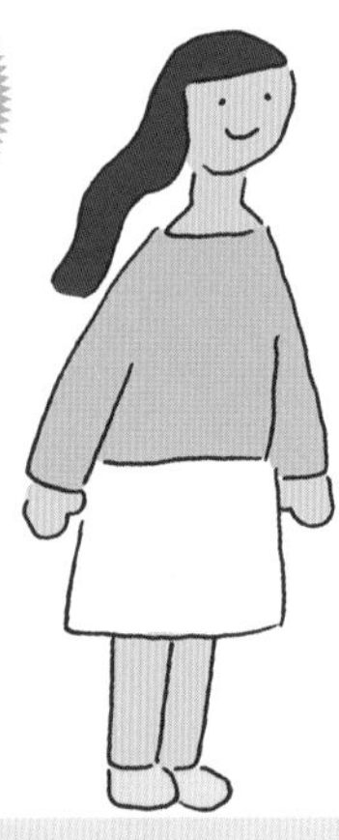

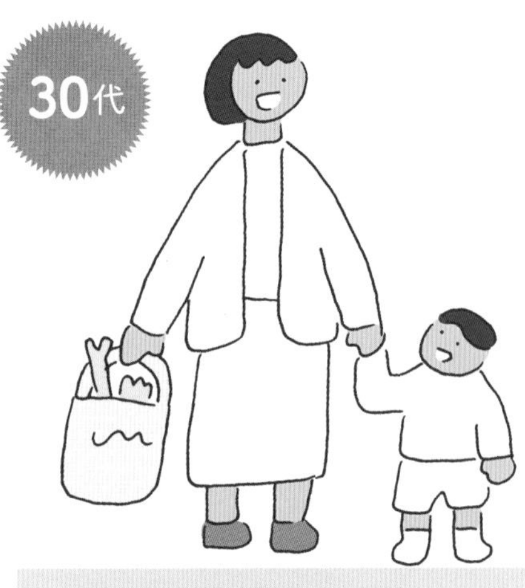

健康面では

・生理不順やPMSなど生理の悩みが多い年代
・性感染症（STD）にも注意が必要
・子宮頸がん検診を受ける

健康面では

・20代に引き続き生理で悩む人も
・子宮筋腫や子宮内膜症といった病気にも注意が必要
・子宮頸がん検診を受ける

プライベートでは

パートナーができる	妊活	産休	育休	時

▲結婚　▲出産

仕事面では

就職	働きつつ適職を見つける	産休＆育休	

様々なケースを見てみよう

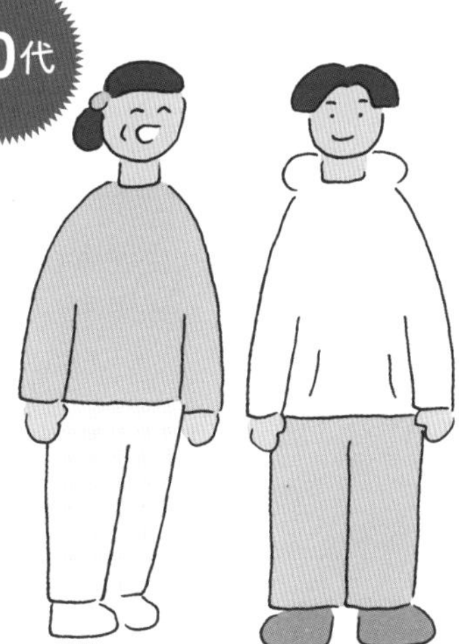

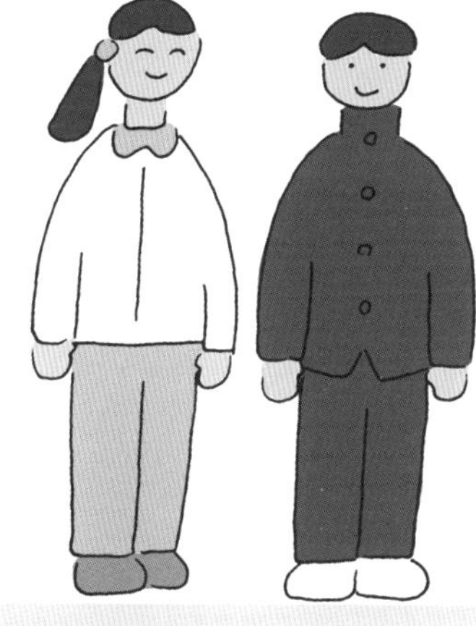

健康面では

・30代に引き続き
生理で悩む人も
・30代に引き続き
婦人科系の病気に注意
・更年期症状に悩ませられる
人もいる
・子宮頸がん検診に加えて、
乳がん検診も受ける

健康面では

・閉経を迎え
体調が不安定になることも
・子宮頸がん検診に加えて、
乳がん検診も受ける
・更年期症状に悩ませられる
人もいる

で働く	子どもを学校に 通わせつつ（小・中・高）、 フルタイムで働く	子どもの手が離れ、 夫婦の時間を楽しむように
	キャリア形成期	キャリア維持期

ケーススタディ

01

26 歳
A さん

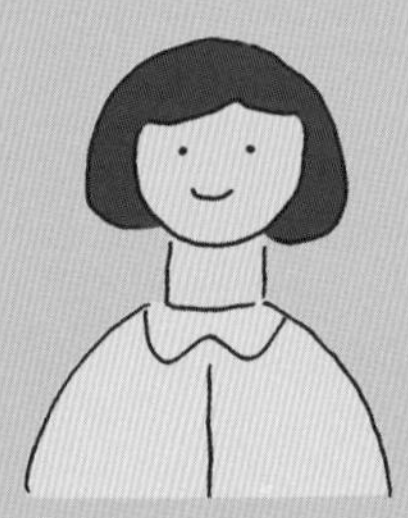

- 営業職
- PMS・生理痛に悩み中
- 子どもがほしいという願望は今のところなし

毎月生理前〜生理の始めは気分が落ち込んで、涙が出る。自己嫌悪がとまらない。

生理痛もひどいし。我慢するしかないよね。

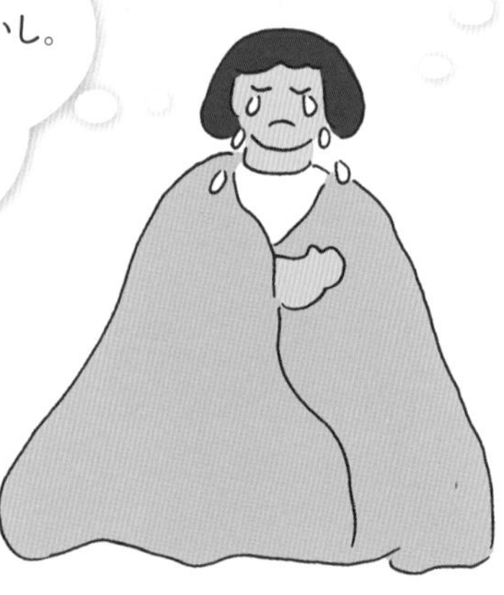

子どもはほしいと思ったらできるでしょってことで、まだいいや〜。

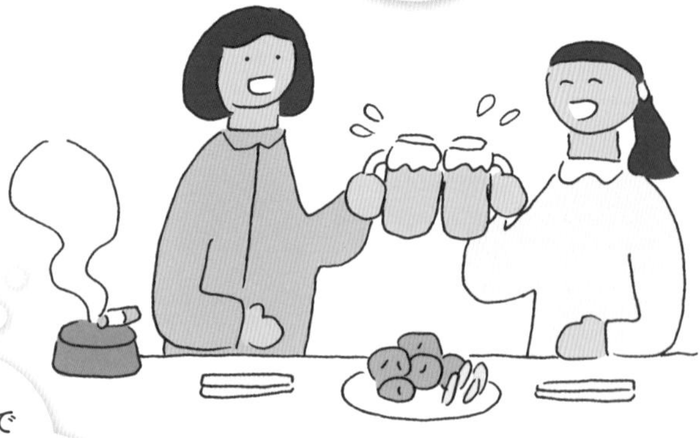

それに今は 30 代で産む人も多いし。まあなんとかなるでしょ！

「PMS」はだれにでも起こりうる。自分を責めないで

PMS（月経前症候群）は、生理の３～10日くらい前から始まる不快な症状のこと。頭痛・むくみ・体重増加・乳房が張るなどの身体的症状と、イライラ・無気力・集中力低下といった精神的症状があります。20代前半から閉経までの間に２～10％の女性に起こるとされており、その程度はさまざまです。つらいときは、婦人科を受診しましょう。症状によっては、漢方薬やピルなどを処方されます。

P.118 へ

生理痛に“我慢”は禁物！つらいときは病院へ

生理痛は、子宮内で経血を押し出そうとするホルモン（プロスタグランジン）の働きによるもので、ある程度の痛みはあります。我慢せずに鎮痛剤を飲みましょう。ただし、痛みで仕事がままならないなど生活に障害が出る場合は、「月経困難症」が疑われるので、産婦人科を受診しましょう。また、だんだん痛みが増している場合や、生理のとき以外で痛みがある場合も、産婦人科に相談しましょう。

P.102、104 へ

子どもがほしい！と思ったときにすぐできるとは限らない

思いがけず妊娠することや、望まない妊娠をすることもありますが、子どもは望んだときにすぐできるとは限りません。過度な飲酒や喫煙は妊娠の妨げになることがわかっています。将来少しでも子どもを望んでいるのなら、早いうちから気をつけておくに越したことはありません。また、妊娠について考えることや妊活は「なんとなく」で先延ばしにしないのがおすすめです。

P.24、28、30 へ

ケーススタディ

02

30歳
Bさん

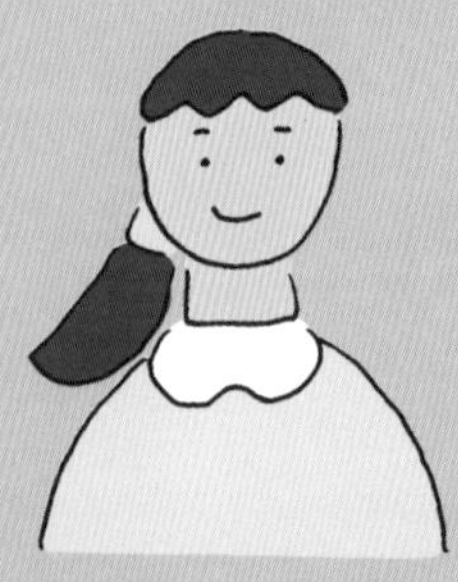

- 事務職
- パートナーと同棲中
- 子どもは35歳までにほしいと考えている

同期が出産！
赤ちゃんを抱っこさせてもらったら、
私も子どもがほしくなった。

でも、何から始めるべき？
そもそも彼はどう考えているだろう。
聞いてみないとなあ。

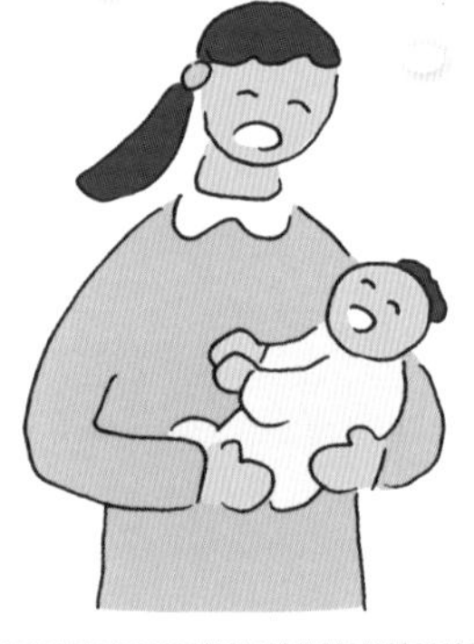

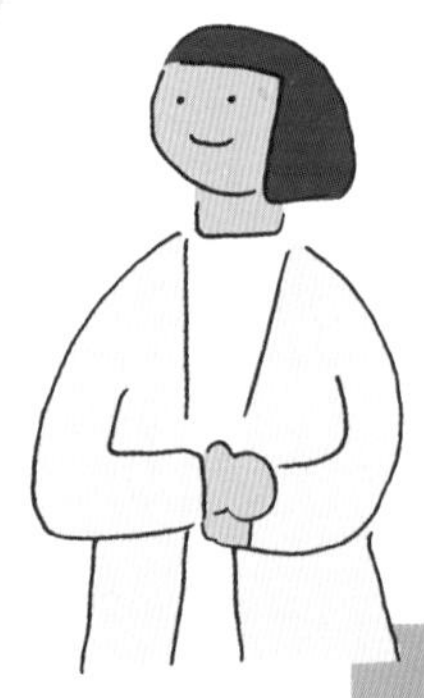

トイレでびっくり。
おりものが茶色っぽい。
しかも1日に何回もおりものシートを交換している気がする。

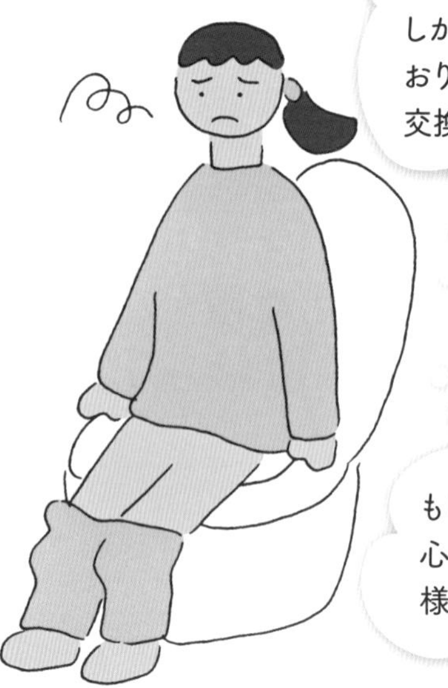

もしかして、性病!?
心当たりないしなあ。
様子を見ていいのかな？

妊活を含めたライフプランを立ててみよう

まず、あくまで希望として、子どもが何人ほしいかを考えてみましょう。2人ほしい、3人ほしいとなったときに、毎回すぐに妊娠できるとは限らないという前提で、いつ頃までに1人目がほしいか、パートナーとの生活はどうするのか、仕事はどうするのかなどを併せて考えましょう。おおまかに自分の理想のプランが立てられたら、お金のことやパートナーの意見なども踏まえて、より現実的なものにしていきます。

P.34、38、42、94 へ

自分とパートナーの健康状態をチェックしてみよう!

将来の妊娠に備えて、まずは生理痛を放っておかないことです。生理痛が強い場合は産婦人科で相談しましょう。また、子宮頸がん検診を2年ごとに受けることも大切です。年齢にもよりますが、あまり猶予がない場合は、女性の子宮卵管造影検査と男性の精液検査を早めに受けておくと、不妊治療が必要かどうかの参考になります。

P.24、32 へ

不正出血やおりものの異変は放置せずに産婦人科へ!

不正出血やおりものの変化があった場合、生理的なもので問題ないこともありますが、なかには子宮頸がんや性感染症などが原因のこともあります。病気が原因かどうかは自分では判断できません。早めに見つかればいずれも治療できるので、放置せずに産婦人科で相談しましょう。

P.90、102、110、154 へ

ケーススタディ

03

33歳
Cさん

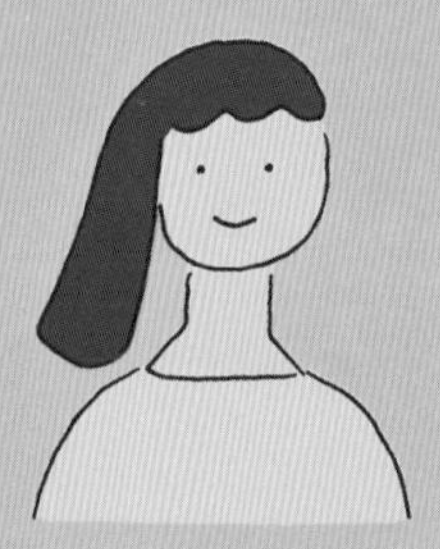

- 専業主婦
- 夫と2人暮らし
- 妊活を始めたものの不安でいっぱい

自然妊娠を目指して、
妊活を始めて半年。
このままこれを続けて
大丈夫かな？

今のところ夫は
協力的だけど、
年齢のこともあるし、
私はかなり焦っている。
夫にこの気持ち、
伝わっているかな。

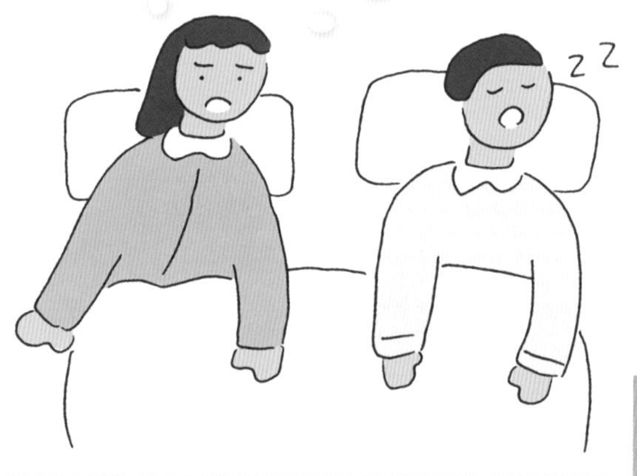

20代で繰り返し
「食べないダイエット」
をしていたせいで、
標準よりかなり
体重が軽い私。

そのせいか、
冷え性がひどい。
これも妊娠に
影響がありそうで怖い。

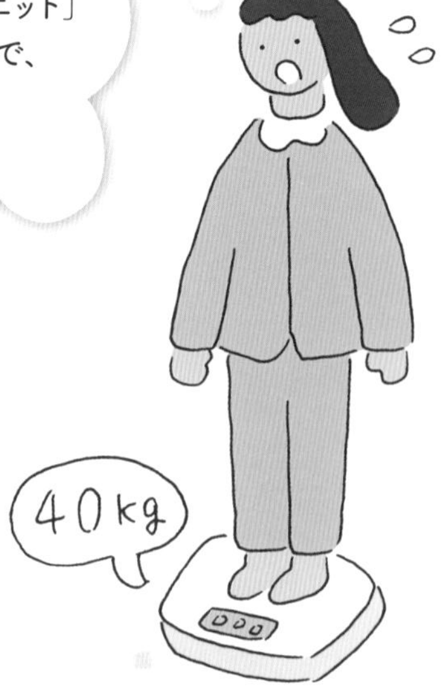

セルフでの妊活に限界を感じたら、一度産婦人科へ！

１年間妊活しても妊娠しない場合を「不妊症」と定義しますが、これはあくまで目安。１年間妊活してからでないと受診してはいけないわけではありません。女性の年齢や、なるべく早く妊娠したいなどの事情によっては、１年を待たずに受診しても大丈夫です。１人望むか２人望むかで進め方もかわってきます。受診すると、まずは不妊症の原因を見つけるための検査をします。

P.38、52 へ

妊娠は女性だけの問題じゃない。パートナーと気持ちを共有して

妊娠は女性の体で起こることなので、ついつい女性が主体になりがち。でも妊娠は１人ではできません。２人で一緒に取り組むことが大切です。妊活に対して温度差があるとつらいので、まずはお互いにどれくらい赤ちゃんがほしいかなどを共有し、足並みをそろえます。そして、もし妊活が長期戦になったら、時々お互いの妊活への思いを確認し合うと、すれちがいにくくなります。

P.94 へ

やせすぎも太りすぎも、どちらもリスクに。適正体重を目指して

やせすぎや太りすぎは、健康を損なう原因になります。女性では妊娠しにくさに影響し、妊娠中や出産時のリスクも増えてしまいます。そして、妊娠・出産・育児には体力が必要。妊活中からちゃんと食べて適度に運動して、適正体重（身長ｍ×身長ｍ×22）前後と体力をキープするのがおすすめです。

P.54、138 へ

ケーススタディ

04

37歳
Dさん

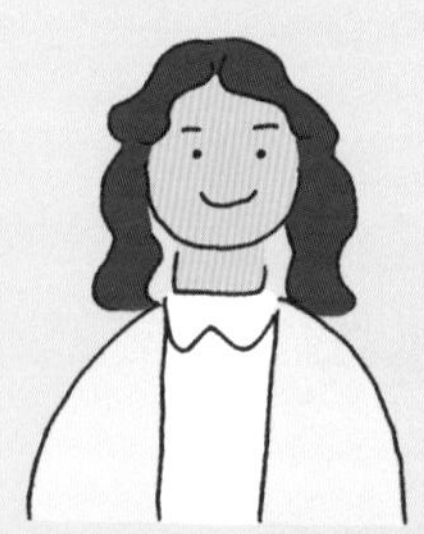

- 広告代理店勤務
- パートナーとの結婚を予定している
- 今は仕事をバリバリやりたいので、子どもをもつか迷っている

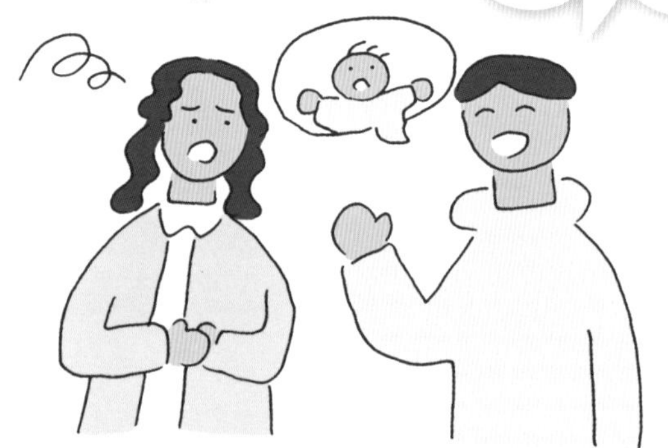

私は今は仕事をがんばりたいの。妊活と両立はむずかしいよ。
ぼくも協力するよ？一緒にがんばってみない？

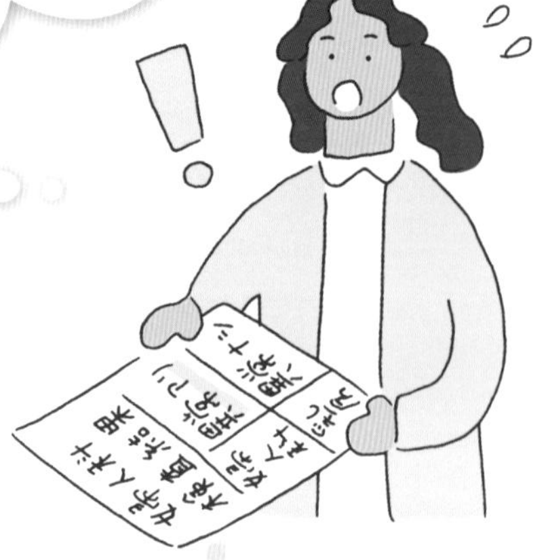

こないだの婦人科検診、引っかかってしまった…。異形成の疑いあり？何それ。
調べてみたら、子宮頸がんに関係があるみたい。怖い…。どうしよう。

子どもをもつ・もたないは自由。自分の体、人生の進め方をよく考えて

だれにでも「子どもをいつ何人産むか、産まないかを自分で決める権利（リプロダクティブ・ライツ）」があります。妊娠・出産は物理的に女性の体で起こることなので、体の自己決定権を大切にしてください。産まない選択も、産む選択も、どちらも尊重されるべきです。ただ、どうしても年齢的な制限はあるので、少しでも妊娠を望むのであれば、考えることを先延ばしにしないのがおすすめです。

P.34、94 へ

検診結果はそのままにせず、産婦人科へ！子宮頸がんは防げる病気

子宮頸がんは 20 代後半～ 40 代でなることが多く、だれにでも起こり得る病気で、将来の妊娠に影響することもあります。ですが、HPV ワクチン（小 6 ～高 1 は定期接種で無料、1997 ～ 2007 年度生まれの女性は 2024 年度まで無料）と子宮頸がん検診で、防ぐことができる病気でもあります。婦人科検診で異常が見つかったら、必ず産婦人科を受診しましょう。

P157、166 へ

子宮頸がん検診は、20歳を超えたら 2 年に 1 回は受けよう

子宮頸がん検診は 20 歳から 2 年ごとが推奨されており、自治体によっては補助金が出るところもあります。子宮頸がん検診のときに、超音波検査を一緒に受けると、子宮筋腫がないか、卵巣が腫れていないかなどの確認も可能です。検診で引っかかったら、放置せずに必ず産婦人科を受診しましょう。もし、子宮にがんになる前の異変が見つかっても、早期に治療をすることで、がんにならずにすみます。

P.203 へ

ケーススタディ

05

45歳
Eさん

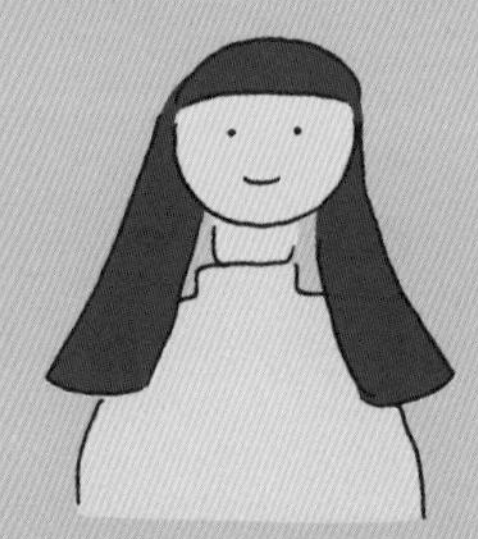

- 美容師
- 子どもをもつ予定はない
- 近頃、疲れやすさやだるさを感じている

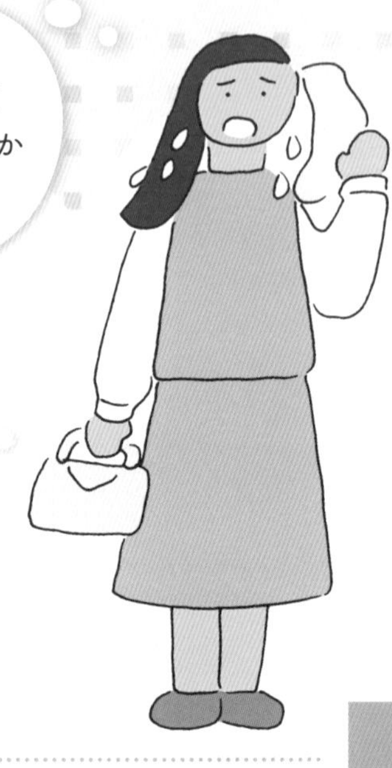

通勤だけで、
汗がとまらない。
仕事中も体がほてって
しんどいけど、なかなか
休憩もできないし…。
運動不足が
たたったのか？
体力もっと
つけなきゃ。

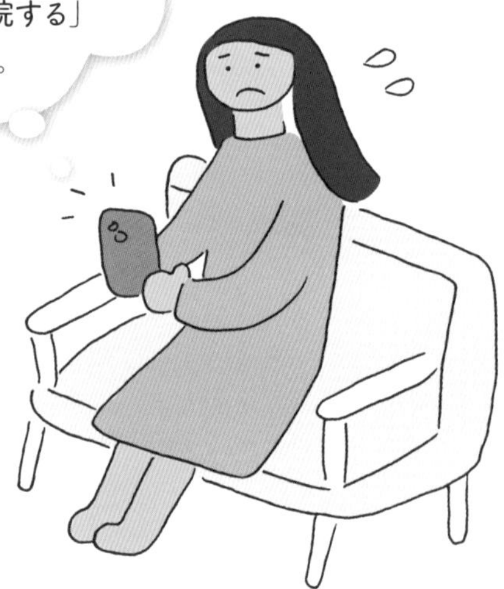

友人のＦ子から
「乳がんで入院する」
との連絡が…。
私もがん家系だから、
なんだか不安になってきた。
ちゃんと検査を
受けないと。

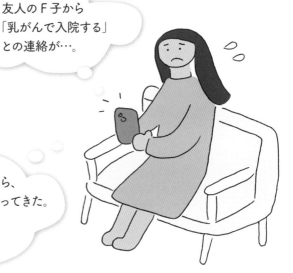

体のほてり、イライラ 正体は更年期症状かも

閉経前後の10年間を「更年期」といいます。閉経する年齢は個人差がありますが、50歳くらいで閉経する人が多いので、40代後半から更年期にさしかかる人もいます。ホットフラッシュやイライラなどが典型的な症状ですが、人によってさまざまです。また、全員に更年期症状が出るわけではありません。更年期症状かな？と思ったら、産婦人科で相談しましょう。

P.182、190へ

乳がんは検診で 早期発見できる病気！

乳がんは女性のがんの中で一番多く、11人に1人が乳がんになるといわれています。ただし、40歳から1年に1回の乳がん検診を受けて、早期で発見できれば治療できます。ステージⅠで治療した場合の5年生存率は100%です。併せて子宮頸がん検診も受けましょう。また、閉経後は骨がもろくなりやすいので、骨粗しょう症予防のためにも適度な運動がおすすめです。

P163、195へ

閉経後に注意が必要な病気を 知っておこう

閉経は人によってタイミングがちがいますが、だいたい50歳ぐらいで迎えることが多いです。閉経すると女性ホルモン（エストロゲン）の分泌量が減り、それによって脂質異常症や糖尿病などの生活習慣病、骨粗しょう症などが起こりやすくなります。体に異変を感じたら、まずは産婦人科に相談してみましょう。そのためにも、かかりつけ医をもっておくと安心です。

P.192、194、196へ

はじめに

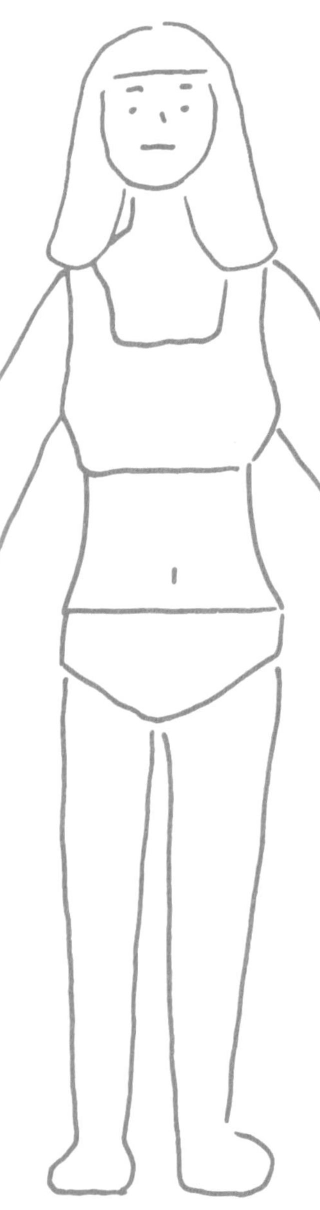

みなさんはじめまして。わたしは普段、病院で産婦人科の診療をしています。日々、あらゆる年代の女性から相談を受けていると、「もっと早くから妊活すればよかった」「生理痛がこんなに楽になると、もっと早く知りたかった」「もっと早く病院に来たらよかった」など、さまざまな後悔の声を聞きます。その多くは、知識があれば防ぐことができたかもしれない後悔です。

わたしは医師として、"必要な情報がきちんと届いていない"という現状を申し訳なく思い、1人でも多くの方に必要な情報が届くよう、診療のかたわら、啓発などの社会活動もしています。そして、本書には、「知らなかった」という理由で後悔することだけはないように、みなさんに伝えたいこと、きちんと知っていただきたいことが、網羅的に詰め込まれています。

そのため、本書はいわゆる「妊活本」ではありません。妊活しようとしている方のことは全力で応援する本ですが、みなさんに「妊活した方がいいですよ！」とおすすめはしていません。

SRHR（セクシャル・リプロダクティブ・ヘルス&ライツ）、からだの自己決定権はだれしもに与えられた基本的人権です。結婚する／しない、子どもをいつ・何人のぞむ／のぞまない、を自分自身が決める権利があります。ただ、妊娠出産は女性の体で起こることなので、ライフプランを考えるうえで避けては通れません。そしてどうしても年齢的な制約はあります。ぜひ、本書をきっかけにライフプランを考えてみていただけるとうれしいです。本書には、将来の体のことも載っているので、長期的なライフプランを考える手助けにもなることでしょう。

そして、パートナーがいる場合は、パートナーのSRHRも尊重しなければいけません。しかし、どれだけ愛し合っていても他人どうし、思い描くライフプランが完全に一致することはほぼないでしょう。どちらかが一方的に合わせるのは健全ではないので、そこをどう折り合いをつけていくかが大切です。お互いの思いや希望を尊重しつつ、建設的な妥協が必要となります。

すり合わせをする上で、男女の基本的な体のメカニズム、将来の体の変化をお互いに知っているかいないかで、のちのち後悔せずにすむかどうかに影響しうります。お互いがお互いをきちんと知ることは、日常生活での気遣いにもつながります。本書には、パートナーにも読んでもらいたい内容を入れておきましたので、そちらもご活用ください。

巷には、女性を不必要に不安にさせる情報があふれています。インターネットであれこれ検索して不安になったり、どの情報を信じていいかわからなかったりしたときは、ぜひこの本を見返していただけたら幸いです。

産婦人科専門医　稲葉可奈子

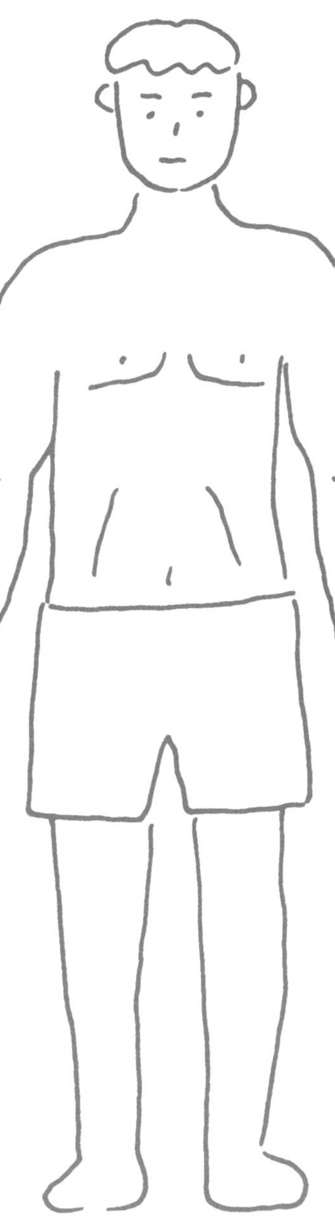

もくじ

プロローグ
今すべきことって何だろう？

Part 1 妊娠について、知っておきたいこと

Part 2 「赤ちゃんがほしい」、そう思ったら……

コラム パートナーと話したい体のこと、これからのこと

Part 3 不妊や病気にもかかわる、生理の悩み

Part 4 便秘、冷え、むくみ、女性によくある不調と病気

コラム 相談しづらい、デリケートゾーンのトラブル

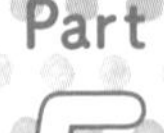

Part 5 40代から起こりうる、更年期を知ろう

巻末付録

Part 1

妊娠について、知っておきたいこと

近年、女性もバリバリ働いてキャリアを積むという選択が当たり前にできるようになり、ライフスタイルは多様化しています。「結婚して家庭に入り、子どもをもつことが女性の幸せだ」という考え方は、もはや時代錯誤です。

ただひとつ考えておいてほしいのは、妊娠にはタイムリミットがあるということ。そもそも妊娠を希望するかどうか、希望するならいつ頃から動き出すのか、仕事はどうしていきたいか。漠然と将来が不安になっているのならまず、自分のライフプランを考えてみましょう。

Question

妊娠はまだ考えていないけど、何かしておくべきことは？

A 自分の体の状態を把握し、整えることから始めてみましょう。

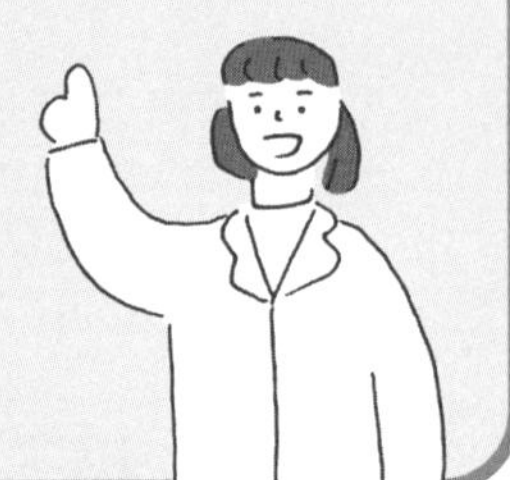

望んだタイミングで妊娠できるとは限らない

「いつか妊娠を希望するときがきても、避妊をやめさえすればすぐに妊娠できるはず」。こう考えている人は多いかもしれません。

しかし、健康な男女が排卵日に合わせて性交渉をして自然妊娠する確率は約20～30%で、思ったほど高くはありません。そして、その確率は加齢にともなって下がります。

妊娠できるかどうかは実際に「妊活」を始めてみないとわかりませんが、その前にできること、やっておきたいことがたくさんあります。まず自分の健康状態を把握し、妊娠の妨げになるような要素を1つでも減らすことから始めてみましょう。

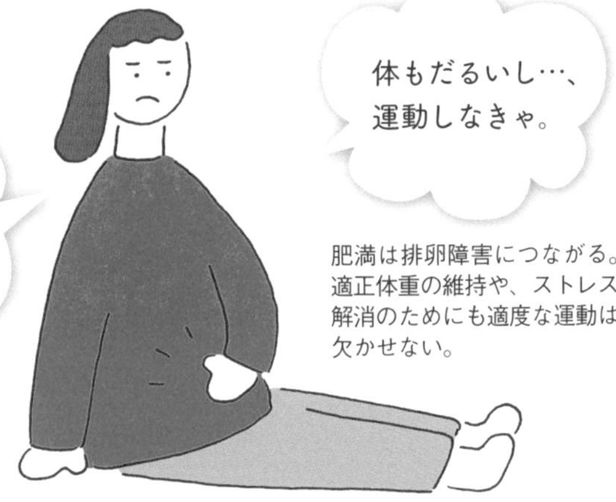
最近、
お腹まわりに
お肉がついて
きたかも…。
体もだるいし…、
運動しなきゃ。

肥満は排卵障害につながる。適正体重の維持や、ストレス解消のためにも適度な運動は欠かせない。

自分の生活習慣や体型・体質をチェック！

加齢だけでなく、肥満や飲酒、喫煙、運動不足、夜更かしなどの生活習慣も妊娠しにくくなる要因となります。女性であれば排卵に影響したり、男性であれば精子の質などに影響したりします。パートナーと一緒に、以下のチェックリストで自分自身の生活習慣を振り返ってみましょう。

check

- □ 甘いものやジュースが大好き
- □ お酒をよく飲む
- □ たばこを吸う
- □ 太りすぎ
- □ やせすぎ
- □ 暴飲暴食をしてしまう
- □ 日々ストレスを感じる

チェックがいくつもついてしまった人は、改善に努める必要がありそう

ここに挙げた項目はすべて、妊娠を妨げる原因になるもの。妊娠を希望してから改めるのではなく、日頃から気をつけるようにしよう

“プレコンセプションケア”で体を整えよう

「プレコンセプション」とは、「〜の前」という意味の“プレ（Pre）”と、「妊娠・受胎」という意味のコンセプション（Conception）から成る言葉。つまり、将来の妊娠・出産に備え、若いうちから正しい知識に基づいた健康管理をすることです。プレコンセプションケアは、近々妊娠を考えている人だけでなく、妊娠可能な年齢のすべての女性にとって大切にしてほしいことです。

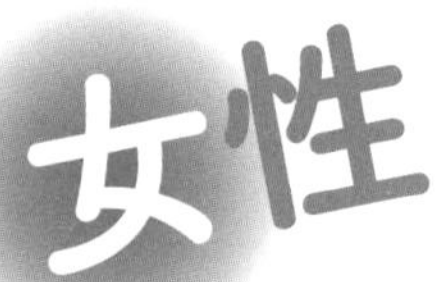

が取り組みたいこと

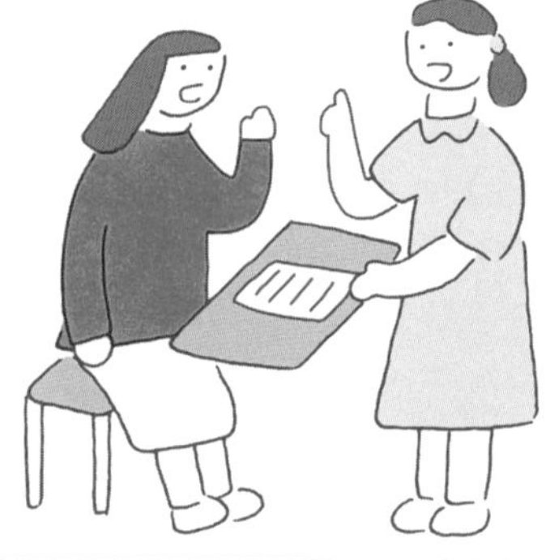

- 風疹（ふうしん）やインフルエンザ、HPV（子宮頸がん）のワクチンを接種する
- たばこや過度の飲酒はしない
- 適正体重（(身長m)^2 × 22）前後をキープする
- ストレスをためこまない
- 生活習慣病（高血圧、糖尿病など）をチェック
- 乳がん検診や子宮頸がん検診を受ける
- 両親や兄弟姉妹、祖父母の病気を知る
- これからのライフプランについて考えてみる
- 1週間に150分は運動する

体づくりのほか、ワクチン接種や定期的な検診など、病気の予防・早期発見にも努めよう

女性は基礎体温をつけるのも習慣にしよう

プレコンセプションケアは男女ともに取り組みたいことですが、女性の場合はこれに加えて基礎体温（P.47）をつけてみましょう。

基礎体温は、生理周期を把握したり、排卵日を予測したりするのに役立ちます。毎日の体温を通して自分の体のサイクルを知ることができるので、将来妊娠を考えているのなら、今からでも基礎体温をつけはじめてみましょう。

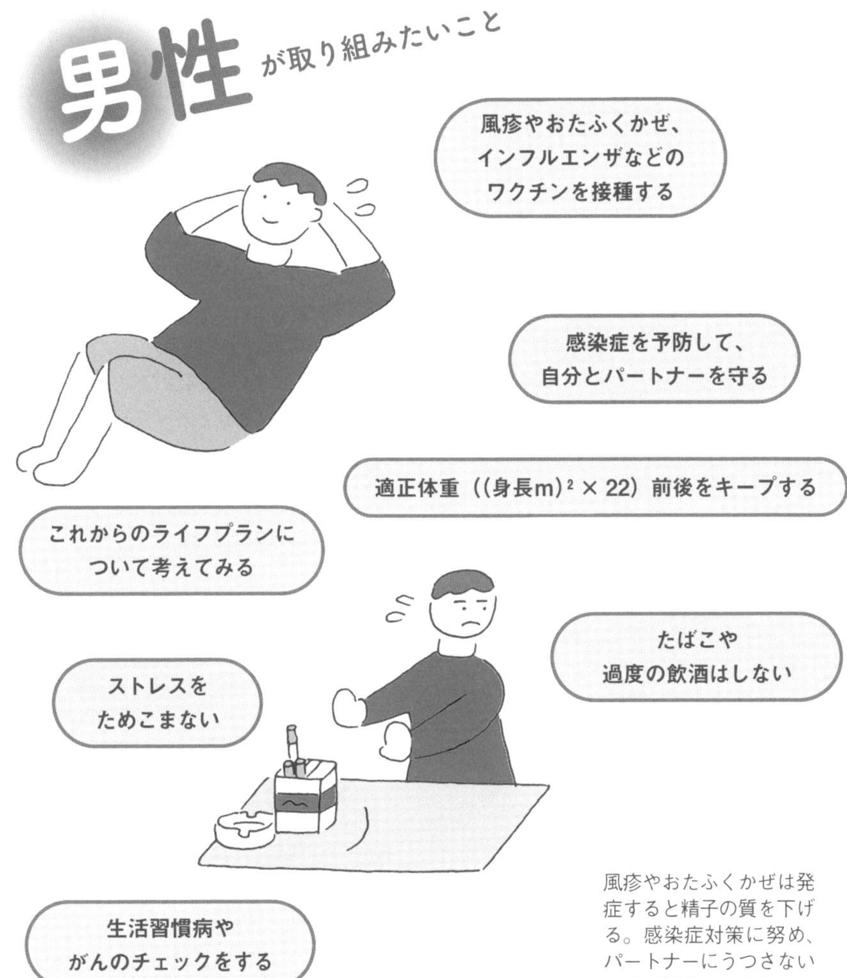
男性が取り組みたいこと
風疹やおたふくかぜ、
インフルエンザなどの
ワクチンを接種する
感染症を予防して、
自分とパートナーを守る
適正体重（(身長m)² × 22）前後をキープする
これからのライフプランに
ついて考えてみる
たばこや
過度の飲酒はしない
ストレスを
ためこまない
生活習慣病や
がんのチェックをする

国立研究開発法人国立成育医療研究センターより抜粋

風疹やおたふくかぜは発症すると精子の質を下げる。感染症対策に努め、パートナーにうつさないように気をつけよう

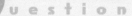

妊娠に「適齢期」や「タイムリミット」があるってホント？

A 適齢期は20代～30代前半、タイムリミットは42歳くらい。

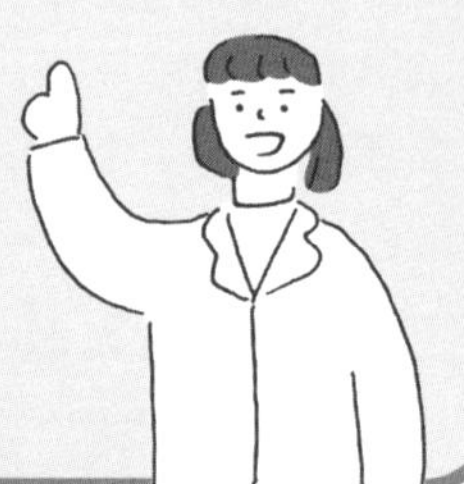

35歳をすぎたあたりから、妊娠率が下がる

妊娠・出産に関連する医療やケアが進歩し、近年は高齢出産（35歳以上の初産婦）の人も増えています。ただ、以下のグラフを見てもわかる通り、不妊治療をおこなうにしても、年齢を重ねるにつれて妊娠率は下がっていきます。自然妊娠だとなおさら低くなります。

40代半ばにさしかかると排卵自体がなくなってくるので、どうしても妊娠がむずかしくなるのです。男性も35歳以降は精子の状態が悪くなるなどの障害が出てきます。

【女性側の年齢別妊娠率の変化（不妊治療を受けた場合）】

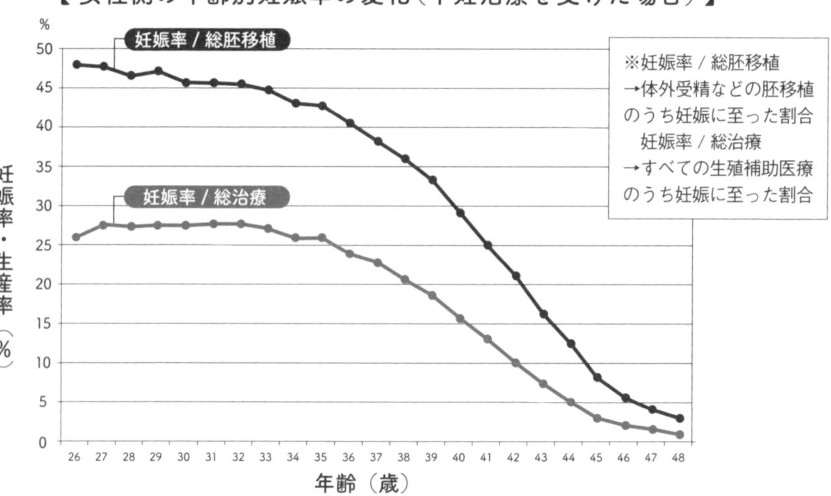

日本産婦人科学会 ART データブック 2020 年より

加齢とともに卵子の数が減り、質が悪くなる

卵子のおおもとになる原子卵胞は、胎児のときにすでにできており、その数は約200万個です。そこから増えることはなく、生理（月経）のたびに約1,000個ずつ減少していきます。30代後半〜40代では、1万〜3万個まで減ってしまいます。

さらに卵子は女性の年齢と同じだけ歳をとり、老化します。それによって質が低下し、妊娠する力が衰えてしまうのです。生活習慣を改善することで、卵子が老化するスピードをゆるやかにすることはできても、老化自体を防ぐことはできません。

また、卵子が老化することで受精卵の染色体異常も増えます。その影響で、妊娠できても、流産や早産、死産のリスクが高くなります。

すぐにでも動ける人は1日も早い行動を

家庭の状況や仕事との兼ね合いなど、さまざまな事情から妊娠を望んでいてもすぐに動けない人もいるでしょう。ただ、妊娠・出産は少しでも若いほうがリスクが低く、成功しやすいのは事実です。どうにかなるだろうとなんとなく先延ばしにするのは、賢明ではありません。いつから妊活にチャレンジするかプランを立てたり、周囲で妊娠を経験した人から情報収集をしたりと、自分なりに動いてみるのも大切です。

「今はまだ子どもをもつことを考えられないが、将来妊娠を希望したときに選択肢を増やしたい」という人や「今はパートナーがいないが妊娠を希望している」という人は、「卵子凍結（P.80）」もひとつの手です。いろいろな選択肢を知ったうえで、後悔のない選択をしましょう。

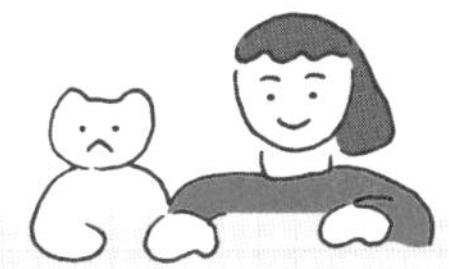

column

あらゆる情報に惑わされないようにしよう

最近では、SNSやネットで妊活に関する情報がたくさん発信されています。なかには「○○をしたら、40代でも妊娠率がアップする」など、何の医学的根拠もないものもあります。精神的に疲弊しないためにも、すべての情報をうのみにしないことが大切です。

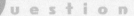

35歳を過ぎたら、妊娠は諦めるべき？

A そんなことはありません！ただし、妊娠率が下がることは事実。早めに妊活をスタートさせることがカギ！

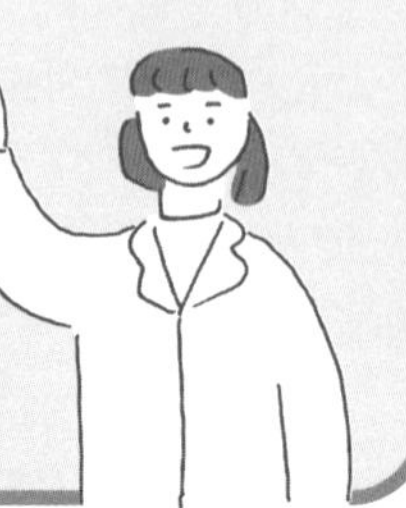

諦めるのはまだ早い。できることから始めて

日本では、35歳以上の初産婦は「高齢出産」と定義されています（2回目以降の出産は40歳以上が高齢出産）。28ページのグラフでも示したように、何らかの治療をしても妊娠率は年齢を重ねるほど低下し、特に35歳を過ぎると妊娠しにくくなっていきます。

妊娠を希望する時点で、30代半ばにさしかかっているのであれば、1日でも早く動き出しましょう。セルフでの妊活だけでなく、クリニックで不妊の原因となる病気が潜んでいないか検査したり、医師の指導のもとで妊活をおこなったりすることなども検討してみましょう。

高齢での妊娠・出産のリスクを把握しておこう

35歳以上で妊娠を希望する場合は、妊娠中や出産時のリスクも頭に入れておきましょう。

妊娠中には、妊娠糖尿病や妊娠高血圧症候群にかかりやすくなり、胎児の成長に影響を及ぼすこともあります。また、出産時には、難産で帝王切開になる可能性が高まります。さらに、産後の体へのダメージも大きく、回復にも時間がかかります。こうしたリスクを踏まえたうえで、体力づくりに励むなどの工夫が必要です。

高齢での妊娠・出産は不安も多くなります。何か心配なことがあれば医師に相談しつつ、パートナーを頼ることも大切です。

年齢によって妊活の進め方が違う

妊活は、一般にセルフでのタイミング法、病院でのタイミング法、人工授精、体外受精へと進みます。20代であれば、各ステップでそれなりに時間をかけられますが、30代後半になると時間的余裕がないこともあり、タイミング法にトライする期間を短くして早い段階で人工授精などに進むこともあります。

【年齢別　妊活の進め方の例】

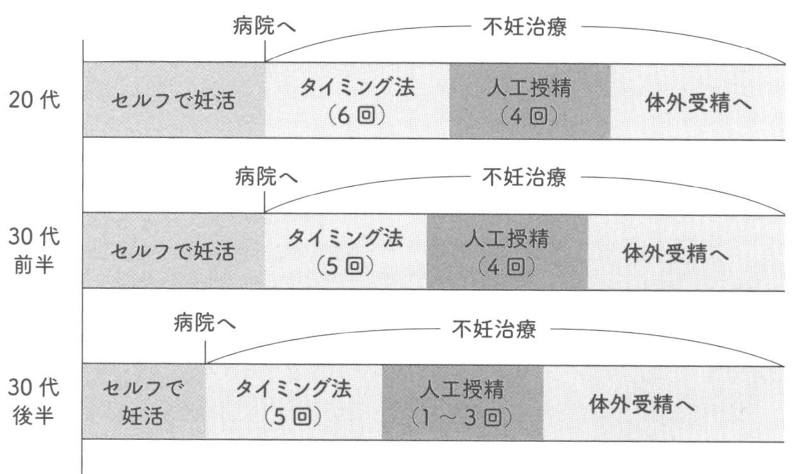

※あくまで一例で、実際の進め方は個人で異なります。

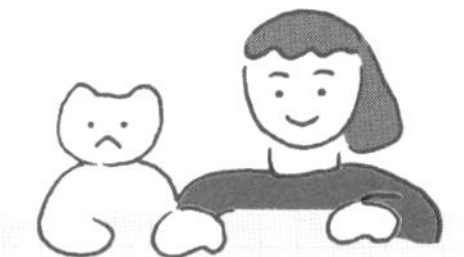

column

「何歳までトライするか」も考えておこう

妊娠率は加齢にともなって低下するため、なかなか結果が出ないと心も体も疲れてしまうことが少なくありません。そこで、何歳までトライするのかということや費用などについて、パートナーと意見をすり合わせておくことが大切です。費用に関しては不妊治療に保険が適用されるようになりましたが、回数の上限や年齢制限もあります。なにより心身の負担を考えて、ある程度の期限を決めておきたいところです。

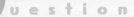

いろいろな検査があるけど、受けておくべき？

A 将来、妊娠を希望していて、不安があるなら一度産婦人科へ！

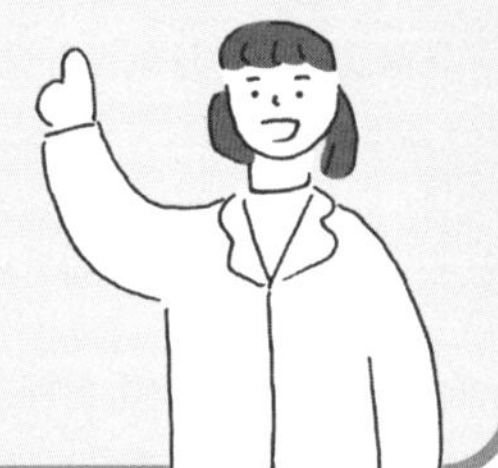

産婦人科で悩みや不安を相談

産婦人科と聞くと、「何か病気がある人や、生理の症状で困っている人が行くところ」だと思う人も多いのではないでしょうか。

産婦人科（婦人科やレディースクリニックを含む）は、女性の体の悩みのほとんどを相談できる場所です。そこまで気負わずに、「妊娠を考えているけど、何から始めたらいいの？」といった疑問や、「自分は妊娠できるのか」といった不安を相談するのに、受診してみましょう。

医師は患者さんとコミュニケーションを取りながら、状況、悩みなどに応じて適切な検査や指導をおこないます。

ネットで調べて不安になったり、1人で悩んだりしているのならまず、産婦人科を受診してみましょう。

妊娠のしにくさなどが検査でわかる

初診では、まず問診票への回答からスタートします。内容は、生理（月経）の状態や最終月経、既往歴、妊娠・出産、流産の経験の有無、生活習慣などに関することです。そして、医師と対面して問診を受け、具体的な悩みを相談します。一般的な検査項目は、内診と超音波検査、血液検査、尿検査などです。

すでに妊活を開始していて妊娠が可能かどうかを知りたい場合は、卵管の通過性を調べる「卵管通気・通水検査」や「子宮卵管造影検査」など、より詳しい検査が追加されます。こうした検査で妊娠のしにくさがわかります。

検査の種類を知っておこう

医療機関によって異なりますが、下記の検査はほとんどの人におこなわれます。それ以外の検査は、個人の状況により追加されます。なお、生理中でも受診はできますが、気になる人は病院に相談しましょう。

内診や超音波検査など

内診では外陰部の視診や触診、腟鏡で状態をチェック。外側から見えない子宮や卵巣は検査機器を腟内に挿入し、超音波検査をする

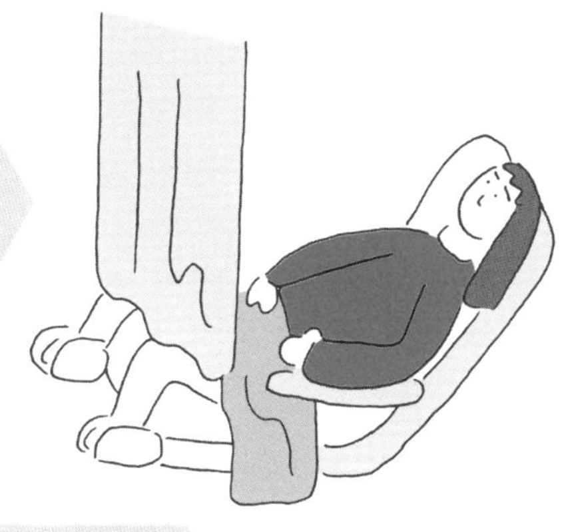

精密検査や治療

基本的な検査によって病気が見つかった場合は治療を開始。さらに精密検査が必要なときは追加で検査を受ける

血液検査やおりもの検査など

ホルモン量、甲状腺の病気の有無、クラミジア感染の有無を調べる

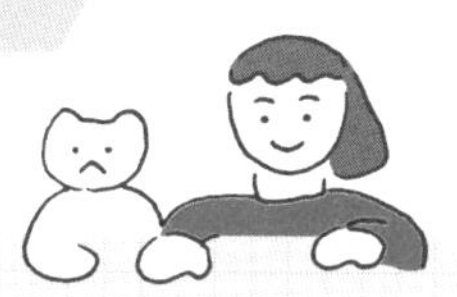

column

“AMH 検査”で妊娠のしやすさはわからない

AMHとは抗ミュラー管（アンチミューラリアン）ホルモンのことで、卵巣内の卵胞から分泌されます。AMHの濃度により発育過程の卵胞の数を推測でき、卵子がどのくらい残っているかを知る手がかりになります。この検査はあくまで不妊治療の方針を決めるときにおこなう検査であり、妊娠のしやすさはわかりません。

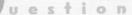

妊娠・出産はライフプランのなかでどう考えたらいいの？

A 妊娠の優先度を考え、そのうえで仕事やお金のことなど併せてプランを立ててみよう。

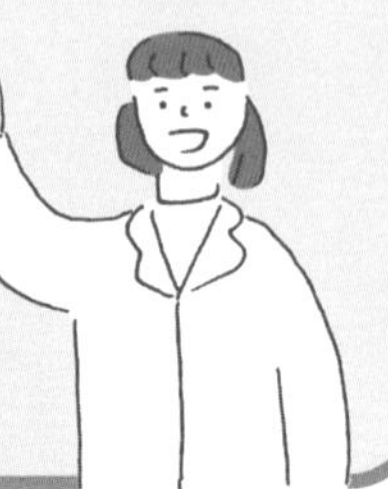

今の自分が思う理想のプランをまず考えてみよう

妊娠・出産には適齢期やタイムリミットがあるため、現実を受け止める怖さから、ついつい考えるのを先延ばしにしてしまう人も多いことでしょう。もちろん、年齢や仕事など、現実的なことも考えていく必要はあります。ただ、それよりも大切なのが「今、自分がどうしたいと思っているか」をつきとめることです。35歳以上からでも妊娠を諦める必要はありませんし、逆に、妊娠の希望度がすごく低いのであれば、ライフプランに妊活を組み込む必要はないかもしれません。

まずは素直に「今の自分が思う理想のプラン」を考えてみてください。

「授かれたら授かりたい」のか「絶対にほしい」のか

妊娠を少しでも希望しているのなら、次は妊娠・出産の優先度がどれくらいなのかを考えてみます。妊娠中は仕事をセーブする必要があったり、産休・育休で平均１年半～２年ほど休んだりと、仕事や生活スタイルが大きく変わります。ライフプランもそれらを踏まえたうえで考えなければなりません。

また、妊活においても自然に妊娠できたらそれでいいという人もいれば、絶対に子どもがほしいと思っていて、必要なら体外受精までやりたいという人もいるでしょう。現時点でパートナーはいないけれど、子どもは絶対にほしいという人もいるはずです。

もし、子どもをもつことを強く望んでいるなら、「何歳までにはほしい」と具体的な目標をいったん立て、それを軸に仕事のことなどを考えてみるのもひとつの手です。

仕事やお金、パートナーの状況も確認しよう

自分の理想的なプランがだいたい思い浮かんだら、次は現実的なところも考えていきましょう。主に、仕事（キャリア面）や金銭面、パートナーのことです。

これらを踏まえたうえで、自分が考えた理想的な妊娠・出産プランがむずかしそうな場合は、別案を考えたり、実現するにはどうすればいいかを考えたりする必要があります。

パートナーがいる人は、2人で足並みをそろえるためにも相手の意思も尊重し、話し合いましょう。

仕事の環境やキャリアを考える

□ 今すぐ妊活できる状況か

仕事の状況や自分のキャリアを考えて、すぐに妊活をスタートできるかどうかを判断する。やりたい仕事があったりキャリアアップを目指していたりするなら、いつから妊活を始めるのか具体的に考えてみる。

□ 育休はどれくらい取りたいか

産休や育児休暇について勤務先の規定を確認してみる。職場に妊娠・出産を経験している人がいるなら、話を聞いてみるなど情報収集を始めても。

先輩は
どうしたのか
聞いてみるか…。

□ キャリアはどうなるのか

妊娠・出産を経て、育児中でも仕事を続ける場合、出産前と比べるとセーブせざるを得ないことも。子どもをもつことを優先したいのか、まずは仕事のキャリアをある程度積みたいのかを考えてみる。

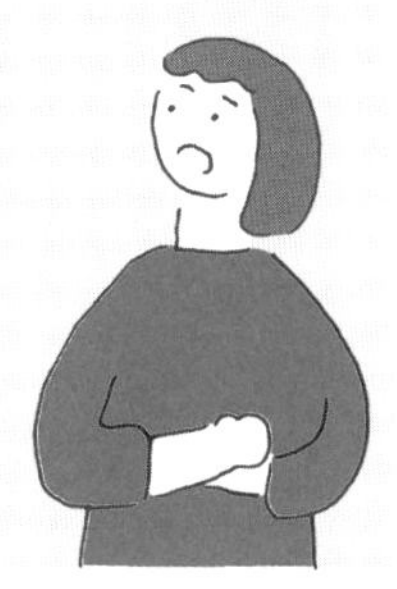

かかるお金について知っておこう

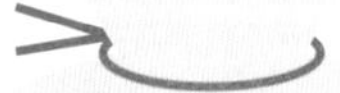

妊活にかかる費用

（保険適用の自己負担額）

タイミング法：
1周期約3,000～15,000円
人工授精：1周期約8,000円～
体外受精：1周期約10万円～

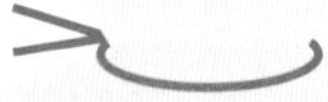

妊娠中にかかる費用

妊婦健診：約5万円（自己負担額）
マタニティ・育児グッズの購入：
約10万円

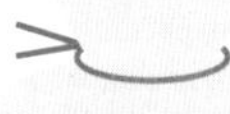

出産時

約46万円（出産一時金が50万円出る）

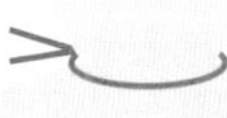

その他

オムツやミルク代など、育児にかかる費用：年間20～30万円

国や自治体から補助金が出ることもある。かかる費用は人それぞれだが、パートナーとも話し合って、計画的に蓄えておくことが大切

パートナーとお互いの意思、状況を把握しよう

- 現状、子どもをどれくらい希望しているか
- 女性が働けない期間、金銭面は大丈夫か
- 出産後など、仕事の融通は利くか
- 妊活を始める意思・覚悟があるか

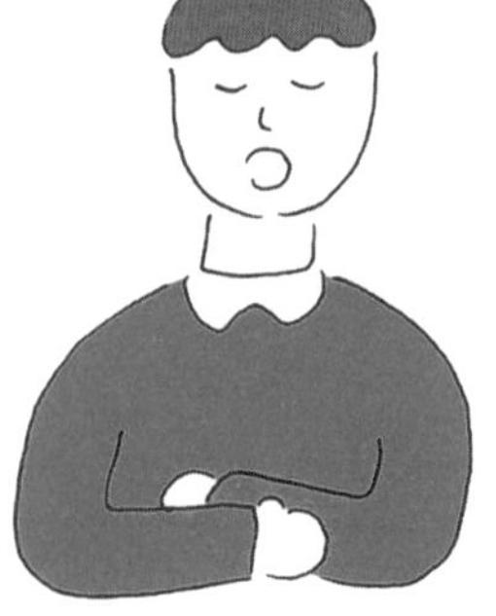

妊娠中は男性がメインで仕事をすることになる。また、いざ妊活を始めるとなると、健康に気を配ったり、セックスの時間を確保したり、ライフスタイルも多少変化することに。パートナーもその意識をもつことが大切

実際に組み立てて考えてみよう

自分の理想、経済面や仕事などの現在の状況、パートナーの意見などを具体的に書き出してみましょう。以下のライフプランの例のように、だいたい10年単位で考えるとわかりやすいです。

パートナーがいる人は、立てたプランをしっかり共有しておきましょう。日々を過ごすなかで、意見や状況が変わったらその都度話し合い、軌道修正することも必要です。

例）

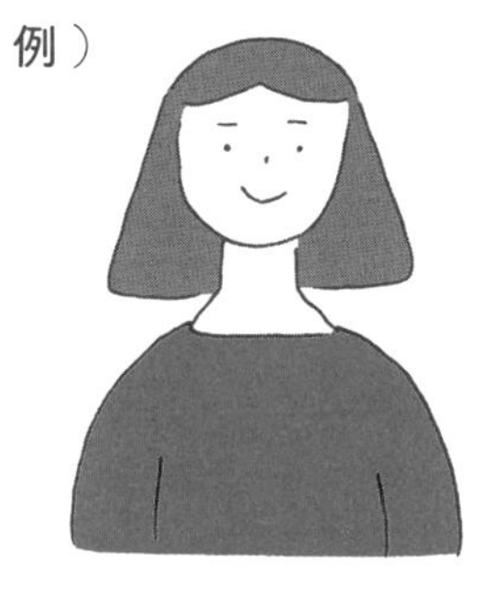

30歳　Aさん

希望度

35歳までにあらゆる手段でトライし、妊娠を目指したい

仕事

現在プロジェクト進行中のため、帰りが遅くなる日もある

お金

貯金があるので、体外受精まで希望する

パートナー

Aさんの意思を尊重する。35歳を一区切りと考えている

ライフプランの例

35歳までに授からなかった場合は、体や金銭面と相談して妊活継続を検討

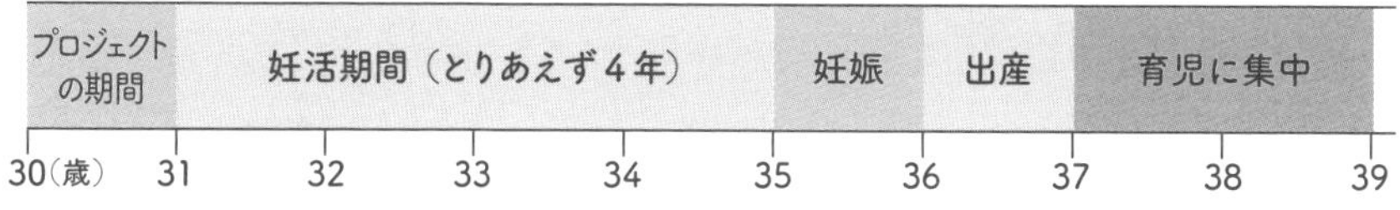

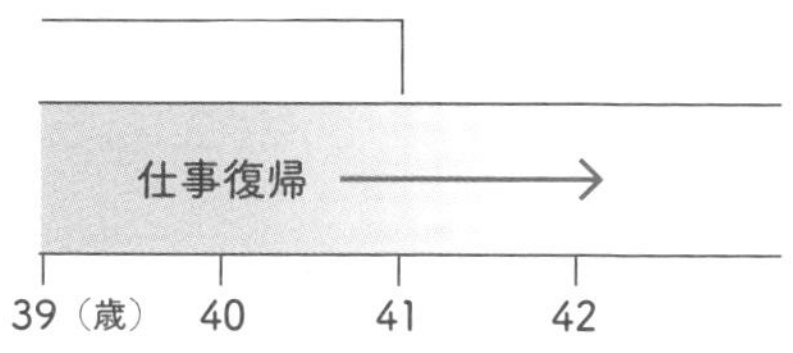

妊活期間にどう動くかは、実際に妊活を始めてから考えても。2人目以降も考えているなら、さらに長期的な計画になり、身体的な負担、仕事への復帰の時期、経済的なことなど、より細かく考える必要がある

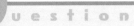

妊活って具体的に何をするの？

A 食事や適度な運動で体質改善しながら、計画的にセックスをする。

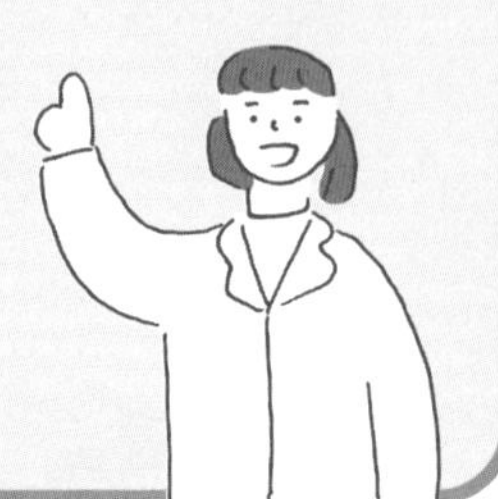

まずは妊娠しやすい体づくりを２人で始める

妊活の第一段階は、自分たちでできることから始めます。排卵日を予測して妊娠しやすいタイミングをみきわめ（P.46～49）、計画的にセックスをします。それとともに、食事や運動などの生活習慣を見直し、体のコンディションを整えましょう。また、何らかの原因で生理が不順だったり、生理痛がひどかったりする場合には、体が妊娠しにくい状況になっていることも考えられます。そのため、産婦人科を受診しておくことも大切です。

さらに、性感染症も妊娠の妨げになります。なかには、症状が遅れて出てきたり、ほとんど症状がなかったりするものもあり、いつ・だれからもらったか特定できないこともしばしばあります。妊活を始める前に２人で検査を受けてみてもよいでしょう。

妊娠の基本的なしくみをパートナーとおさらいしよう

妊娠するには、女性の体の中で卵子と精子が出合って受精し、その受精卵（胚）が子宮内膜に着床する必要があります。つまり女性の排卵日に合わせ、妊娠しやすいタイミングでセックスすることで確率が高くなります。そのためには、女性は基礎体温を測定し、自分の排卵日をおおよそ把握しておくことが重要です。

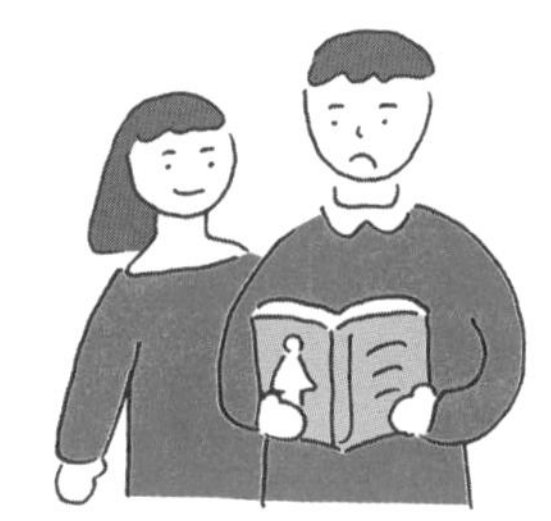

妊娠・出産の基本的なことはこの本のP.46～80に記載されている。パートナーとともにおさらいしてみよう

セルフで１年間妊娠しなければ、病院へ

排卵日を意識したセックスなど、自分たちなりの妊活に取り組んで１年間妊娠しなかった場合には、男女どちらか、あるいは両方に何らかの不妊の原因があると考えられます。

そのときは次のステップとして、病院で医師指導のもと妊活をスタートさせることが多くなります。

また、妊活を始めるタイミングで30代後半に差しかかっている場合や、できるだけ早く妊娠したい場合は、１年を待たずに早めに医師指導のもとで妊活を進めたほうが、よい結果が出やすいこともあります。

【主な妊活の流れ】

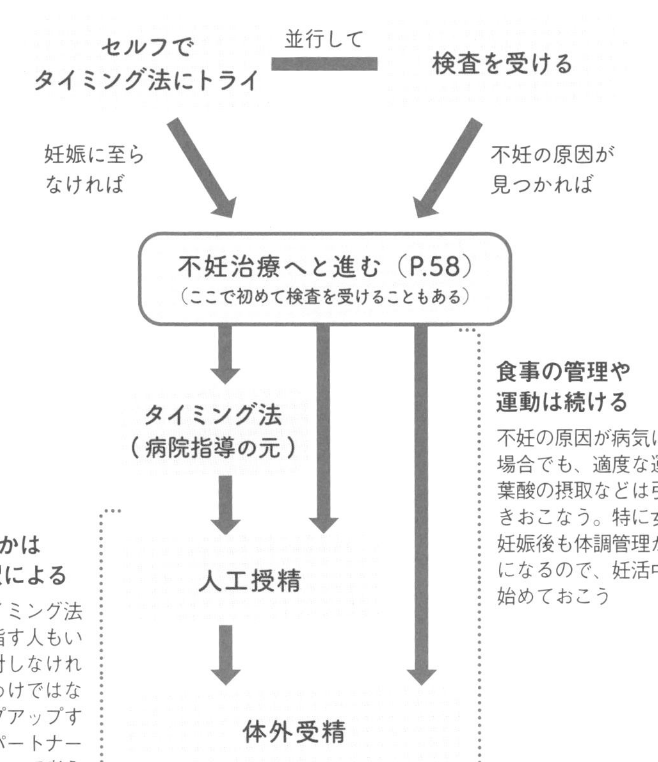
セルフで
タイミング法にトライ
並行して
検査を受ける
妊娠に至らなければ
不妊の原因が見つかれば
不妊治療へと進む（P.58）
（ここで初めて検査を受けることもある）
タイミング法
（病院指導の元）
人工授精
体外受精
食事の管理や運動は続ける
不妊の原因が病気による場合でも、適度な運動や葉酸の摂取などは引き続きおこなう。特に女性は妊娠後も体調管理が必須になるので、妊活中から始めておこう
するかどうかは個人の選択による
継続してタイミング法で妊娠を目指す人もいるので、絶対しなければいけないわけではない。ステップアップするかどうかパートナーとよく話し合って考えよう

妊娠のためにやっておいたほうがよいことを知ろう

自然妊娠でも人工授精でも、妊娠するためには健康な卵子と精子が必要です。つまり、自分とパートナーの心身の状態が良好であることが、第一に大切なことなのです。

規則正しい時間に就寝・起床し、１日３回栄養バランスのよい食事を心がけます。太りすぎないように適度な運動も習慣づけます。

妊活自体が２人にとってストレスになっている場合には、休む日をつくることも大切です。

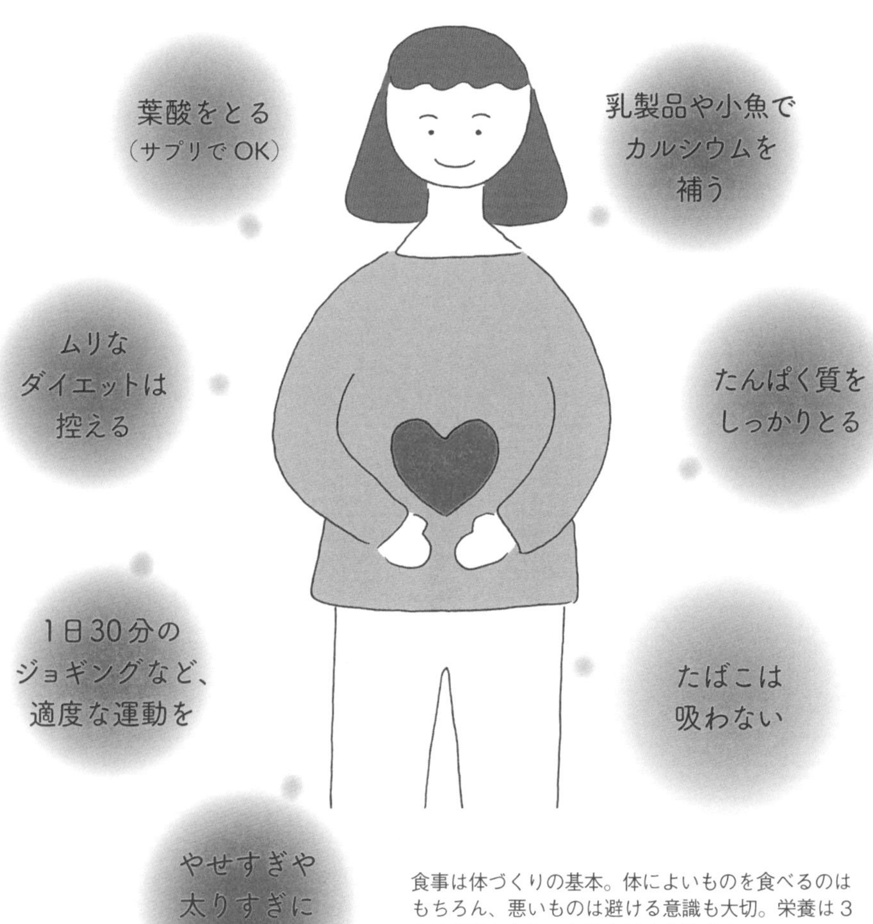
葉酸をとる
（サプリでOK）
乳製品や小魚で
カルシウムを
補う
ムりな
ダイエットは
控える
たんぱく質を
しっかりとる
1日30分の
ジョギングなど、
適度な運動を
たばこは
吸わない
やせすぎや
太りすぎに
注意する

食事は体づくりの基本。体によいものを食べるのはもちろん、悪いものは避ける意識も大切。栄養は３食の食事からしっかりとるようにする

“妊活のうわさ”に惑わされないで

妊活を始めると気になるのが、食べ物や運動法、生活習慣にまつわる数々のうわさ。そのなかには、医学的な根拠が全くないものも多く、昔からの言い伝えなどのスピリチュアルなものや的外れなものもあるため、何でもかんでもうのみにして実践するのは危険です。

気になることがあれば、インターネットに頼るよりも産婦人科の医師に相談するのがベストです。

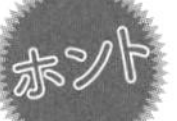

女性 **カフェインは控えるべき**

コーヒーや紅茶などで毎日カフェインを摂取する人は、そうでない人に比べてAMHの数値が低いというデータがある

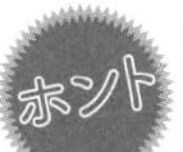

女性 **男性** **太っていると妊娠しにくいことも**

男女とも肥満だと妊娠しにくい。男性は精子の形状や数、運動量に問題が出やすく、女性は生理の周期が乱れやすく、排卵障害の原因になる

女性 **子宮を温めると妊娠しやすい**

体内は常に温かく保たれているので「子宮が冷える」ということ自体が誤り。そのため、体外からお腹を温めても妊娠しやすくなる訳ではない

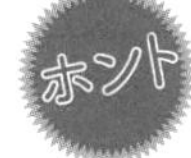

女性 **やせすぎでもリスクになる**

やせすぎているとホルモンの分泌に影響し、生理不順や排卵障害の原因になりやすい。若い頃に過激なダイエットをしていた女性は要注意

男性 **精子はためておいたほうがいい**

精子はためておいたほうが濃くなるとか、毎日セックスすると薄まるというのはウソ。精子は毎日つくられるので古くならない

女性 **男性** **排卵日のセックスが一番妊娠しやすい**

排卵日だけにセックスをおこなうより、排卵日の少し前にして精子が卵子を待ち伏せるようにすると妊娠の確率が高くなる

男性 **たばこは妊娠してからやめれば問題ない**

喫煙によって精子の数が減り、精子の形の異常や運動率の低下などが多くなる。また、血流障害による勃起不全も起こりやすい

Question

パートナーとは何を話し合っておいたらいいの？

A お互いの子どもの希望度、妊活するならどこまで続けるのか、2人がしたいことなどを共有しておこう。

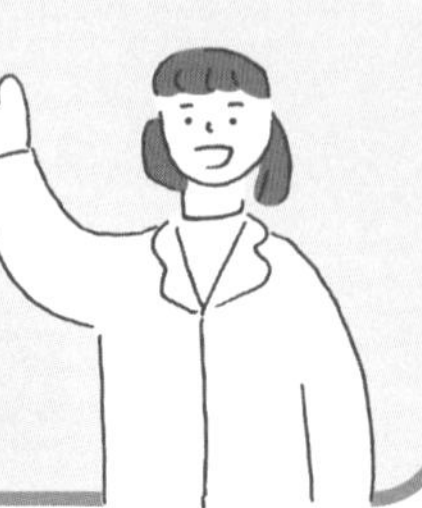

個人の願望も共有しておくことが大切

まずは子どもをもつことを2人とも同じくらい望んでいるのか、意思を確認することが大切です。そして、妊活をする場合、できる限り自然妊娠に任せるのか、人工授精などの不妊治療にステップアップすることも視野に入れているのかも、共有しておきます。何歳まで続けるのかといったこともおおよそ決めておきましょう。

また、子どもをもつこと以外でも2人で成し遂げたいことやしたいことなども話し合っておくとよいでしょう。例えば、○○に家を買いたいなど、環境が大きく変わりそうなことやお金がかかることは、それもライフプランとして考えておきたいところです。

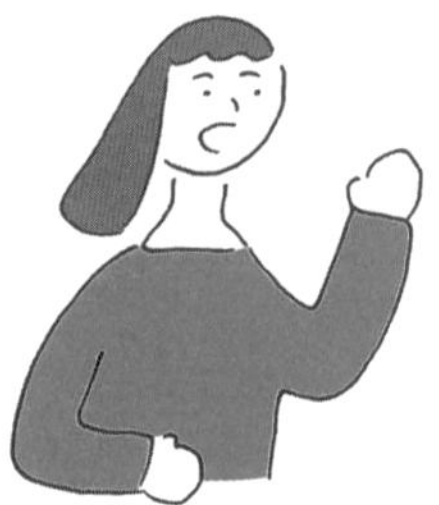
子どもは
できれば
2人ほしいな。
仕事を少し
セーブして
みようかな。

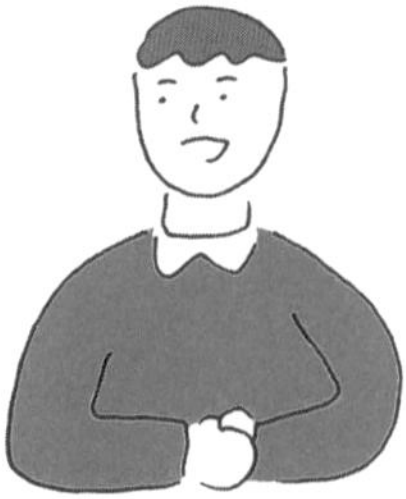
2人が30代
前半のうちに
がんばりたいね。
今抱えている
仕事が落ち着いたら、
本格的に妊活を
始めよう。

どちらかが抱えるのではなく、2人で話し合うことで課題が見えてくる。スケジュールや仕事のタイミング、金銭面の問題などをすり合わせていく

2人の目標を設定し、それぞれができることを考える

お互いの気持ちを確認したら、2人の目標を設定してみましょう。子どもをもちたいと考えている2人なら、妊娠がひとまずの目標になります。妊活よりもまず仕事に精を出したい2人なら、〇〇万円貯めたいなどの目標を設定してもよいでしょう。

目標を設定することで、2人が同じ方向を向いて進めますし、がんばる気持ちもわいてきます。どんなライフプランを立てるにしても、気持ちを共有し合うことが大切です。

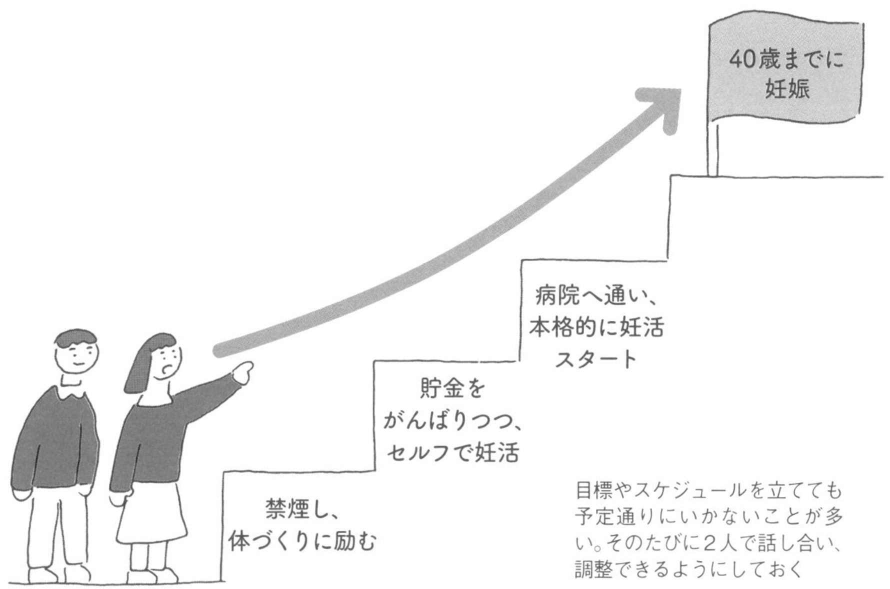

目標やスケジュールを立てても予定通りにいかないことが多い。そのたびに2人で話し合い、調整できるようにしておく

妊娠・出産は2人のこと。女性だけが抱えないで

妊娠・出産は女性にしかできないため、どうしても“女性個人の問題”と捉えられがちです。男性は「女性を手伝っている」という意識になり、傍観者になってしまうことがよくあります。

お互い気になることがあれば、その都度共有するようにし、2人の問題だという認識をもちましょう。妊活中も妊娠中も、男性のサポートは欠かせません。産後、男性が育児に積極的に関わるためにも、妊活の段階から2人の問題として考える習慣をつけておきたいものです。

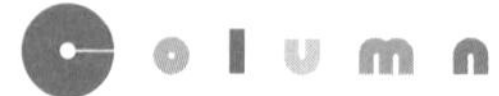

“今はまだ”という人も見直したい自分の体

子どもをもつことはあくまで個人の自由です。“女性だから”と気負ったり義務だと感じたりする必要はありません。

現時点では子どもをもつつもりがなくても、パートナーと出会ったり、何かのきっかけがあったりして気持ちが変わることもあるでしょう。いざ子どもを産みたいと思ったときのために、スムーズに妊活を進められるように準備しておくことはプラスになり、自分の体を守ることにもつながります。

妊活では、まず自分の健康状態を把握することから始めます。今はまだ妊娠を望んでいない人も、毎月の生理は順調かチェックし、気になる症状があれば受診しておくとよいでしょう。もし、不妊の要因が見つかっても早めに対処できるからです。また、何も気になる症状がなくても、子宮頸がん検診は受けておきましょう。子宮頸がんの前の状態（前がん病変）を見つけられることがあります。

また、太りすぎていたりやせすぎたりしている人は適正体重に近づけていくことも必要です。体調管理のためにふだんの食事や生活習慣を見直してみましょう。
将来、妊娠・出産するにしても、そうでなくても自分の体としっかり向き合うことは決してムダにはなりません。

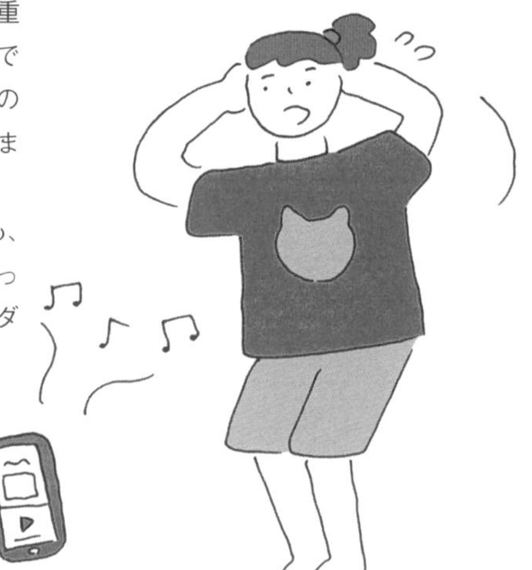

Part 2

「赤ちゃんがほしい」、そう思ったら……

ライフプランを考えるうえで、妊娠は大きなテーマになります。しかし、妊娠を強く希望していても、自分の望むタイミングで授かれるとは限りません。20代～30代前半のいわゆる「妊娠適齢期」でも、妊娠率は思ったほど高くないのです。

またさまざまな理由で自然妊娠がむずかしい場合には、不妊治療を受けるという選択肢もあります。「妊娠、出産、妊活、不妊治療」について、知ることから始めてみましょう！

妊娠しやすいタイミングを知っておこう

女性の体にはサイクルがある

女性はほぼ一定の周期で生理がありますが、そもそもなぜ生理が起こるのか、ここでおさらいしてみましょう。

女性の体では一般的に毎月排卵が起こり、卵子が卵巣から出されて子宮内膜までたどり着きます。その間に、子宮内膜は厚くやわらかくなり、受精卵を迎え入れる準備をします。しかし、受精がなければ子宮内膜は不要になります。すると古い内膜がはがれ落ち、血液とともに体外に排出されます。

これが「生理（月経）」で、妊娠に至らなければこのサイクルがくり返されることになります。

排卵日前が最も妊娠しやすいタイミング

卵巣内には複数の卵胞（卵子のもと）があり、そのうち１つの卵胞に成熟を促すように脳の視床下部から指令が出て、卵胞刺激ホルモンが分泌されます。卵胞が十分に成熟すると排卵が起こります。この排卵日前が最も妊娠しやすい時期です。一方、黄体期とは排卵が終わってから生理が始まるまでの期間です。受精卵を待ち、子宮内膜は厚くなりますが、受精卵がこないと子宮内膜ははがれ落ちて生理が始まります。そのため、この時期は妊娠しにくいとされています。

【生理開始から約 12 ～ 14 日後に排卵する】

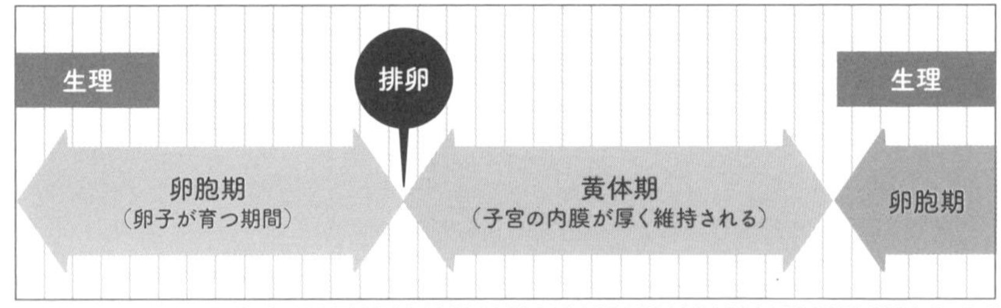
生理
排卵
生理
卵胞期
（卵子が育つ期間）
黄体期
（子宮の内膜が厚く維持される）
卵胞期
31 1 2 3 4 5 6 7 8 9 10 11 12 13 14 15 16 17 18 19 20 21 22 23 24 25 26 27 28 29 30 31 1 2 3（日）

基礎体温からだいたいの排卵日が予測できる

生理周期が約28日の人は、生理開始から約12～14日後に排卵が起こります。月経周期が乱れて排卵日がわからない場合は、基礎体温を測ると予測しやすいです。通常、基礎体温は低温期と高温期の２つに分かれ、低温期から体温が上がり始めた２～３日の間に排卵が起こります。

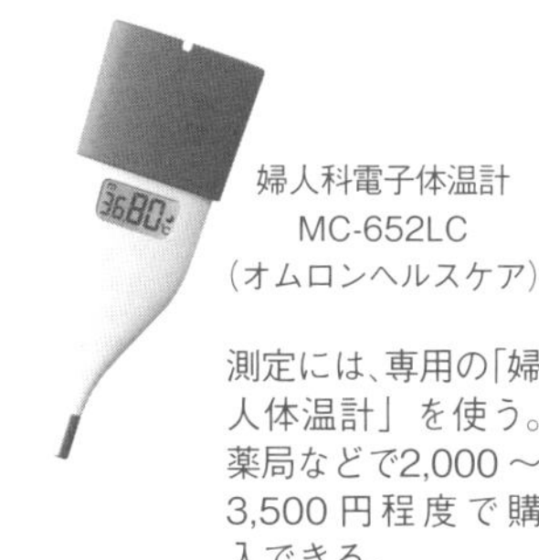

婦人科電子体温計
MC-652LC
（オムロンヘルスケア）

測定には、専用の「婦人体温計」を使う。薬局などで2,000～3,500円程度で購入できる。

【排卵のタイミングで体温が上がり始める】

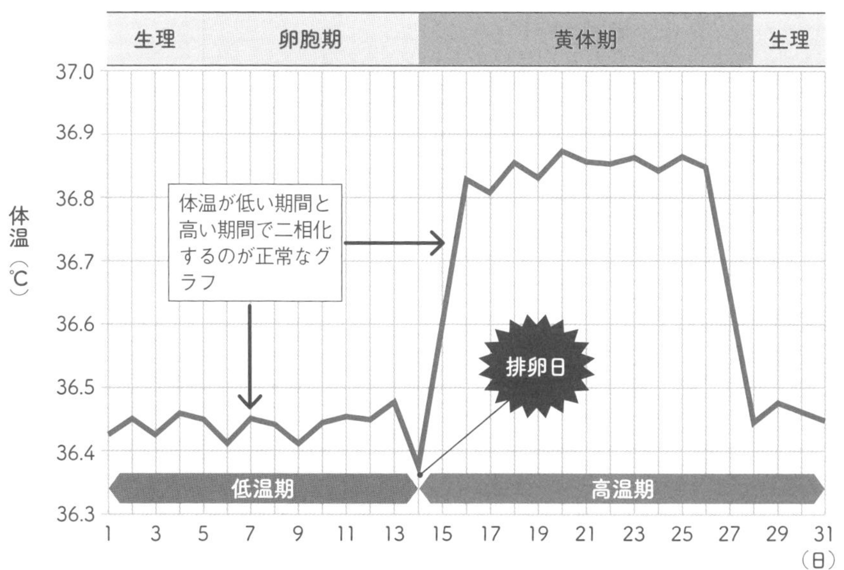

基礎体温の計測を１か月続けてみて、低温期と高温期の二相期のパターンがあれば健康な状態といえる。毎月計測してグラフにすると、排卵日の予測がしやすくなる

排卵日予測検査薬でも予測できる

排卵日が近づくと、尿中の黄体形成ホルモン（LH）濃度が高くなります。市販の排卵日予測検査薬は、黄体形成ホルモンの濃度が高くなると陽性反応が出るしくみになっており、検査用のスティックに尿をかけ、反応を確認します。通常、陽性反応が出て36時間ほどで排卵が起こります。

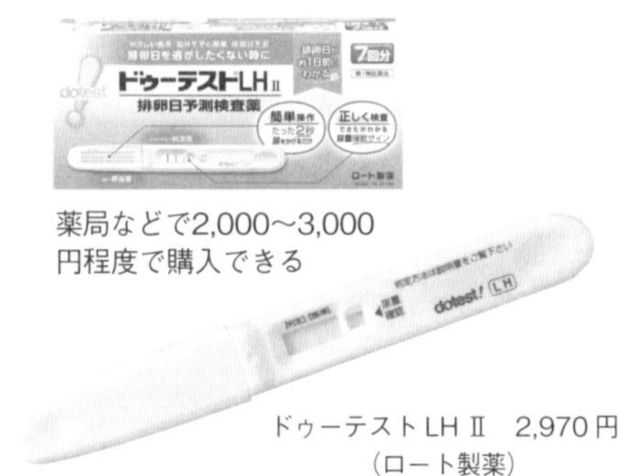

薬局などで2,000～3,000円程度で購入できる

ドゥーテストLH Ⅱ　2,970円
（ロート製薬）

排卵日前後に起こる体の変化を知っておこう

おりものの粘り気が増す

排卵日が近くなると、おりものの粘り気が増して指で触るとよく延びるようになります。排卵日2～3日前では2～3cmですが、排卵日には5cm以上延びるようになります（個人差があります）。

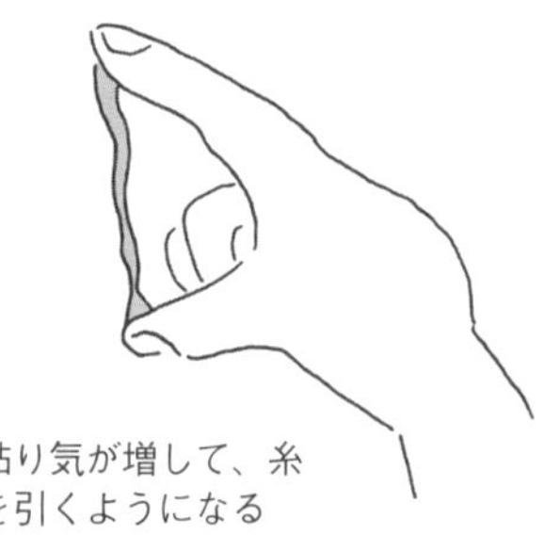

粘り気が増して、糸を引くようになる

体のだるさや眠気がある

排卵日以降には黄体ホルモンプロゲステロンの影響で、体調に変化が現れます。眠気やだるさ、腰痛、吐き気、めまい、イライラ、むくみ、冷え、胸の張り、肌荒れや便秘など、人によってさまざまな症状が見られます。

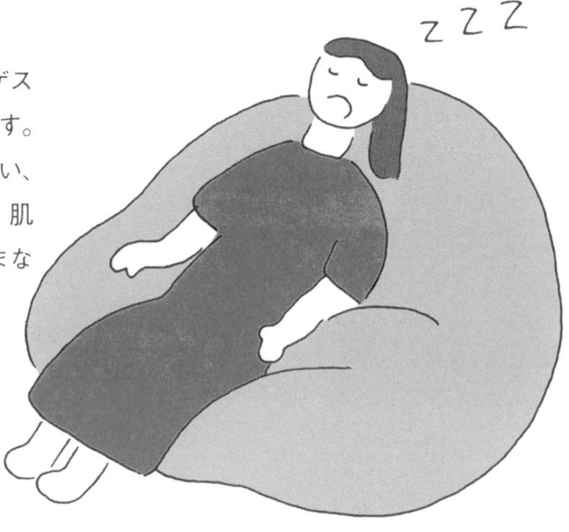

睡眠が十分とれているはずなのに眠くなり、体が重く、どんよりする。無理せず休むことが大切

排卵日の少し前の性交渉で妊娠率アップ

排卵された卵子の寿命は約24時間。一方、女性の体内での精子の寿命は約72時間です。卵子より精子のほうが寿命は長いため、妊娠率を高めるには予測される排卵日の1～2日前にセックスをして、排卵される卵子を待ち伏せします。こうすることで排卵日が1～2日ずれても、妊娠する可能性が高くなります。

［セックス～受精までの流れ］

排卵日1～2日前にセックス

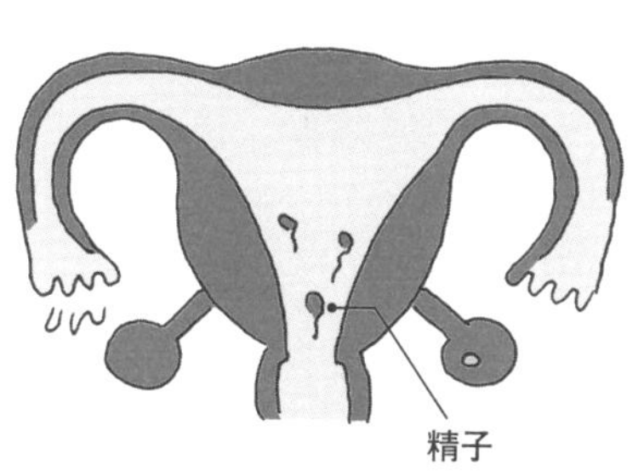

射精後、精子は女性の体内で2～3日は生きている。そのため、排卵日前にセックスをすることで、卵子を待ち伏せさせる

1～2日後

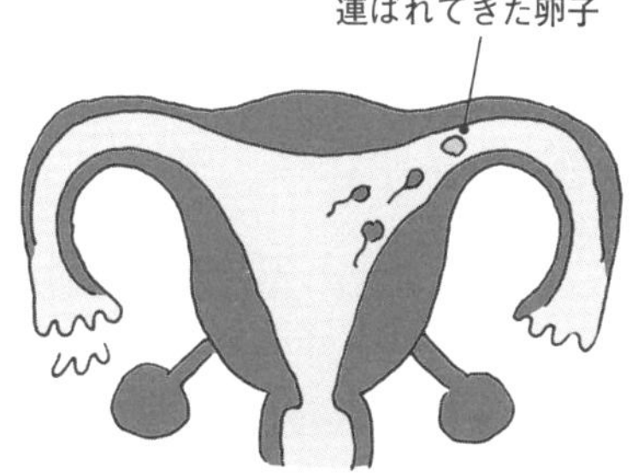

卵巣から排卵された卵子は、卵採管を経て卵管膨大部という部分で、精子がくるのを待っている。ここで精子と出合うことができれば、受精しやすくなる

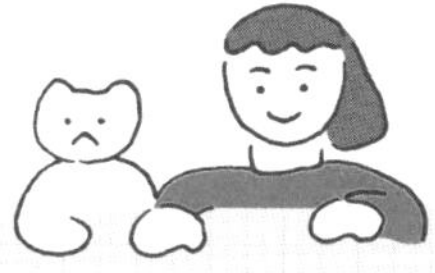

column

排卵の遅れは、生理周期の乱れで気づくことができる

自分の排卵日がわからない場合は、基礎体温を測ることが第一ですが、それ以外に生理周期に注意しておくとよいでしょう。
一般的に黄体期の期間は、約14日間です。ほとんどの人は、排卵後12～14日で生理が訪れます。つまり、生理周期がいつもより遅れ気味のときは、排卵日も遅れていると判断することができます。

タイミングがあっても自然妊娠率は30%未満

排卵日前後を狙っても自然妊娠率はそれほど高くない

寿命がわずか24時間しかない卵子が、精子と出合って受精に至る確率は決して高くありません。健康な男女が排卵日前後を狙ってセックスをしても、妊娠する確率は20代半ばで約30%、30代前半では16～18%とされています。さらに、30代後半では10%、40歳ではわずか5%にまで下がります。

精子や卵子、着床、受精のトラブルなどがある

そもそも妊娠する確率はあまり高くないうえ、精子や卵子に何らかの異常があったり、着床や受精を妨げるトラブルがあったりすると妊娠する確率はさらに低くなります。例えば、排卵がない、卵管や子宮に異常があるという場合や、男性側の精子の数が少なかったり、動きが悪かったりするなど、どれか1つでもトラブルがあると受精できません。

また、受精しても子宮の状態によっては着床がうまくできず、妊娠に至らないことがあります。

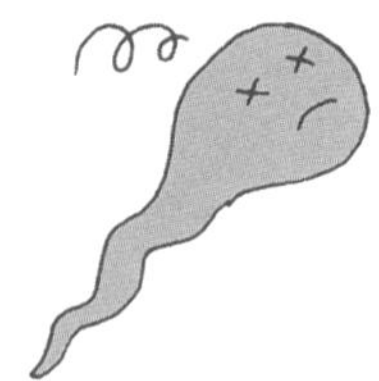
卵子まで
たどり着けない

男性側の原因として、精子をつくる働きや勃起不全などセックスに関連する機能障害などがあることも

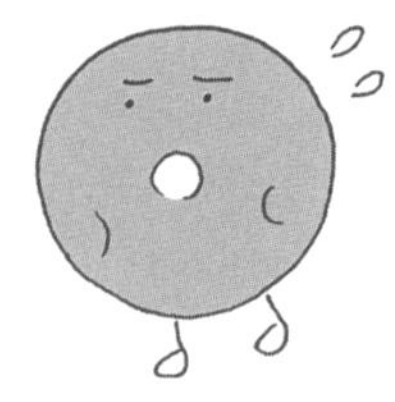
うまく排卵
できない

女性側の原因としては、排卵がない、または卵子を運ぶ卵管、子宮頸管の異常などがある

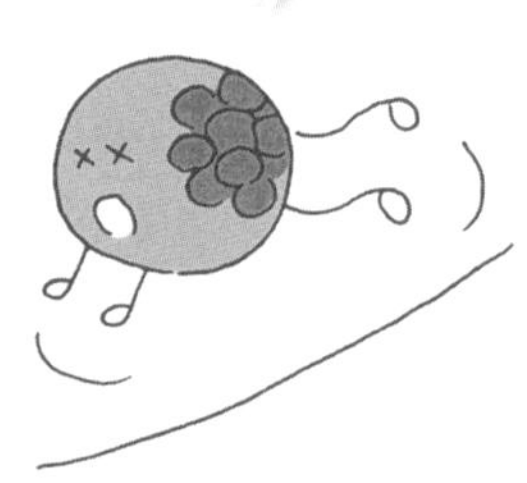
着床できない

子宮筋腫やポリープ、子宮の形態異常で受精卵が着床できないことも

タイミングはあくまで目安。回数を増やすことも大切

排卵日前後にタイミングを合わせてセックスをすることも大切ですが、やはり効果的なのは回数を増やすことです。排卵日前後にだけ狙ってするよりも、週に２～３回セックスをするほうが、精子がつねに女性の体内にある状態になり、いつ排卵があっても妊娠しやすくなるからです。

また、セックスのタイミングにこだわりすぎてストレスを感じるよりも、心身ともにリラックスした状態でいることが大切です。

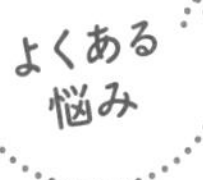
よくある
悩み

「排卵日」が２人の重荷になる

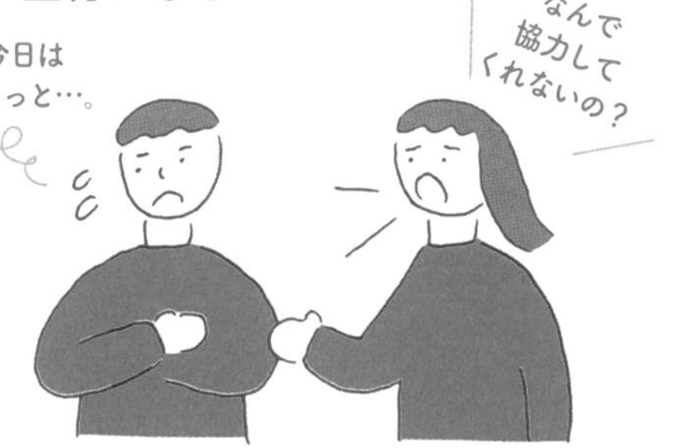
今日は
ちょっと…。
なんで
協力して
くれないの？

心因性のED（勃起障害）になることも

タイミングに合わせて女性側からセックスを強制されたり、義務だと感じたりすると心因性のEDになってしまうことがあります。妊活は２人で協力しあって進めることが大切です。相手の心と体を思いやることを忘れずに。

女性側はなぜ協力してくれないのか不満に感じ、男性側は義務的なセックスがプレッシャーになる

理想は

「たまたま排卵日近くにセックスした」という状況

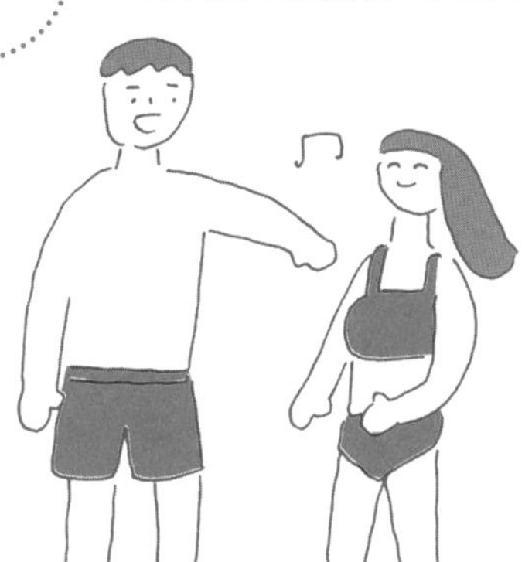
今日、排卵日だ…！
ラッキー！

排卵日に合わせることは大切だが、こだわりすぎると義務感やストレスにつながる。ふだんからあまり意識しないでセックスするほうが、妊娠する確率がよくなることも

「不妊症」を疑ったら、検査で原因を調べよう

1年間の性交渉で妊娠しないことを“不妊”という

生殖年齢にある健康な男女が、避妊をせずにセックスをしているにもかかわらず、1年経っても妊娠しない場合を「不妊」といいます。ただし、1年経たなければ病院を受診できないというわけではありません。できるだけ早く授かりたいなどの状況によっては、1年を待たずに検査を受けることもできます。

不妊の原因は、男性側あるいは女性側、または両方にあることもあります。

男性も女性も病院で不妊の原因をつきとめる

不妊が疑われるときは、男女ともに検査を受けることが大切です。どちらか一方のせいにするのはやめましょう。

女性は、生理周期に合わせて検査のスケジュールを立て、子宮や卵巣、ホルモンの状態などを調べます。男性は、精巣や精子の検査をおこないます。女性に比べて検査の回数も少なく、ほぼ一日で終了することが多いです。できるだけ2人が同じタイミングで検査を受けたほうが時間のロスが少なく、治療をスムーズに進められます。

男性が受ける検査

- ●精液検査
（精子の濃さや質などがわかる）
- ●精巣検査や染色体検査など
（上記に異常があればわかる）

女性が受ける検査

- ●超音波検査
（子宮の病気の有無などがわかる）
- ●血液検査
（血中のホルモン量や甲状腺疾患の有無がわかる）
- ●子宮卵管造影検査
（卵管が通っているかがわかる）
- ●クラミジア検査
- ●頸管粘液検査
（粘液が正常に分泌されているかなどがわかる）
- ●フーナーテスト
（排卵日にセックスし、頸管粘液を採取。そこに精子がいくついるかを調べる）

必要な治療を受けつつ、２人で妊娠を目指す

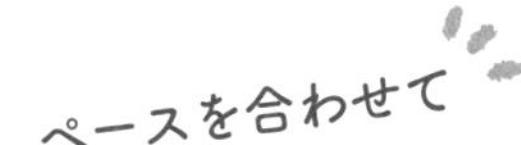

不妊の原因がわかり、妊娠を望む場合はすみやかに治療を開始したほうがよいでしょう。年齢によってはタイムリミットが近づいており、治療の進め方もちがってきます。

治療を継続しながら、医師の許可があればタイミング法を続けるなど、そのときできることをやってみるのもひとつの方法です。

さらに、人工授精や体外受精までおこなうのか、何歳まで治療を続けるのか、２人でよく話し合いましょう。なにより、どちらに不妊の原因があるにしろ相手を責めるのは禁物です。お互いを思いやり、足並みをそろえましょう。

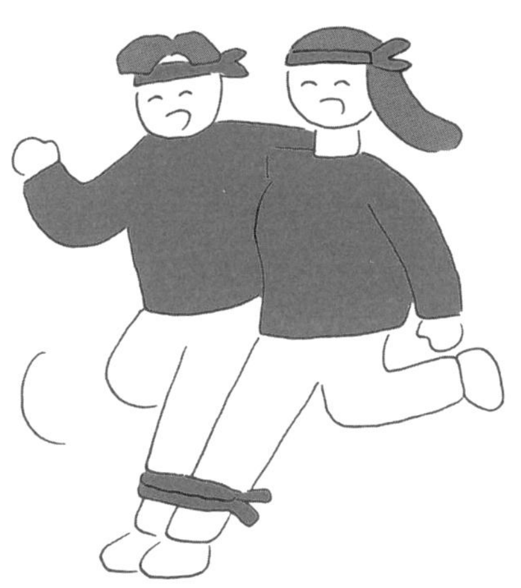

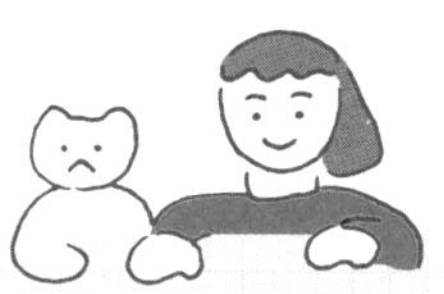

column

検査で不妊の原因が特定しきれないことも

不妊のうち10～15%は原因不明不妊とされており、特に近年は増加傾向にあります。考えられる要因としては、精子と卵子が何らかの原因で受精しない受精障害や、卵子や精子の老化・機能低下、卵巣から排卵された卵子を卵管内にうまく取り込めないピックアップ障害などがあります。これらの場合は、人工授精や体外受精がすすめられます。

考えうる
３つの要因

- 卵子の老化
- 原因不明の受精障害（精子・卵子の要因）
- 排卵時に卵子がうまくキャッチされない（ピックアップ障害）

女性と男性、それぞれなぜ不妊になる？

不妊になる原因は男女で半分ずつある

かつて不妊症は女性側の問題と思われがちでしたが、医療技術の進歩によって男女半々に原因があることがわかってきました。

また、ライフスタイルの変化や現代の生活習慣も不妊に大きく影響しています。女性も社会に出て働く人が増え、晩婚化が進んでいることで昔の女性と比べて生涯の生理回数が劇的に増え、子宮や卵巣の障害や病気が起こりやすくなっているのです。

男性も生殖年齢にあたる人ほど多忙をきわめ、強いストレスにさらされていることが性機能に影響しているケースもあります。

何らかの病気が関係している場合もよくあるため、まずはその治療をきちんとすることが大切です。

生活習慣が関係するものや病気が原因のものなどがある

男女ともに共通しているのは、過労やストレスです。ホルモンの分泌に影響するため、女性は生理周期が乱れやすくなり、男性も性機能の低下を引き起こしやすくなります。

また、病気が原因となるケースでは、女性の場合は子宮や卵巣に起こる病気や排卵障害、ダイエットによるホルモン異常などがあります。男性では、無精子症や乏精子症などの病気のほか、過度の飲酒や喫煙、肥満などの生活習慣が影響して精子をつくる精巣の働きが低下していることもよくあります。精子自体の質の低下が原因になることも。

生活習慣によるもの

- 男性　喫煙、肥満、高血圧、過度なストレス
- 女性　喫煙、肥満、高血圧など

原因になる病気

- 男性　無精子症や乏精子症、勃起障害（ED）など
- 女性　子宮や卵巣の病気、甲状腺の病気など

女性の主な不妊原因① 子宮の病気

毎月きちんと生理がくるのは健康な証拠とはいえ、生理にともない不調が起こりやすくなるのも事実です。生理が起こるのは女性ホルモンの働きによりますが、その女性ホルモンによって以下のような子宮の病気が起こりやすくなります。年齢層は幅広く、20代の人にもよく見られます。

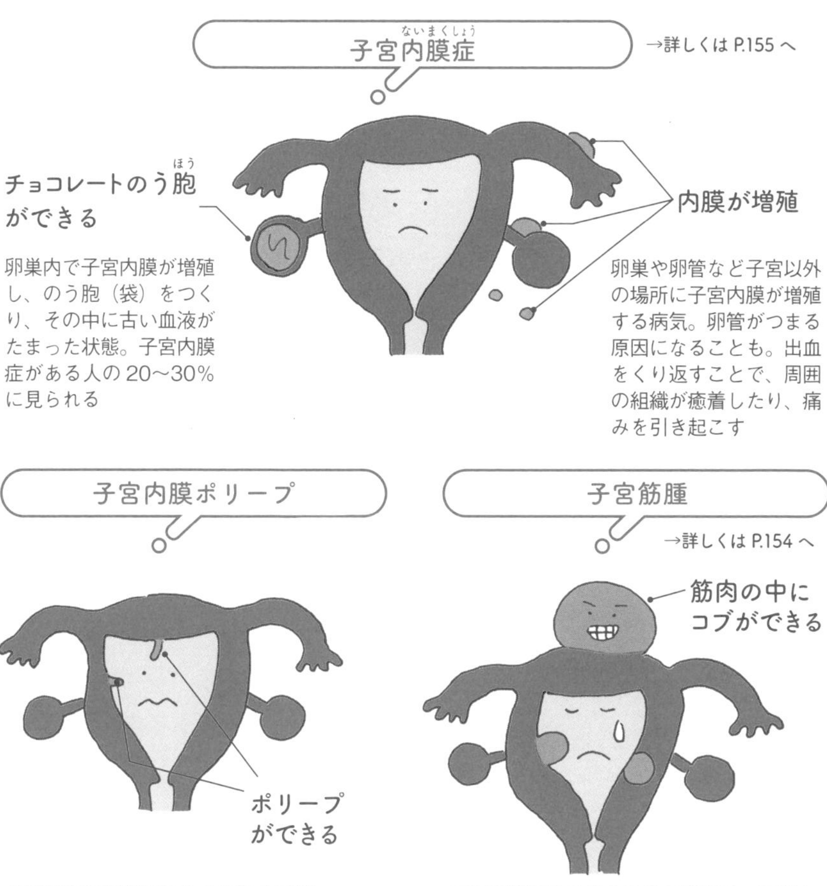

子宮内膜症
→詳しくはP.155へ
チョコレートのう胞ができる
卵巣内で子宮内膜が増殖し、のう胞（袋）をつくり、その中に古い血液がたまった状態。子宮内膜症がある人の20～30%に見られる
内膜が増殖
卵巣や卵管など子宮以外の場所に子宮内膜が増殖する病気。卵管がつまる原因になることも。出血をくり返すことで、周囲の組織が癒着したり、痛みを引き起こす
子宮内膜ポリープ
ポリープができる
子宮筋腫
→詳しくはP.154へ
筋肉の中にコブができる

子宮内膜の細胞が何らかの理由で増殖し、ポリープ（腫瘍）ができる病気。受精卵の着床を妨げる可能性があり、不妊症の原因になることも

子宮の筋層にできる良性の腫瘍で、子宮内にコブのようなふくらみができる。部位によってしょう膜下筋腫、粘膜下筋腫、筋層内筋腫に分類される。20～30%の女性にあるといわれている

女性の主な不妊原因② 卵巣・卵管の異常

妊娠するには、健康な卵子と精子が出合い、受精、着床する必要があります。ところが、おおもとになる卵子が排卵に至るまでに何らかの障害があると、排卵が正常に起こらず、卵子が卵管までたどり着けません。この場合、生理不順などで基礎体温に二相性（そうせい）が現れなくなる無排卵月経や、卵胞（らんぽう）が成熟せず排卵が起こらなくなる多（た）のう胞性卵巣症候群（ほうせいらんそうしょうこうぐん）（PCOS）、卵子の通り道である卵管の障害、受精ができない状態の未成熟卵などが原因として考えられます。

卵管・卵巣・卵子の異常

卵管が詰まっている

性感染症（STD）によって卵管が閉塞したり、卵管周囲の癒着によって卵子が取り込まれなくなったりすることがある。また、骨盤内の臓器（腸や子宮など）の手術や子宮内膜症によって卵管の癒着が起こることもある

たくさんの未熟な卵胞ができる

→多のう胞性卵巣症候群

卵胞が十分に成熟せず、排卵が起こらなくなる障害。原因は不明で、先天的な影響や肥満、やせすぎが関与していることもある。この障害がある人は月経異常や、血液中の男性ホルモン値が上昇するなどの症状が見られる

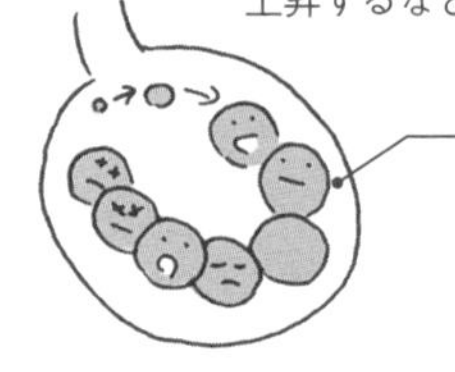

過度なダイエットによるもの

若い女性は無理なダイエットをしがちで、それによって不妊になることも。ダイエットで過度に体重を減らすと、女性ホルモンのエストロゲンやプロゲステロンの分泌が減少する。その影響で月経不順になったり、ひどい場合は月経が止まったりすることもあり、月経が止まると排卵は起こらなくなる。こうした期間が長くなるほど、不妊症になるリスクが高くなる

その他、不妊に関連する病気

- **糖尿病**
  →排卵障害の一因になることも
- **甲状腺の病気**（橋本病・バセドウ病）
  →原因不明のリスクが高まる。なかでも自己免疫疾患が不妊の原因に

男性の主な不妊原因

精子の異常や性機能障害

男性側の不妊の原因は、精子に障害がある場合と精子の通り道に障害がある場合、そしてセックスができない、射精に至らないなどの性機能障害によるものがあります。いずれにせよ医療技術の進歩によって、以前より治療が可能なケースが増えています。

検査や治療をためらう男性もいますが、2人でよく話し合って妊活に取り組むことが大切です。

精子の異常

精子の数が少ない

→乏精子症(ぼうせいししょう)

自然妊娠するには精液1mLあたり精子が4,000万個以上が望ましいが、乏精子症では精液中の精子の数が少なく、基準値（1mLあたり1,600万個）を下回っている。約35%は精索静脈瘤という病気が原因とされている

精子の質が悪い

→精子無力症(せいしむりょくしょう)

精液中の運動をしている精子の割合が少なく、基準値の42%を下回るもの。特に精子の運動率が0%のものを精子不動症という。精子が死んで動かない精子死滅症もある

精子がつくれない

→無精子症(むせいししょう)

精液中に精子がまったく見当たらないもの。男性100人に1人の割合で見られる。精子は存在するが、通り道の精管に異常がある閉塞性無精子症と、精管は正常だが精子をつくる機能に異常がある非閉塞性無精子症がある

セックスができない

射精障害

セックス時に女性の腟内で射精できない状態。ストレスやプレッシャーなど心因性のものと、不適切なマスターベーションの習慣による場合がある

勃起障害

いわゆるED。女性の腟内に挿入できない、または勃起を持続できない状態。ストレスやプレッシャーなど心因性のものと、動脈硬化や糖尿病による神経性や血管性のものがある

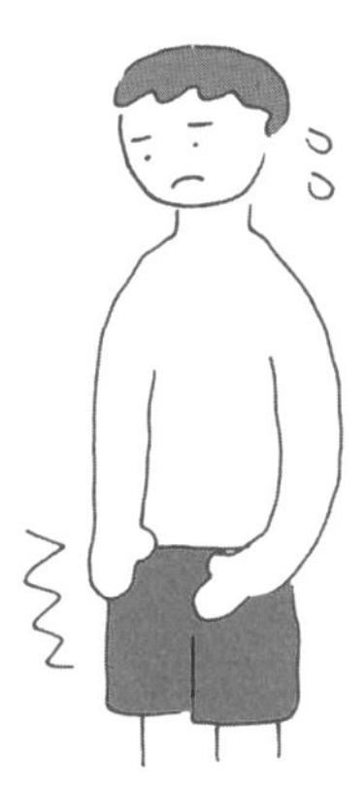

不妊治療には3つの段階がある

年齢や原因によってどう進めるかはさまざま

不妊治療には、タイミング法（病院指導による）、人工授精、体外受精の３つの段階があります。2022年４月から人工授精や体外受精、顕微受精などの不妊治療にも健康保険が適用されるようになりました。

ただし、治療開始時の女性の年齢や、子ども１人に対する治療の上限回数などが決まっています。そのため、比較的若くて時間に余裕がある場合と高齢出産に該当する場合など、年齢や原因によっては治療の進め方が変わってきます。どの方法で進めるか医師とよく相談して決めましょう。

場合によっては、不妊治療をおこなう期間が想定より長引くこともあります。一度立ち止まって考えたい、治療の進め方に不安があるなど、治療に前向きになれないときは無理をしないことも大切です。信頼できる病院で医師やパートナーとコミュニケーションをとりながら進めましょう。

病院でのタイミング法

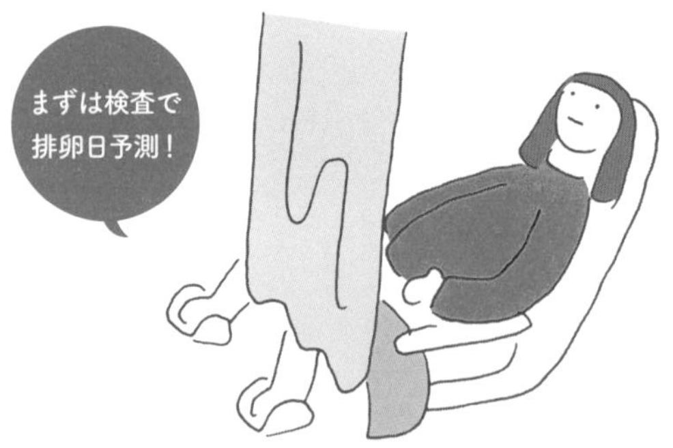

まずは検査で子宮内膜の状態や卵胞の大きさをチェックし、血液検査でより正確な排卵日を予測してセックスする。検査で排卵がないとわかれば、排卵誘発剤を使うこともある。または男性側に不妊の原因がある場合はその治療を優先する

こんな場合は次のステップを検討して

- 男性側に問題がある（射精障害、勃起障害精子の異常など）
- 卵管が詰まっている
- 子宮内膜症や子宮筋腫などがある
- 子宮の奇形で着床がむずかしい

など

人工授精

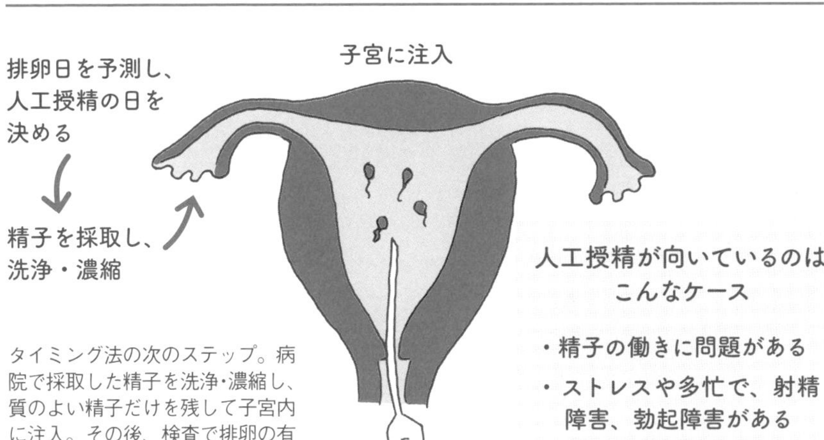
子宮に注入
排卵日を予測し、人工授精の日を決める
精子を採取し、洗浄・濃縮

タイミング法の次のステップ。病院で採取した精子を洗浄・濃縮し、質のよい精子だけを残して子宮内に注入。その後、検査で排卵の有無を確認する。このプロセスが人工的なだけで、受精・着床は自然妊娠と同じである

人工授精が向いているのはこんなケース

- 精子の働きに問題がある
- ストレスや多忙で、射精障害、勃起障害がある
- 不妊の原因がわからない
- 1日も早い妊娠を望んでいる

など

体外受精

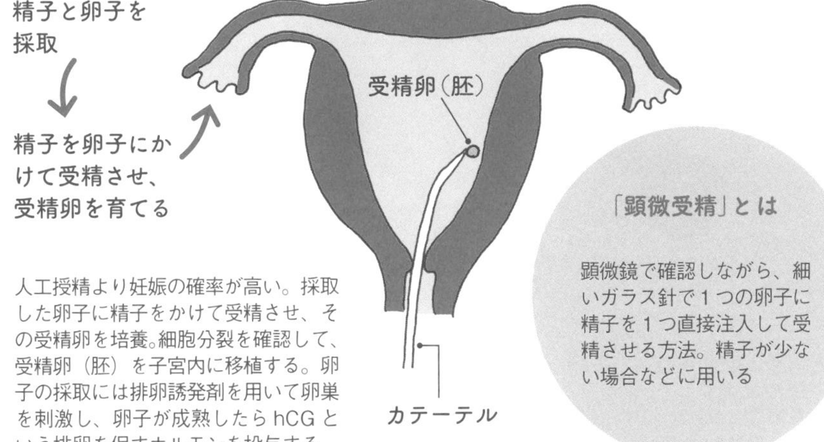
受精卵（胚）を子宮へ入れる
精子と卵子を採取
精子を卵子にかけて受精させ、受精卵を育てる
受精卵（胚）
カテーテル

人工授精より妊娠の確率が高い。採取した卵子に精子をかけて受精させ、その受精卵を培養。細胞分裂を確認して、受精卵（胚）を子宮内に移植する。卵子の採取には排卵誘発剤を用いて卵巣を刺激し、卵子が成熟したらhCGという排卵を促すホルモンを投与する

「顕微受精」とは

顕微鏡で確認しながら、細いガラス針で1つの卵子に精子を1つ直接注入して受精させる方法。精子が少ない場合などに用いる

おさらい

セックス～妊娠に至るまでの道のり

いろいろな困難を乗り越えて妊娠が成立する

妊娠に至るまでには、男女それぞれの体でさまざまな準備段階を経ています。女性の体内では、排卵の準備から排卵へ、そして子宮では受精卵が着床するためのベッドを整えています。一方、男性側の体内から射精された精子は、たった1つの卵子をめがけて子宮内を進みます。卵子と出合えるのは約1日の間だけです。妊娠に至るのは、まさに千載一遇のチャンスをつかむのに等しいのです。

1 射精された精子は腟を通り抜け、子宮へと進む

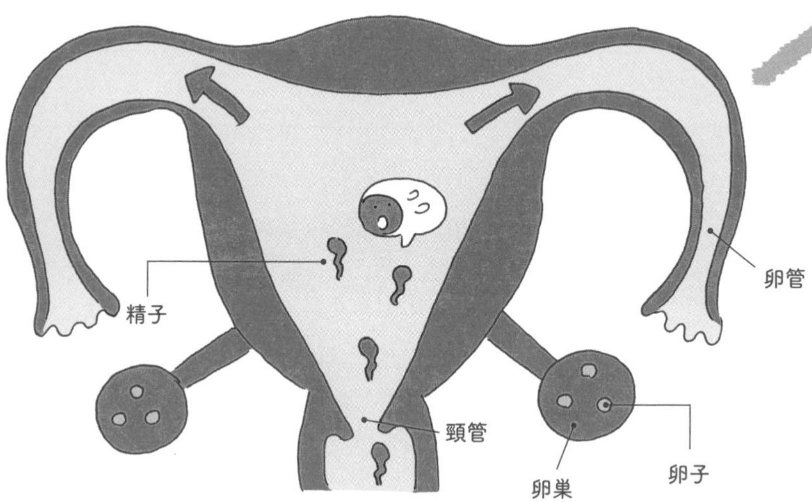

健康な男性の場合、1回あたりの射精（精液3mL程度）で、約1～3億個前後の精子が放出される。しかし腟を通り抜け、子宮を経て卵管にたどり着く精子はわずか100個程度。このとき、女性の頸管から分泌される頸管粘液が十分にあると、精子が子宮内を通りやすくして、卵管にたどり着くのを助ける

2 左右にある卵巣のどちらかから卵子が1つ飛び出る

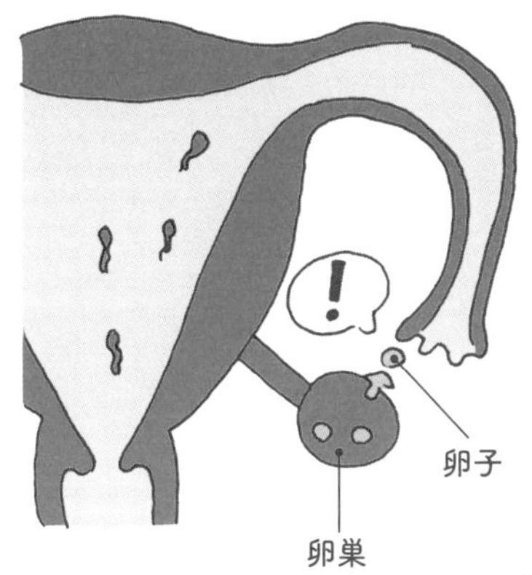

排卵予定日の約80日前に、脳の視床下部から指令を受けると卵胞刺激ホルモンが分泌され、卵巣内では約1,000個の卵胞が成長し始める。そのうち十数個の卵胞が残り、ほかの卵胞は消滅する。最終的に1つの卵胞だけが成熟を促され、それがやがて卵胞の壁を破り、卵管へと排卵される。排卵は通常、左右どちらかの卵巣で起こる

3 卵管で卵子と精子が出合う（＝受精）

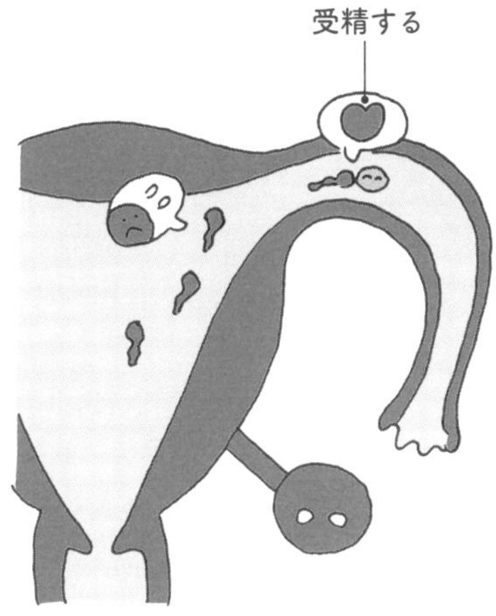

卵管に取り込まれた卵子は、卵巣膨大部という部分にたどり着く。一方、女性の膣内に射精された精子は頸管から子宮内まで泳いで進み、細い卵管を通過して卵管膨大部でようやく卵子と出合う。卵管にたどり着いた100個程度の精子は卵子の殻を溶かす酵素を出し、やがて1つの精子が卵子の中に入り込む。これが「受精」。受精するとほかの精子は入り込めなくなる

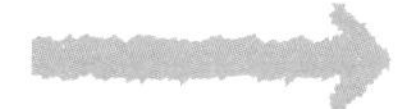

受精卵は細胞分裂しながら子宮へと移動

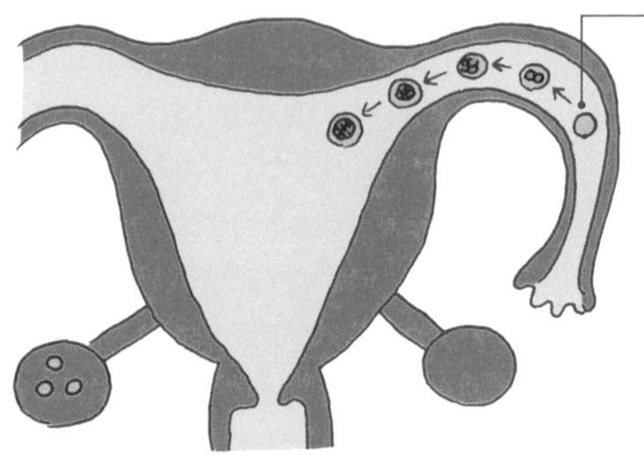

受精卵は受精が成立した約2時間後から細胞分裂が始まる。そして、細胞分裂をくり返しながら5〜7日間かけて卵管を通って子宮に向かう。受精卵の細胞分裂は、2日目に2〜4分割、そして3〜4日目には8分割となり、この初期胚をすぎると細胞同士が融合して1つの塊になり、徐々に大きくなっていく。受精卵は自力では動けないが、卵管内の卵管液の働きによって子宮へと運ばれる

5 ふかふかになった子宮内膜に受精卵がくっつく（＝着床）

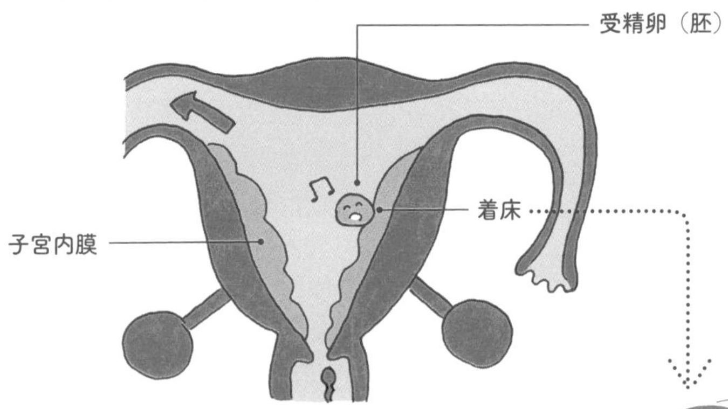

同じ頃、子宮内膜では受精卵を迎え入れる準備をしている。黄体ホルモンの分泌によって、子宮内膜を厚くしてふかふかのベッドのように整えて受精卵の到着を待つ。そして受精卵が子宮に到着すると、子宮内膜に取り込まれる。子宮内膜に潜り込んだ受精卵は絨毛（じゅう）を出してそこに根づき、着床となる。これによって妊娠が成立する

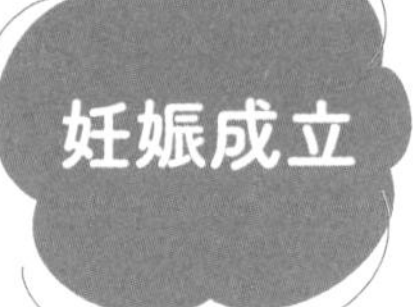

着床から約10日後、検査薬に反応が出る

受精卵が、着床したあとにhCG（ヒト絨毛性ゴナドトロピン）というホルモンが分泌される。市販の妊娠検査薬で陽性の反応が出るのは、着床から1週間～10日程度あととされている

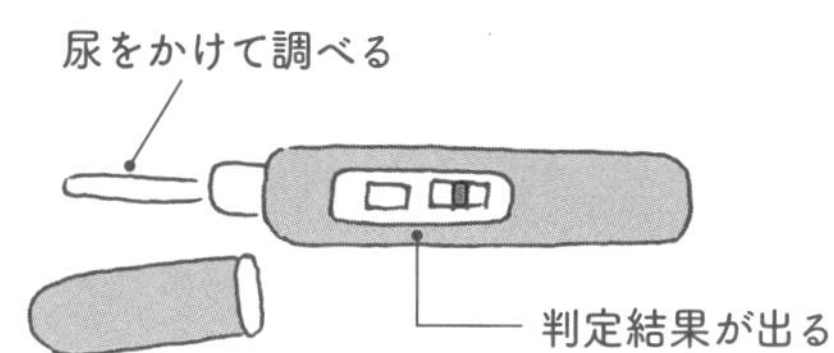

【妊娠がわかるのはだいたい5週目以降】

まだ妊娠していない（妊娠1か月）	妊娠0週→最後の生理がきた日 1 2 排卵・受精 3
妊娠2か月	妊娠4週 5 妊娠発覚 6 7
妊娠3か月	妊娠8週 9 10 11
妊娠4か月	妊娠12週 13 14 15
妊娠5か月	妊娠16週 17 18 19
妊娠6か月	妊娠20週 21 22 23
妊娠7か月	妊娠24週 25 26 27
妊娠8か月	妊娠28週 29 30 31
妊娠9か月	妊娠32週 33 34 35
妊娠10か月	妊娠36週 37 38 39
出産予定日	妊娠40週0日目

妊娠週数の数え方は、最終月経（最後にあった生理）の初日を「妊娠0週0日」として数える。つまり、まだ妊娠が成立していないときから数え始めることになる。排卵から次の生理までは約2週間なので、受精していれば妊娠となり、検査薬で妊娠がわかるのはだいたい妊娠5週目となる

おさらい

正しく知っている？妊娠のウソ・ホント

うわさや迷信に惑わされないようにしよう

妊娠中の女性はとてもデリケートです。初めての妊娠の場合は、何をするにも不安でいっぱいでしょう。そのため、何の医学的な根拠もないようなうわさでもつい信じてしまいがちです。

特に、親世代など目上の人から言われたりすると、無視してよいものか迷うこともあります。まずは正しい知識を身につけ、不安なことは医師や看護師に確認することが大切です。

葉酸は妊娠したらとらなくてもいい

→妊娠前・妊娠中にも積極的にとろう

妊娠前〜初期に葉酸が不足すると、赤ちゃんの先天異常が起こりやすくなる。また、妊娠中も葉酸が不足すると早産のリスクも高くなるため、妊娠前だけでなく、妊娠中にも積極的にとることが大切

生肉（生ハム含む）は妊娠中NG！

→母体に悪影響あり。流産のリスクも

トキソプラズマ症に感染するおそれがある（P.72）。感染すると流産や、赤ちゃんに先天異常が起こることも。食べるときは、中まで火を通すことを徹底する

妊娠中はかぜをひきやすい

→免疫力が低下するので感染対策を

妊娠中は免疫反応によって赤ちゃんを攻撃しないようにするため、免疫力が低下している。そのため、かぜやインフルエンザなどにかかりやすくなる

妊娠中は運動をしてはいけない？

→適度な運動はむしろすべき

適度な運動は体重コントロールにつながり、高血圧や高血糖を防ぎ、妊娠高血圧症候群などの予防にもなる。気分転換にもなり、メンタルの不調を軽減するのにもよい

つわりの重さで性別がわかる

→ つわりと性別は関係なし

つわりが軽いか重いか、あるいは“食べつわり”か“吐きつわり”かによって性別がわかるなどといわれているが、医学的な根拠はない

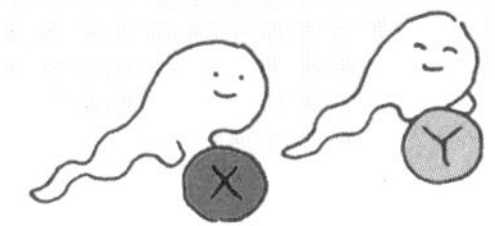

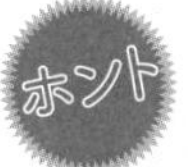

妊娠中は口内トラブルが増える

→ 歯肉炎などが起こりやすくなる

妊娠中は免疫力の低下や疲労、ストレスにより歯肉炎や口内炎が起こりやすい。つわりによる栄養の偏り、口腔ケア不足が原因になることも

妊娠中は２人分食べないといけない

→ 食べすぎると妊娠糖尿病のリスクが

肥満やそれによる妊娠糖尿病や妊娠高血圧症候群のリスクを高める。そのため、適正な摂取カロリーを守ることが推奨されている

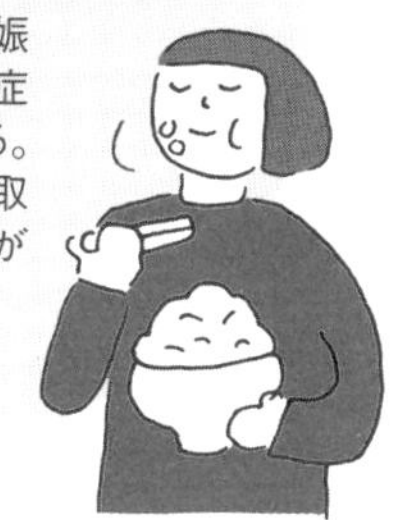

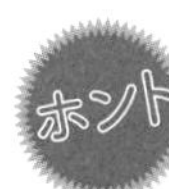

流産経験があると赤ちゃんが育ちにくいことがある

→ 妊娠初期に医師に相談を

流産を何度もくり返す場合は不育症が疑われるため、検査が必要になる。不安がある人は、医師に相談を

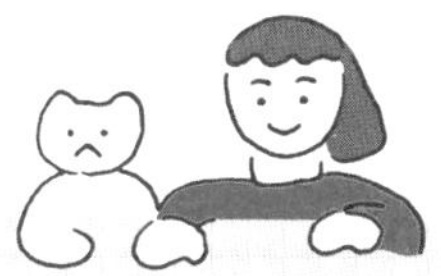

column

妊娠中の不安を相談できる機関を知っておこう

妊娠に関する悩みを１人で抱えてしまう人もいます。不安や疑問は必ず医師や看護師に相談しましょう。また、「性と健康の相談センター」の相談窓口を利用するのもひとつの方法です。二次元バーコードからアクセスしてみましょう。

mhlw.go.jp/stf/seisakunitsuite/bunya/kodomo/kodomo_kosodate/boshi-hoken/boshi-hoken14/

妊娠が発覚したら病院で検査を受ける

妊娠検査薬で陽性が出たら病院へ

妊活中の人や避妊をしないでセックスをした心当たりがあるとき、予定日になっても生理がこなければ妊娠している可能性があります。この場合は、市販の妊娠検査薬（妊娠判定キット）を使って調べます。検査キットの種類によって判定可能な時期が異なるので、説明書をよく読んでから使用します。

検査薬で陽性反応が出た場合はそのままにしておかず、できるだけ早く産婦人科を受診して医師の診察を受けることが大切です。

［妊娠発覚～病院へ行くまで］

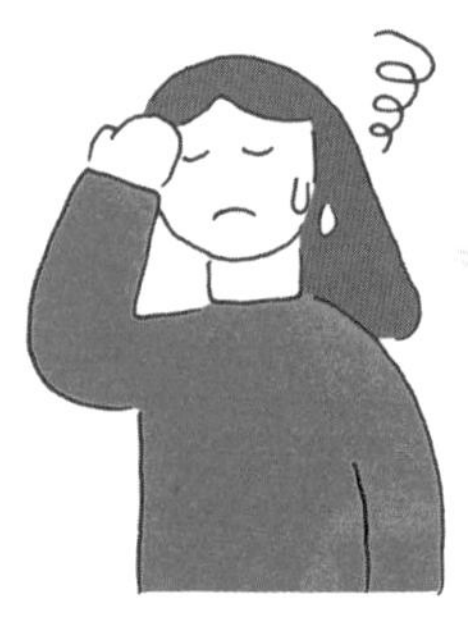

生理がこない（1週間以上）

吐き気や熱っぽいなどの症状がある

妊娠検査薬を試す

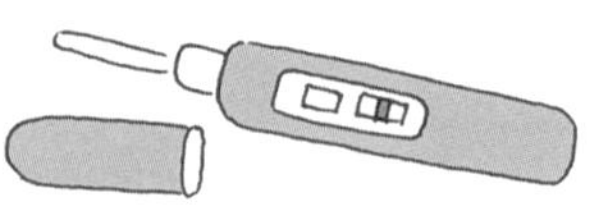

検査キットは妊娠初期に胎盤絨毛細胞から分泌され、尿中に排泄されたhCGホルモンを検出し、判定するしくみ

陽性が出たら

病院で検査

陽性反応が出ていても流産や子宮外妊娠の可能性があるため、必ず病院で検査を受ける

病院では問診と検査で異常がないか確認する

まずは問診で健康状態を確認します。そのうえで尿検査、触診、内診、超音波検査などがおこなわれます。内診は、医師が腟から指を入れて子宮や卵巣の状態を確認します。状況によっては腹部の超音波検査をおこなうこともあります。

問診で聞かれること

- 最後の生理開始日と終わった日、生理周期
- 過去の出産、流産、中絶の経験
- 病気やアレルギーの有無
- これまでにかかった病気・手術歴
- 親族の病歴　　　など

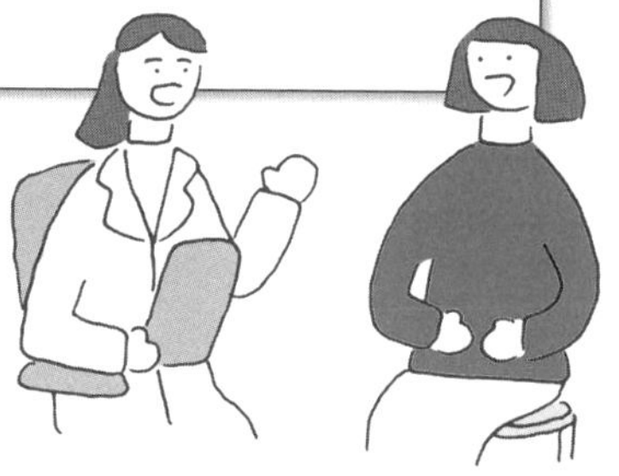

経腟超音波検査で様子を確認

妊娠初期の検査では、腟内に棒状の検査機器を挿入して超音波検査をおこなう。胎児の様子だけでなく、子宮や卵巣に病気がないか調べる

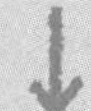

妊娠が確定。医師から今後の説明などがある。

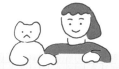

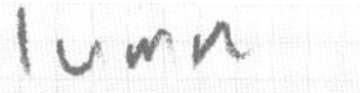

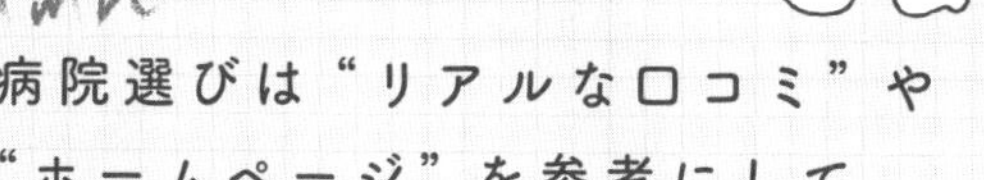

病院選びは“リアルな口コミ”や
“ホームページ”を参考にして

妊活や妊娠中の診察では、不安や疑問を気軽に相談できることが大切です。信頼できる主治医を決めるには、知人からの口コミや医療機関のホームページをチェックしてみましょう。

妊娠中はいつ何が起こるかわかりません。場合によっては、突然受診が必要になることもあるので、通いやすさも考慮して病院を選びましょう。

妊娠中めまぐるしく変わる体

つわりや食欲の増減、おっぱいの変化がある

個人差はありますが、妊娠するとだいたい４週間単位で体にさまざまな変化が見られるようになります。子宮で胎児をはぐくみながら、出産にむけて体が変わっていくのです。つわりや眠気、だるさなど体調に波があったり、食欲の変化などが起こったりして、起き上がれないほどつらくなることもあります。ライフプランを考えるときはこうした体調の変化も考慮しておくことが大切です。

［妊娠初期～後期の体の変化の例］

妊娠２か月（４～７週目）

お母さんの体

生理がこなくなり、つわりが始まるので、この間に妊娠に気づく。お腹のふくらみなど目に見える変化はまだない

赤ちゃんの様子

身長は約2.5cm、体重は約４g。頭と胴体の区別がつき、心臓、脳、目、口、耳などができ始める。後半になると赤ちゃんの心音（心臓の拍動）が確認できる

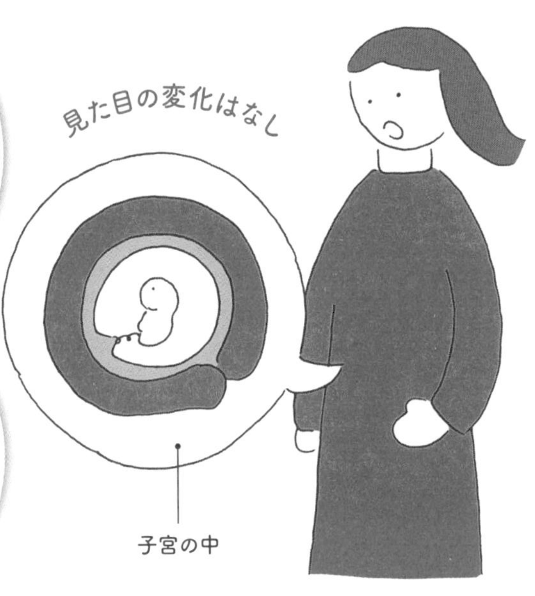

妊娠3か月（8～11週目）

お母さんの体

つわりがひどくなる。また、便秘も起こりやすくなる。おっぱいが大きくなり始めるのもこの時期。子宮は握りこぶし大で、まだお腹のふくらみはわからない

赤ちゃんの様子

身長は約8cm、体重は約20g。「胎芽（たいが）」から「胎児」と呼ばれるようになる。手足が伸びて、まぶたや耳たぶ、唇もでき始めて人らしい形になっている。内臓はほぼ完成している

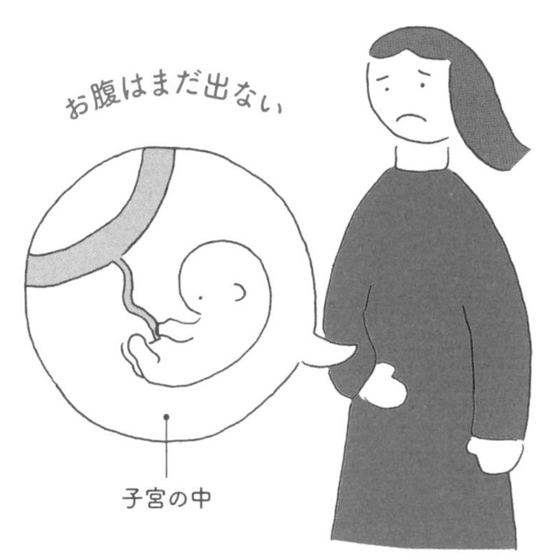

妊娠4か月（12～15週目）

お母さんの体

胎盤の完成にともない、お腹が少しふくらみ始める。子宮が大きくなるため、膀胱が圧迫され頻尿になることも。便秘も起こりやすい。また、乳首の色が黒ずんでくる。つわりは徐々におさまってくる

赤ちゃんの様子

身長は約18cm、体重は約120g。胎盤が完成し、胎児の発達が加速する。手指ができて、手足も長くなってくる。流産の危険もわずかながら減る

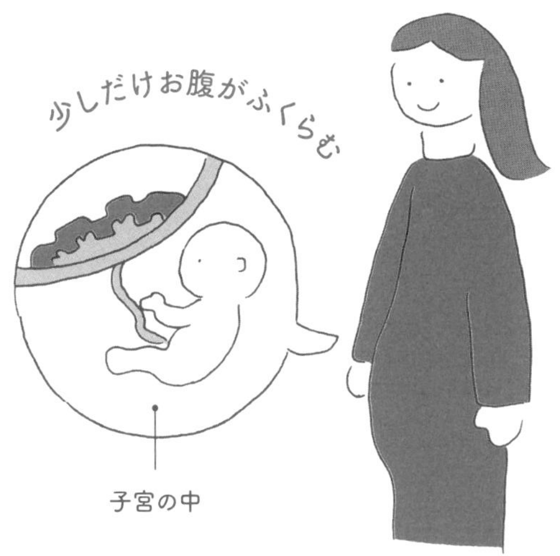

妊娠5～6か月（16～23週目）

お母さんの体

つわりがおさまり、食欲が旺盛になる。体重が増えるため、太りすぎないように注意が必要。赤ちゃんの動き（胎動）を感じられるようになり、お腹のふくらみも目立つようになってくる

赤ちゃんの様子

身長は25～30cm、体重は300～650gに。髪の毛が生え始め、眉毛、爪も見られるようになる。顔がはっきりしてくるのもこの頃。体はまだ皮下脂肪が少なくやせているが、人間らしい形になっている

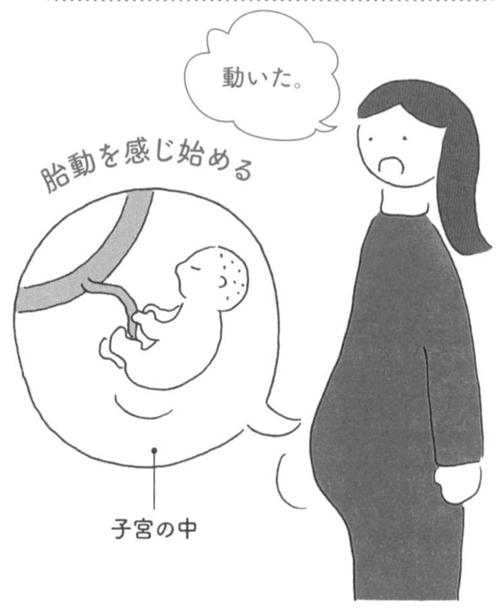

妊娠7か月（24～27週目）

お母さんの体

赤ちゃんの成長にともない子宮がどんどん伸びて大きくお腹がせり出してくる。そのため、腰痛が起こりやすい。また、この時期からは妊娠高血圧症候群のサインである強いむくみ、高血圧、尿たんぱくに注意

赤ちゃんの様子

身長は約35cm、体重は約1,000g。脳が発達し、感覚器官も発達してお腹の外の音や話しかける声が聞こえるようになる。まぶたと鼻の穴が完成する

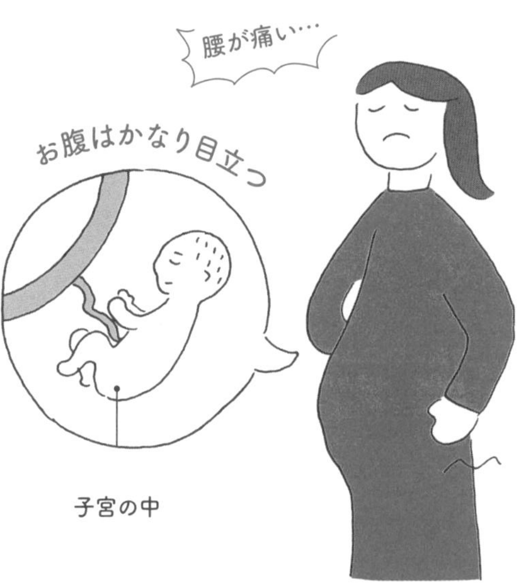

妊娠8～9か月（28～35週目）

お母さんの体

子宮がかなり大きくなり、周辺の臓器が圧迫されるため、胸焼けや胃のつかえ感、むくみ、痔などが起こりやすくなる。心臓から送り出される血流量が増え、動悸を感じることもある

赤ちゃんの様子

身長は約40～45cm、体重は約1,500～2,500g。皮下脂肪が増えて体に丸みが出て、早く生まれた場合でも適切なケアで成長ができる程度になっている。指しゃぶりをしていることも

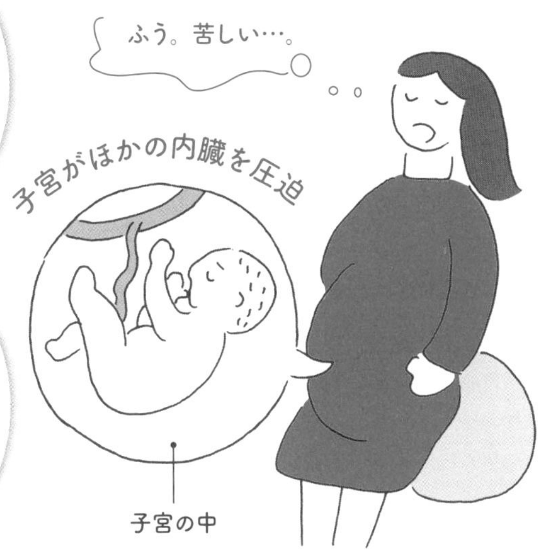
ふう。苦しい…。
子宮がほかの内臓を圧迫
子宮の中

妊娠10か月（36～39週目）（臨月）

お母さんの体

子宮が胸の近くまで大きくなり、肺や心臓を押し上げるため、動悸や息切れが起こりやすい。出産間近になると子宮が下がってくるため、胃の不調が改善されることが多い。おりものの量がやや増えてくる

赤ちゃんの様子

身長は約50cm、体重は約3,000g。体の発育はほぼ完了。体の機能も十分に働くため、いつ生まれても大丈夫な状態になっている

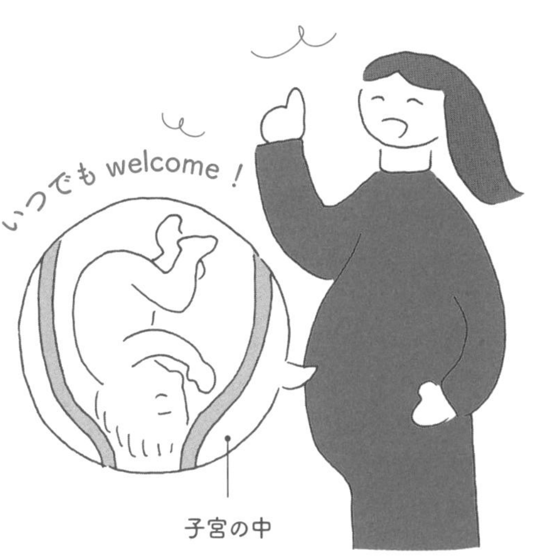
いつでもwelcome！
子宮の中

妊娠生活では食事や生活習慣に注意

アルコールやたばこは避ける

妊娠中にお酒を飲むと、流産や死産が増えます。特に、妊娠初期の飲酒は奇形や胎児発育不全、中枢神経障害のリスクに。また、妊娠中の喫煙は流産や早産、常位胎盤早期剥離、前置胎盤などの合併症の頻度が高くなります。

さらに、赤ちゃんの口唇裂(こうしんれつ)、口蓋裂(こうがいれつ)、先天性心臓疾患、手足の欠損などの頻度も高くなり、出生後には乳児突然死症候群、呼吸器感染症、肥満、糖尿病、高血圧などになることがあります。どちらも胎児への影響がとても大きいので、絶対にやめておきましょう。

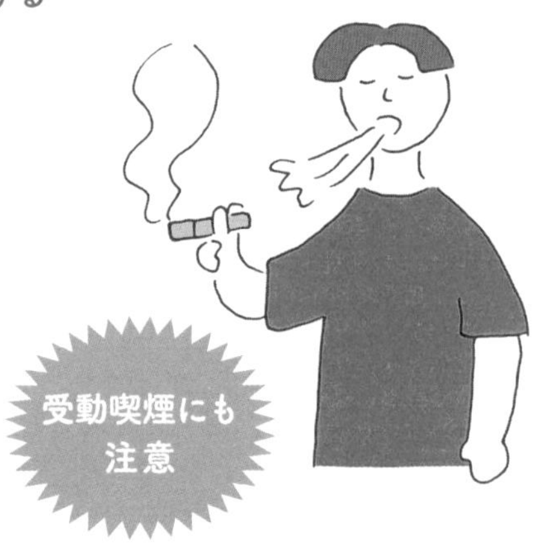

自分が吸わなくても、受動喫煙で赤ちゃんの出生時体重が少なくなるなどの影響がおよぶため、パートナーも必ず禁煙する

妊娠中は免疫力が低下。トキソプラズマなどに注意

細菌やウイルスの種類によっては、妊娠の継続や赤ちゃんに影響することもあります。生肉（生ハムを含む）や猫の排泄物、土いじりなどで感染する可能性があるトキソプラズマは、赤ちゃんの先天異常などを引き起こします。

また、生肉などから感染するリステリア菌は髄膜炎や肺炎を起こすことも。感染が疑われたら、すぐにかかりつけの産婦人科を受診してください。

自己判断で薬を飲むのは危険

妊娠初期には、市販薬といえども勝手に薬を服用してはいけません。胎児に影響がおよぶ心配があります。必ず医療機関を受診して、妊娠していることを告げて薬を処方してもらいます。

妊娠中は食べ物にも注意が必要

妊娠中の食事は、積極的にとりたい栄養素と注意したい食品（図参照）を把握したうえで、バランスよくとることが大切です。特に、葉酸、鉄分、カルシウムは不足しないように気をつけます。つわりがひどいときは食べられるものでかまいませんが、水分補給だけは十分にし、水分もとれないときは受診しましょう。

食べないで！

- 生肉（生ハムも）
  →トキソプラズマのリスクが高い
- カモミールティー
  →子宮収縮作用がある

など

食べすぎないで！

- 水銀を多く含む魚
  （キダイ、キンメダイ、メカジキ、ミナミマグロなど）
  →胎児の発達に影響
- ビタミンAを多く含む食べ物
  （レバー、うなぎ）
  →胎児の形態異常を引き起こす
- ヨウ素を多く含む食べ物
  （昆布など）
  →胎児の甲状腺機能が低下

など

有酸素運動がおすすめ！　姿勢にも注意しよう

マラソンや登山などの激しい運動は控えます。ただ、適度な運動は体重コントロールや高血圧、高血糖の予防になります。ウォーキングや軽めの水泳などの有酸素運動や、ヨガ、ピラティスなどがおすすめです。また、妊娠中はお腹が突き出るため、腰に強い負荷がかかります。無理のない範囲でストレッチや腰のマッサージをしてほぐします。ふだんの姿勢も重要です。お腹をあまり突き出さず、腰が反りすぎないように注意して背すじを伸ばします。

立つとき
胸をはる
背筋を
伸ばす
お腹を
ひっこめる
座るとき
背筋をのばして、
深く腰かける

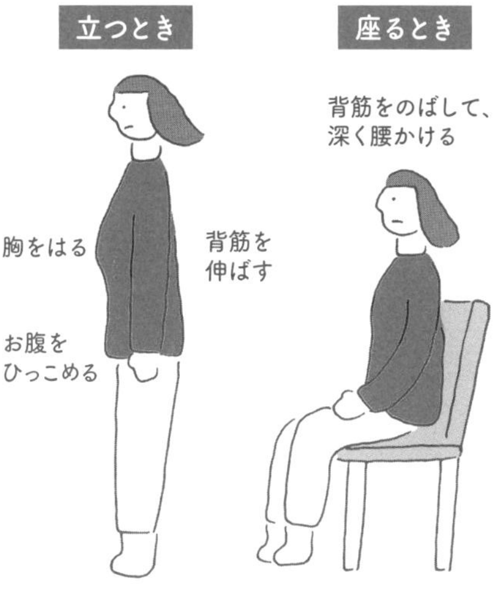

お産が怖いという人へ 知っておきたい出産の流れ

産み方によって段取りが異なる

出産の方法は、産道を通って膣から赤ちゃんが出てくる経腟分娩（けいちつぶんべん）とお腹を開いて赤ちゃんを取り出す帝王切開（ていおうせっかい）に大きく分けられます。さらに経腟分娩には、自然分娩、無痛分娩、計画分娩などの種類があります。出産方法は本人の希望と、検診での状況や健康状態によって決まりますが、帝王切開は希望できません。また、出産時の状況によっては急遽帝王切開に変更になることもあります。

［いろいろな産み方がある］

経腟分娩

自然分娩

陣痛や腹圧など母体に備わっている力で出産する方法。状況によっては、陣痛促進剤が使われたり、会陰切開などがおこなわれたりする

無痛（和痛）分娩

陣痛時に硬膜外麻酔（こうまくがい）を用いて陣痛をやわらげる方法。痛みが軽くなるため、消耗が軽く体力を温存しやすいメリットがあるが、まれに麻酔による副作用が起こることがある

計画分娩

自然に陣痛がくるのを待つのではなく、日を決めて陣痛を誘発する。誘発には、陣痛誘発剤やバルーンなどが用いられる

帝王切開

母子いずれかに問題があり、自然分娩がむずかしいときにおこなわれる。麻酔をして腹部と子宮を切開し、胎児をとりあげる。あらかじめ計画しておこなう予定帝王切開と、分娩中のトラブルなどでおこなう緊急帝王切開がある

経腟分娩の主な流れ

経腟分娩は事前の準備が大切

出産は予定日通りに陣痛が起こるわけではありません。臨月になったら、いつでも入院できる準備を万全にしておきます。陣痛や破水、あるいはおしるし（出血の混じったおりもの）があったら、病院に連絡をして指示にしたがいます。出産にかかる時間は人それぞれです。初産婦か経産婦かでも違います。予想通りにいかないものと考え、落ち着いてのぞみましょう。

例）

（時間）

- **0** 陣痛、前期破水がある
- 産院に連絡し、向かう
- 診察を受ける（本陣痛でなければ、一度帰宅することも）
- **2** 子宮口が開いてくるまで、部屋で待機する
- **10〜12** 子宮口がある程度開いたら、分娩室へ向かう
- **13** 分娩台に乗り、いきむ
- **16** 赤ちゃんが生まれる（1日以上かかることもある）

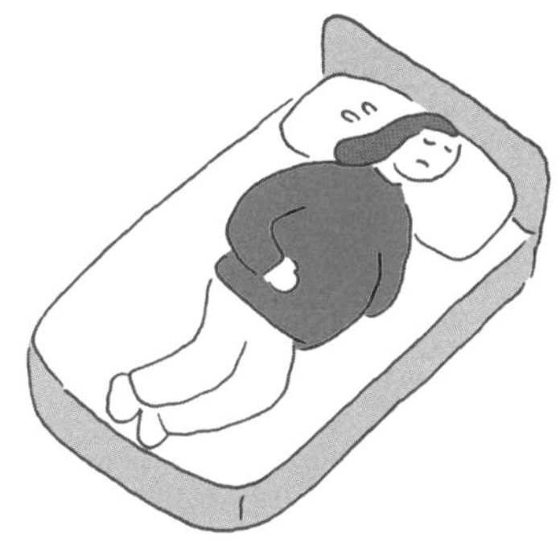

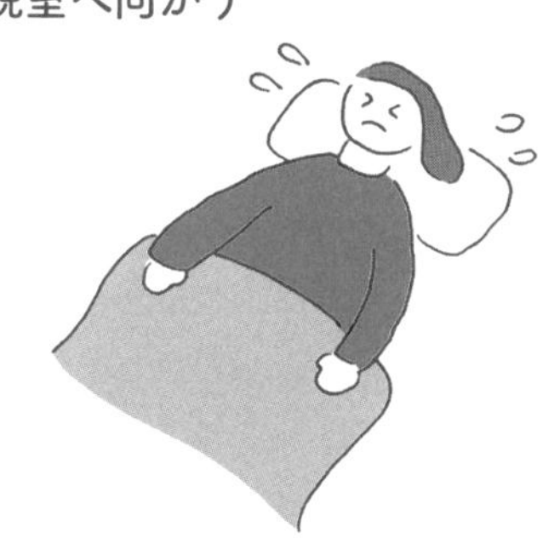

陣痛を乗り切るために

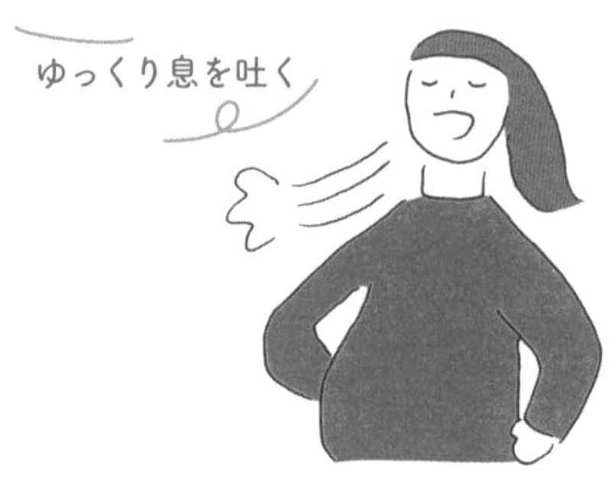
ゆっくり息を吐く

陣痛は、初めは間隔が長く、痛みもまだあまり強くはありません。時間の経過にともない間隔が短くなり、痛みも強くなります。陣痛が最も強くなるのは子宮が全開大になるまでの間で、初産では10時間以上かかることもあります。痛みが強いときは、パートナーにマッサージなどをしてもらいましょう。

楽な姿勢をとり、意識して呼吸をする。痛みが強いと息を止めがちになるので、赤ちゃんに十分な酸素を送るためにも、ゆっくりと息を吐き、深く呼吸をすることを心がける

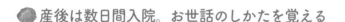

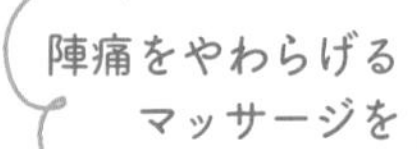
陣痛をやわらげる
マッサージを

腰のマッサージの方法は看護師らが教えてくれる。やり方を習って、パートナーにやってもらう

産後は数日間入院。お世話のしかたを覚える

経腟分娩の場合、入院期間は４～６日間です。入院中は体を休ませ、体力が回復する時間をとりつつ、赤ちゃんのお世話のしかたを学びます。看護師の指導のもと、木浴のしかたやおむつの取り替え方などを教えてもらいます。分娩時の傷の状態や子宮の回復具合を医師が診察するので、気になる症状があれば相談します。体力を消耗してつらいときは無理をせず、看護師らを頼りましょう。

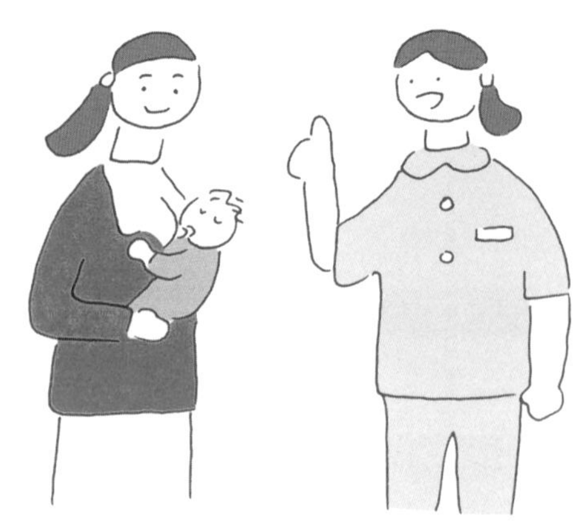

帝王切開の主な流れ

帝王切開は入院して手術に備える

予定帝王切開では手術日が決まっているので、手術前日に入院して備えます。手術当日は、麻酔（ほとんどは局所麻酔）をして手術をおこないます。術中は麻酔をしているので痛みを感じませんが、意識はあるので赤ちゃんの産声を聞くことはできます。赤ちゃんを取り上げたあと、子宮と腹部を縫合します。

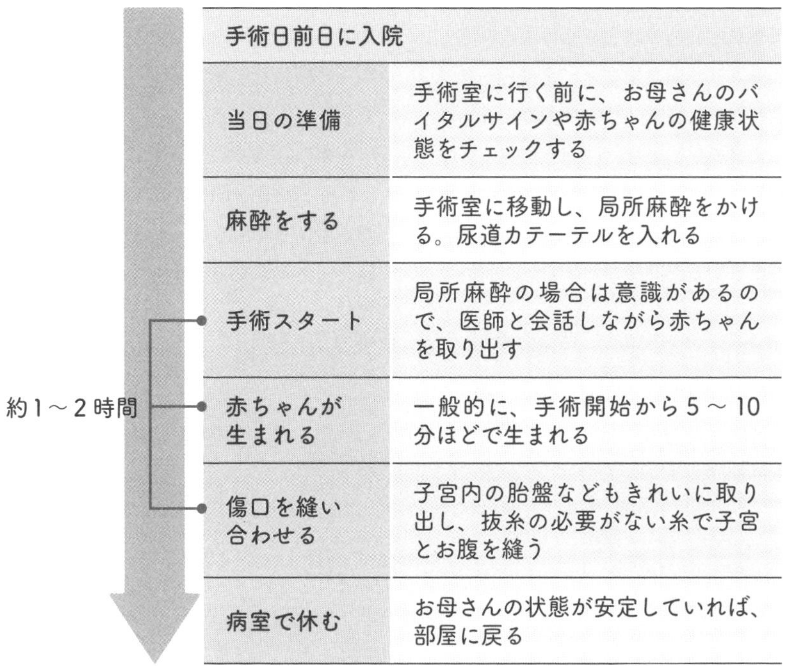

手術日前日に入院	
当日の準備	手術室に行く前に、お母さんのバイタルサインや赤ちゃんの健康状態をチェックする
麻酔をする	手術室に移動し、局所麻酔をかける。尿道カテーテルを入れる
手術スタート	局所麻酔の場合は意識があるので、医師と会話しながら赤ちゃんを取り出す
赤ちゃんが生まれる	一般的に、手術開始から5～10分ほどで生まれる
傷口を縫い合わせる	子宮内の胎盤などもきれいに取り出し、抜糸の必要がない糸で子宮とお腹を縫う
病室で休む	お母さんの状態が安定していれば、部屋に戻る

術後1週間～10日ほど入院が必要

経腟分娩と違って手術による傷口が大きいため、入院期間は1週間～10日ほどになります。

帝王切開では麻酔が切れたあと、切開部分の痛みと子宮収縮にともなう痛みがあるので、ゆっくり休んで回復に努めます。経腟分娩同様、赤ちゃんのお世話は始まりますが、痛みがある間は我慢せず鎮痛剤を使い、看護師やパートナーに助けてもらいましょう。

出産後の生活で気をつけたいこと

産褥期（産後6～8週間）は体力回復を優先して

産褥期とは、妊娠・出産を経て変化した母体が妊娠前の状態に回復する期間です。個人差がありますが、産後6～8週間ほどとされます。この期間は元気そうに見えますが、子宮の収縮や悪露、会陰の痛みなどさまざまな症状があり、体調は決してよくありません。

無理をすると回復が遅れたり、状態を悪化させたりします。十分な睡眠をとり、体調の回復を優先させます。パートナー、親など頼れる人がいるなら積極的に助けてもらいましょう。

家事はこまめに休憩をとり、無理のない範囲でおこないます。赤ちゃんのお世話も手伝ってもらい、１人で抱え込まないことが大切です。

［産褥期によくある症状］

1 子宮が収縮する
子宮復古という。子宮が収縮して元の大きさに戻る。収縮するとき、強い生理痛や陣痛に似た痛みがあるが徐々におさまる

2 悪露が出る
悪露とは、出産時にはがれ落ちた子宮内膜や胎盤、傷口からの分泌物を含む出血のこと。１か月ほどで自然におさまる

3 骨盤が不安定に
出産時に骨盤周囲の靭帯がゆるむことで骨盤が大きく開くが１か月ほどで元に戻る

ケアサポートも活用しよう

産褥期にはさまざまな症状があるうえ、慣れない育児で疲労もたまります。パートナー、親などの協力が得られないときは、自治体がおこなっている産後(産褥）ヘルパーのサービスを利用するのもひとつの方法です。

支援内容は自治体によるので、役所に相談してみましょう。

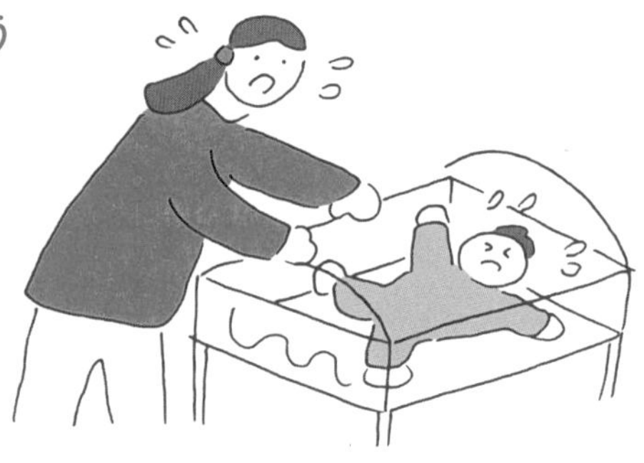

特に初めての出産は慣れないことの連続。使えるサービスはどんどん利用したい

軽い運動、バランスのよい食事でホルモンバランスを整える

産後１〜２か月経って産褥期の症状がおさまってきたら、少しずつ元の生活に戻します。とはいえ、育児は重労働なので無理は禁物です。体調がよければ産褥体操をしたり、少し歩いたりしてみましょう。食事は母乳を与えている場合は不足しないように気をつけます。右図の栄養素は特に意識してとります。育児は体力勝負なので、お母さんがしっかり食べることが大切です。産後、体重を戻すのは半年くらいかけてゆっくりとで大丈夫です。

摂取したい栄養素

- 葉酸
  （レバー、ほうれん草、いちごなど）
- 鉄分
  （レバー、しじみ、小松菜など）
- たんぱく質
  （肉、魚、乳製品、卵など）
- カルシウム
  （牛乳、煮干し、モロヘイヤなど）
- ビタミンＣ
  （緑黄色野菜、フルーツ全般など）

メンタル面のケアも忘れずに

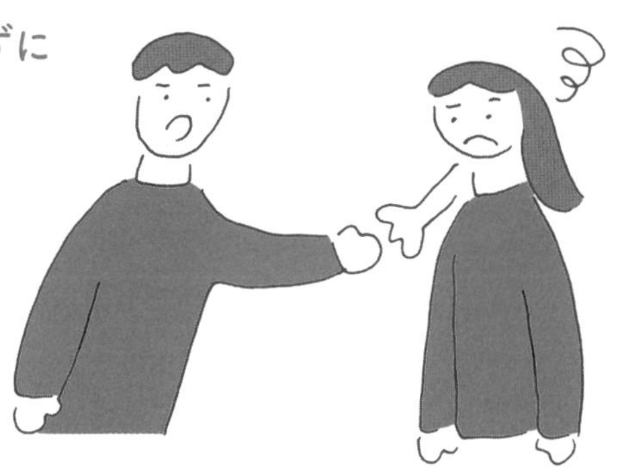

産後はホルモンの影響や慣れない育児で疲れて、不安になったり落ち込んだりすることがあり、産後うつになることもあります。

このような場合は決して我慢をせず、パートナー、親、友だちなど周囲に助けを求めることが大切です。産後の定期検診の際に産婦人科で相談してもかまいません。

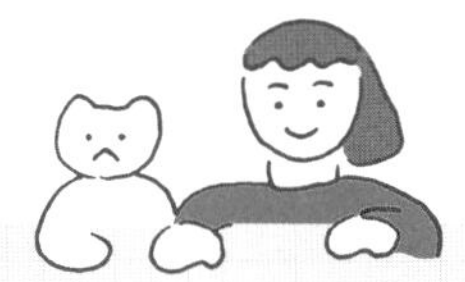

column

セックスは産褥期以降からOK。ただし、無理は禁物

出産後のセックスは、一般的には産褥期の症状がおさまってからです。ただ、会陰の傷が痛んだり、慣れない育児で疲れたりしているため控えたい人もいます。パートナーとよく話し合い、無理をしないことです。

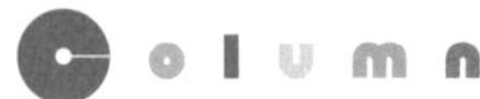
Column

20代で卵子凍結？知っておきたい選択肢

現時点では結婚や妊娠・出産の予定はないけれど、いつかは必ず子どもがほしいと考えている場合、そのタイミングになったとき、自分が何歳になっていて、果たして健康な状態の卵子が残っているのか心配ということがあります。このようなときに選択肢のひとつとして「卵子凍結」があります。

未婚で、まだ決まったパートナーがいない女性や、あらゆる事情で今は妊活できない女性が、年齢が若いうちに将来の妊娠に備えて卵子を凍結保存するというものです。ただし、卵子凍結したからといって、必ずしも妊娠できるとは限りません。また、保管料など費用もかかります。こうしたメリット・デメリットをよく検討してから決めるようにしましょう。

［卵子凍結～凍結卵子を使用する流れ］

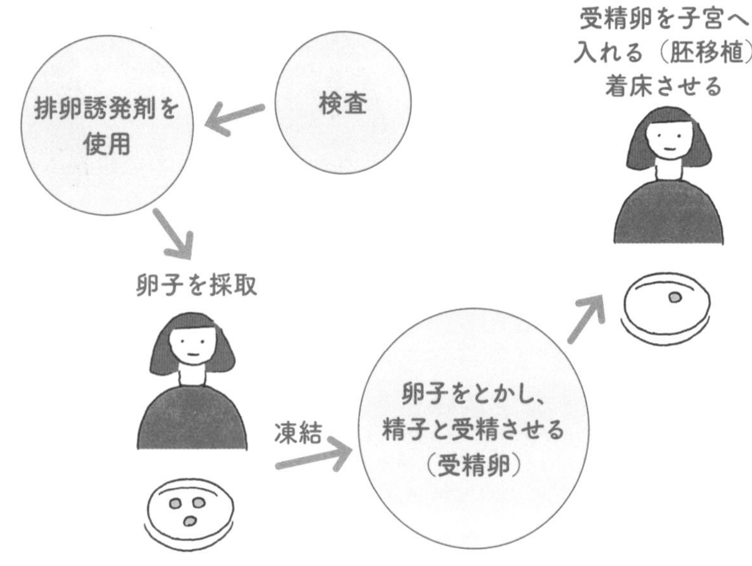
検査
排卵誘発剤を使用
卵子を採取
凍結
卵子をとかし、精子と受精させる（受精卵）
受精卵を子宮へ入れる（胚移植）着床させる

コラム

パートナーと話したい体のこと、これからのこと

結婚をするにしてもしないにしても、パートナーとともに生きていくことを選ぶのなら、二人の足並みをそろえることが理想のライフプランを実現する第一歩です。

そのためには、お互いがお互いを理解し、気持ちを共有して受け入れることが大切です。具体的に何を理解し合うべきか、どう話し合うべきか、カップルで悩んでいるのなら、2人でこの章を読んで、話し合ってみましょう。

正しく知ろう！男女の体のメカニズム

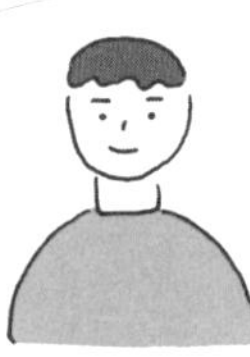

「男女平等」といっても、男性と女性は少なくとも身体的には同じではありません。どうちがうのかをちゃんと知ることで、お互いへの理解と思いやりが深まります。ちがうもの同士、それぞれの大変さがあります。男だから、女だからと決めつけず、自分のことも相手のこともよく知って、よりよい関係を築いていきましょう。

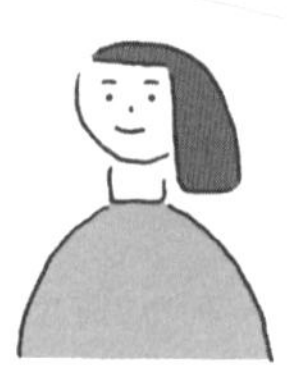

性器のつくりのちがいを確認しよう

［男性の性器］

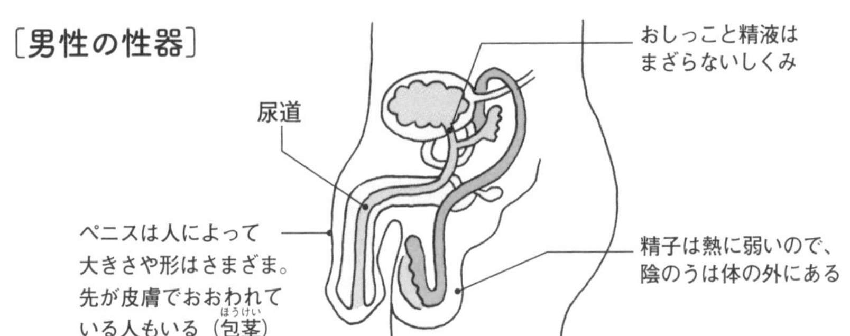
尿道
おしっこと精液は
まざらないしくみ
ペニスは人によって
大きさや形はさまざま。
先が皮膚でおおわれて
いる人もいる（包茎）
精子は熱に弱いので、
陰のうは体の外にある

［女性の性器］

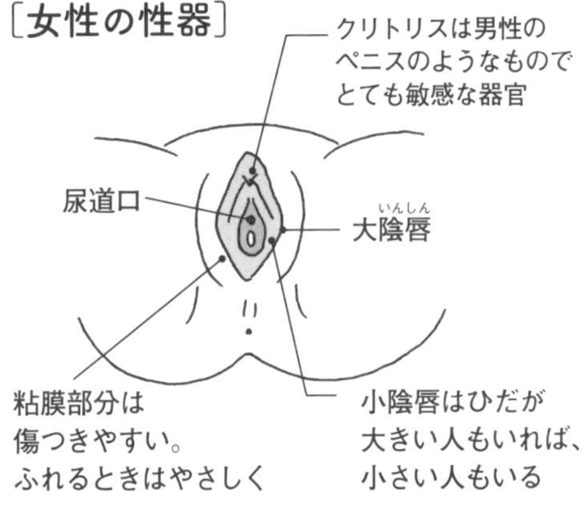
クリトリスは男性の
ペニスのようなもので
とても敏感な器官
尿道口
大陰唇
粘膜部分は
傷つきやすい。
ふれるときはやさしく
小陰唇はひだが
大きい人もいれば、
小さい人もいる

性器の色や形に“ふつう”はない

ひとりひとり顔や背格好がちがうのと同じで、性器も人それぞれ。色も大きさも形もいろいろあって当たり前です。「性器の黒ずみ」に関する悩みをネットで見かけますが、何かで色がとれるものではないし、色素の問題なので、そもそも気にする必要はありません。

“男性ホルモン”と“女性ホルモン”を知ろう

体をつくるのに必要になる

子どもの頃は男女の体形にほとんどちがいはないですが、思春期にそれぞれ男性らしく、女性らしく体つきが変化していきます。その変化や男女のちがいをつくっているのが男性ホルモンと女性ホルモンです。男性ホルモンは精巣から、女性ホルモンは卵巣から分泌されます。思春期に分泌が増えて、女性は50歳前後に分泌が急激に減りますが、男性は加齢とともになだらかに減っていきます。

男性ホルモン
⬇
主に
テストステロンのこと

女性ホルモン
⬇
主に
エストロゲン・プロゲステロンのこと

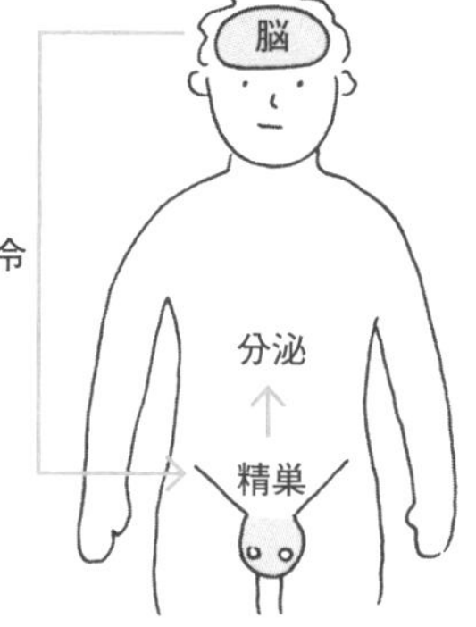

［男性ホルモンの働き］

ホルモンの働き
- 筋肉や骨を強くする
- 男らしい体つきにする
- 性機能を保つ
- 認知力を支える

➡

減少すると…
- 筋力が衰える
- 性欲の減退
- 記憶力の低下

など

※女性も副腎や卵巣でテストステロンを分泌している。その量は男性の5～10%

［女性ホルモンの働き］

ホルモンの働き
- 妊娠を可能にする
- コレステロールを調整
- 髪の寿命を延ばす
- 骨を強くする

➡

減少すると…
- 月経不順
- 肌や髪のツヤがなくなる
- 怒りっぽくなる

など

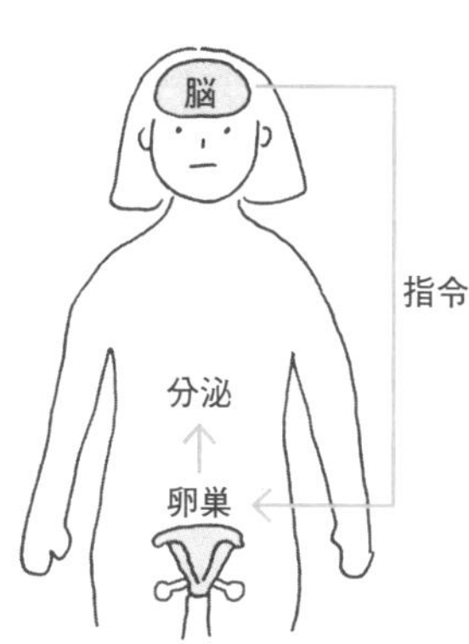

※男性の場合でもテストステロンの一部から変化した女性ホルモン（エストロゲン）が少量ながら分泌されている

女性が気になる

男性の体のこと

Q 男性にも「生理のような期間」はあるの？

A 男性には生理はありませんし、“生理のような期間”もありません。男性ホルモンには周期的な分泌の変化がないので、男性はホルモンによる体調の変化はありません。

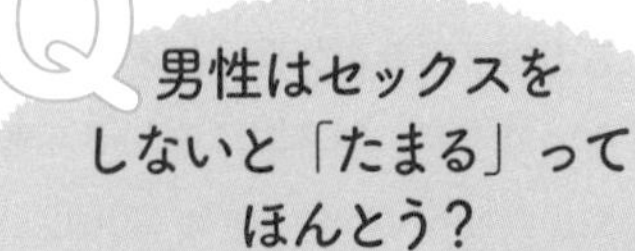

Q 男性はセックスをしないと「たまる」ってほんとう？

A 精子は毎日つくられ、射精されないと体内に吸収されていきます。そのため、古い精子がたまって性欲が高まるということはありません。性欲の強さや性欲が高まるタイミングは人によります。

Q 包茎って何が問題なの？

A ペニスが皮膚でおおわれた状態なので、亀頭部分に汚れがたまりやすく、雑菌が繁殖して臭いが発生したり、性感染症になりやすかったりします。また、包茎の種類によっては、セックスのときにペニスが痛む、勃起障害になるなど、性生活に支障をきたすことも。

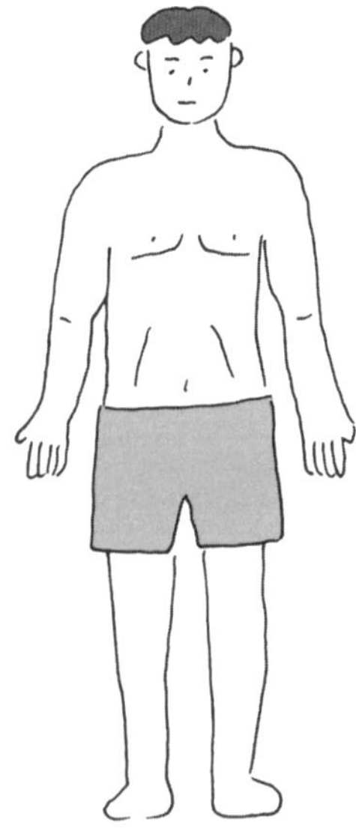

男性の身体的特徴

男性ホルモンの作用により、男性は女性よりも一般的に筋肉量が多く、骨格がしっかりしていて、体毛が濃いめ、声は低めです。

Q 男性特有の病気で不妊につながるものはある？

A おたふくかぜによる精巣炎が精子をつくる機能の障害となったり、勃起障害（ED）や射精障害は不妊の原因になったりします。また、精巣上体炎により精子が通る道がふさがってしまうこともあります。

男性が気になる

女性の体のこと

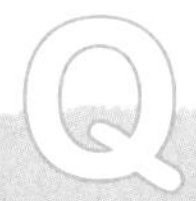

Q 生理前はなんでイライラしているの？

A 月経前症候群（PMS）といって、生理前に分泌が増えるプロゲステロンの影響でイライラしてしまうことがあります。日常生活に支障がある場合は、治療で緩和できるので、産婦人科で相談してみましょう。

Q 生理痛ってどんな感じ？何をしてあげたらいい？

A 生理痛の主な症状は、腹痛や腰痛、頭痛、イライラ、肌荒れなどで、個人差があります。重い人は寝込むほどになることも。つらそうなら産婦人科受診をすすめてあげて！

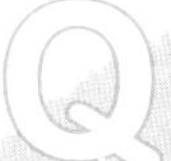

Q 「ホルモンバランス」ってどういうこと？

A 一般的にホルモンバランスというとエストロゲンとプロゲステロンのバランスを指します。２つのホルモンは互いにバランスを取り合いながら分泌量などを調整しています。ストレスなどでバランスが乱れると、生理周期などに影響します。

Q 生理は自分でコントロールできないの？

経血の量や出るタイミングは、自分でコントロールすることができません。排泄物のように、トイレで経血を出し切ることも不可能です。ただし、低用量ピルなどを使うことで、生理がくるタイミングはある程度コントロールできます。

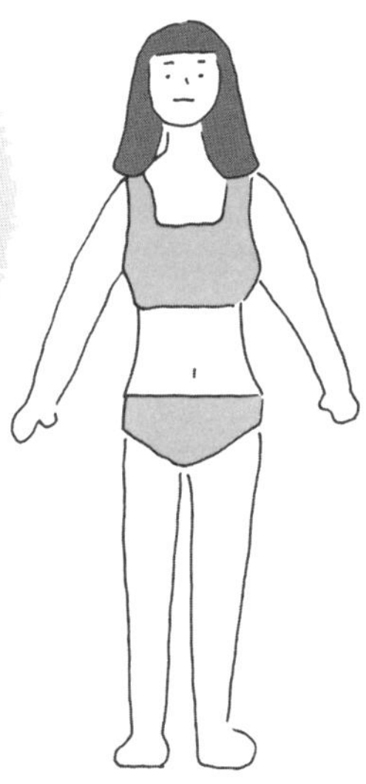

女性の身体的特徴

女性ホルモンの作用により、女性は男性よりも一般的に丸みのある体型となります。そして毎月の生理周期により様々な症状が出ることがあります。

2人にとって快適なセックスライフを送ろう

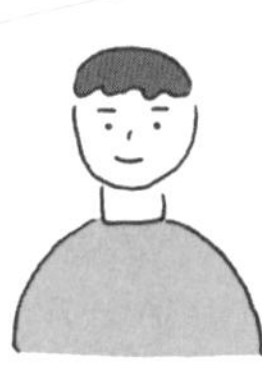

カップルにとってセックスは、大切なコミュニケーションです。でもひとつ間違えると、すれちがいの原因となることも。お互いがリラックスするためのセックスが義務になってしまったり、つらいことになったりしてはもったいないことです。カップルだからセックスするのが当たり前、ではなく、お互いの気持ちを尊重することで、よりよい関係を築いていけるはずです。

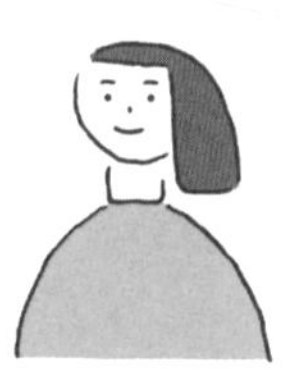

カップルでも夫婦でも、お互いの気持ちを確認しよう

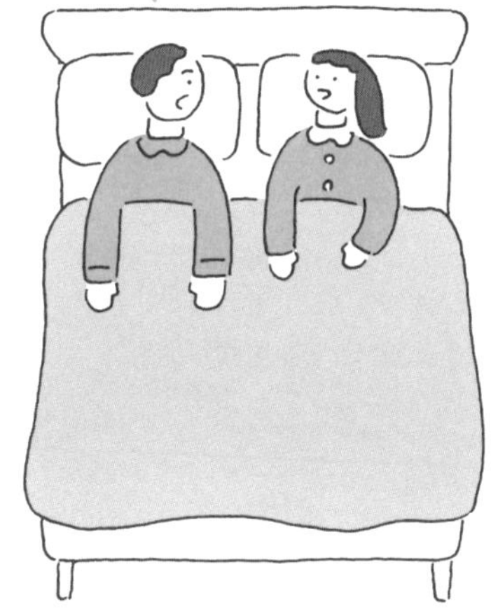
今日はどう？
じゃあ、
またにしよう
明日早いから、
もう寝たいかも…。

断られても、怒ったり無理やりしたりするのはNG！

カップルや夫婦だから、いつでもセックスに応じるべきということはありません。お互いの気分や体調を考えて、相手の気持ちも尊重します。断られても、落ち込んだりせずに受け止めましょう。

相手を思いやった返事を心がけて

パートナー同士でも、相手に同意をとることは大事です。今日はできない、というときはそう伝えます。ただ、断るときも、相手を思いやった断り方をしましょう。

よりよいセックスのためには、カップルでも夫婦でも、コミュニケーションを取り合うことが大切です。

どちらかが無理をしたり、我慢したりするのはセックスレスの原因になります。特に、妊活に取り組んでいる2人にとって、セックスでぎくしゃくするのは避けたいところ。ふだんのコミュニケーション同様、思いやりをもつことがまず大切になります。

2人に合った避妊のしかたをみつけよう

日本では「避妊」というとまだまだ「コンドーム」のイメージが強く、「避妊＝男性がするもの」と思われてしまいがちです。

しかし、実は、女性自身が自分の意思でできる避妊もあります。むしろそのほうが、コンドームよりも避妊法としては確実なものです。

妊娠を望んでいないときは、男性も女性も主体的に避妊すべきです。

【避妊の方法とそれぞれの特徴】

方法	成功率※	メリット	デメリット
IUS	約99%	・子宮内に器具を入れるので、女性主体で避妊ができる ・一度挿入すれば最長5年効果が続く	・医師による装着・除去が必要 ・挿入後数か月間は出血することがある
IUD	約99%	・子宮内に器具を入れるので、女性主体で避妊できる ・一度挿入すれば2～5年間効果が続く	・生理のときに経血量が増えることも ・医師による装着・除去が必要
低用量ピル（P.120）	約99%	・女性主体で避妊ができる ・女性ホルモンを含む薬剤のため、生理痛の緩和などにも役立つ	・医師による処方が必要 ・毎日継続的に服用する必要がある
コンドーム	約86%	・避妊だけでなく、性感染症（STD）予防にもなる ・薬局等で気軽に手に入る	・装着ミス（途中で外れる、ずれなど）や破損することがあり、失敗しやすい

※正しく使用した場合

2人で計画的な避妊を！

いつか子どもがほしいという希望がもしあるなら、それまでの間は望まない妊娠をしないように、避妊をしておきましょう。

ピルやIUS、IUDは、中止してから数ヶ月で排卵が戻り、妊活できるようになります。なお、生理痛を放っておくと不妊につながることもあるので、そのままにせず、将来のために今のうちに産婦人科で相談しましょう。

快適なセックスライフを送るための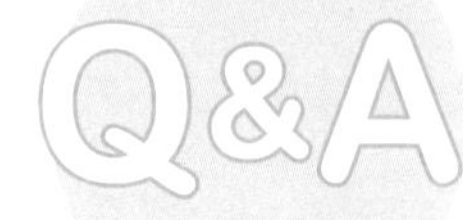

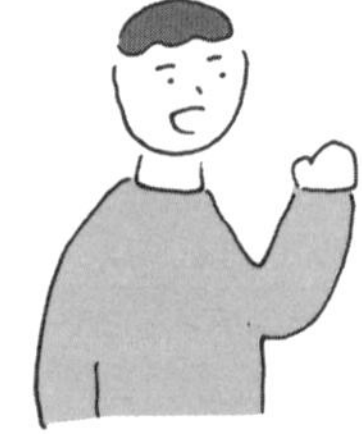

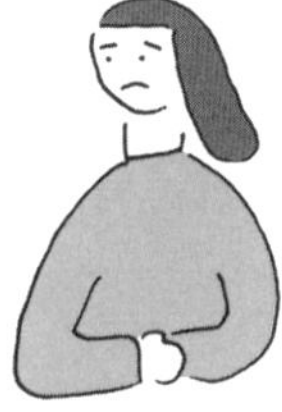

生理中のセックス、してても大丈夫？

A 生理中のセックスは、感染や子宮内膜症につながるリスクがあるため、おすすめはできません。また、生理中なら避妊しなくても妊娠しないわけではありません。

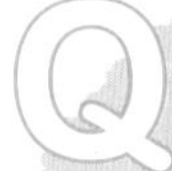

挿入時に痛みがある。何が原因？

A 前戯が十分でないことや、膣とペニスのサイズが原因のこともあります。膣の入口ではなく奥のほうが痛い場合は、子宮内膜症が原因の可能性もあるので、産婦人科で相談してみましょう。

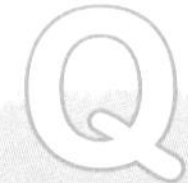

デリケートゾーンのにおいが気になって恥ずかしい

A 自分では気になっていても、周りが気づくようなものではないことが多いです。ただ、なかには性感染症が原因でにおいが発生していることもあるので、あまりに気になる場合は婦人科を受診しましょう。また、刺激の強いボディーソープ等で性器を洗いすぎないことも大切です。

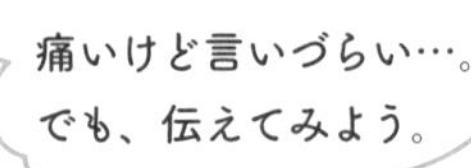

痛いけど言いづらい…。
でも、伝えてみよう。

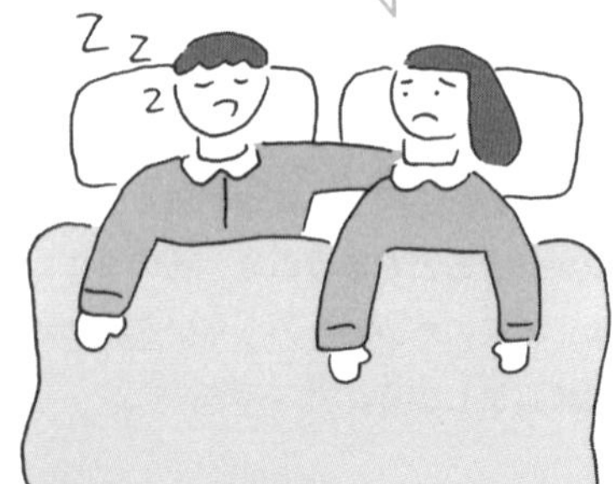

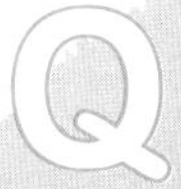

セックスのとき射精ができない

A 心理的な要因や、間違ったマスターベーション（ペニスを強く握る、床にこすりつけるなど）が原因のこともあります。射精できないことは男性のせいでも、女性のせいでもありません。プレッシャーをかけず、お互いを思いやり、場合によっては泌尿器科を受診してみましょう。

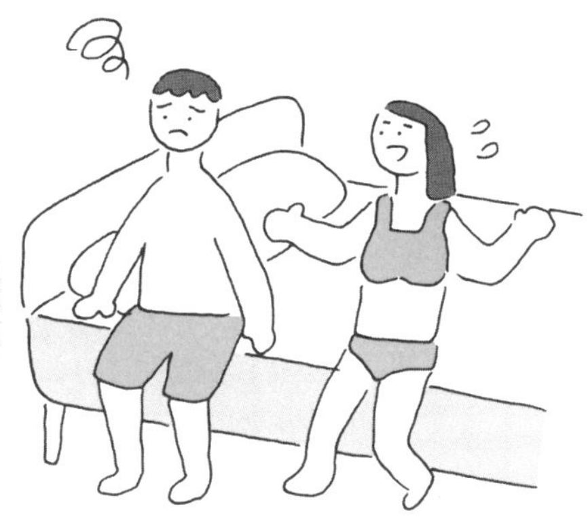

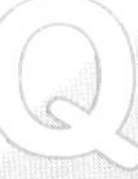

コンドームが外れていた。こんなときどうしたらいい？

A 妊娠を望んでいない場合は、産婦人科を受診して、緊急避妊薬をなるべく早く（72時間以内）内服しましょう。女性自身が低用量ピルなどで避妊（P.87）しておけば、慌てないですみます。

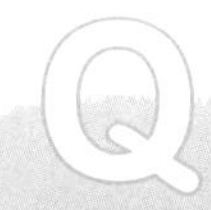

激しいほうが女性も気持ちいい？

A セックスは激しければよいというものではありません。思い込みを押しつけず、どのようなセックスがよいのか、コミュニケーションをとることで、よりよい関係になるでしょう。２人がリラックスできる状態が理想的です。

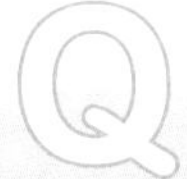

膣トレしたら、膣のしまりがよくなる？

多少はしまりがよくなることが期待されますが、膣の元々の大きさもあるので、必ずしもよくなるとは限りません。ただ、骨盤底筋を鍛えておくことは将来の子宮下垂の予防にもなります。

性感染症（STD）から身を守るために

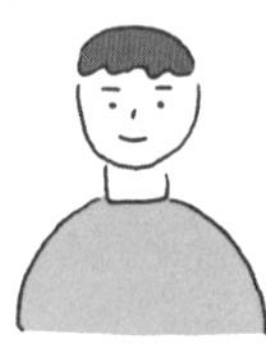

性感染症は、その名の通りセックスや性的な接触で感染する病気です。なかには将来の不妊につながりうるものや、感染したまま妊娠すると赤ちゃんに影響がでるものもあります。性感染症は「遊んでいる人がなる病気」ではありません。必要以上におそれる必要もありませんが、正しく知って、正しく予防しましょう。

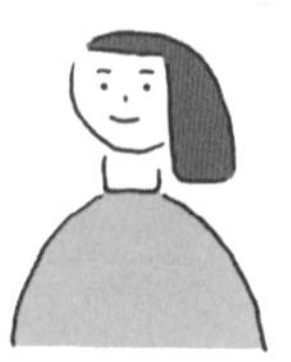

だれにでもうつる可能性がある

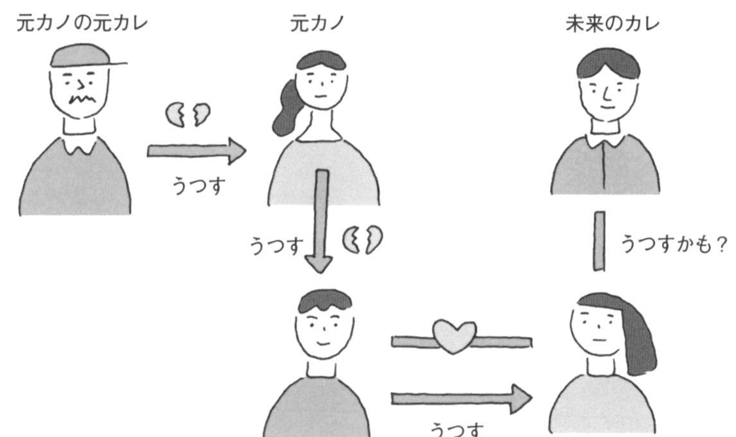

「遊んでいないから大丈夫」ではない

自分自身は特定のパートナーしかいなかったり、経験人数が多くなかったりしても、相手が過去にだれかから性感染症をもらっていたら、自分も感染する可能性があります。リスクの程度はちがえど、セックスの経験があれば、だれでも性感染症にかかる可能性があるのです。

わかりやすい症状が出ない人もいる

性感染症にかかっても、必ず自覚症状が出るとは限りません。そのため、気がつかないうちに感染していて他人に感染させてしまうこともあります。また、クラミジアの場合は気がつかないうちに不妊につながっていることもあります。

主な性感染症の種類と特徴

＊＊ 梅毒（ばいどく） ＊＊

感染原因

セックス（膣性交）、肛門性交、オーラルセックス
※口内に傷があればキスでもうつる

症状

性器や肛門、口にしこりができたり、全身に発疹ができる。いったん症状はおさまるが放っておくと、脳や心臓に重大な合併症を引き起こすことも

＊＊ 淋菌感染症（りんきんかんせんしょう） ＊＊

感染原因

セックス（膣性交）、肛門性交、オーラルセックス、尿

症状

女性：男性よりも症状が気づきにくい。緑がかった濃いおりものや、尿道からうみが出る
男性：尿道のかゆみや熱っぽさ、排尿時の痛み、ペニス全体が腫れる

＊＊ 尖圭（せんけい）コンジローマ ＊＊

感染原因

ウイルスはイボの中に多く存在し、セックスのときに皮膚や粘膜の小さな傷から侵入する

症状

性器のまわりや肛門、女性であれば膣内に小さな尖ったイボができる

＊＊ クラミジア ＊＊

感染原因

セックス（膣性交）、肛門性交、オーラルセックス、尿

症状

女性：無症状が多いが、おりものが増える、下腹部の痛み、不正出血などがある。放っておくと不妊の原因に
男性：症状は軽く、尿道のかゆみ、排尿時に軽い痛みがある。放っておくと不妊の原因に

＊＊ HIV／エイズ ＊＊

感染原因

感染している人の血液、精液、膣分泌液、母乳にウイルスが含まれる。粘膜や傷口から、体内に侵入する

症状

HIVに感染した時点では自覚症状はほとんどなく、検査を受けない限りわからない。時間が経ち、エイズを発症するとさまざまな感染症にかかりやすくなる

＊＊ 性器ヘルペス ＊＊

感染原因

セックス（膣性交）、肛門性交、オーラルセックス、尿
※口内に傷があるとキスでもうつる

症状

性器に小さい水ぶくれやただれができる。激痛で排尿や歩行が困難になることも。一度は治ってもウイルスは体内に残り、免疫力が低下したときに何度も再発する

性感染症対策の基本はコンドーム

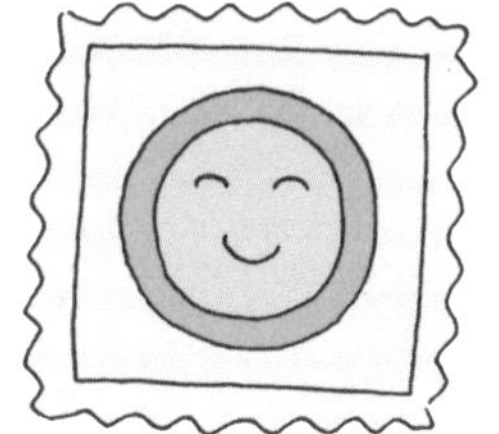
挿入時だけでなく
オーラルセックスでも使う

セックスするなら予防が必要

セックスは大好きな人との幸せなコミュニケーションのひとつですが、性感染症のリスクがあるのも事実です。安全に楽しめるように「セックスするなら予防」を心がけましょう。

女性が低用量ピルを服用することで避妊はできていても、コンドームをしていなければ性感染症対策にはなりません。

＋αの予防

セックスの相手を限定する

パートナー同士、２人とも検査で感染していないことがわかっていて、お互いにほかのセックスパートナーがいなければ、その２人のセックスで感染することはありません。

コンドームを正しく使う

コンドームである程度感染を予防できますが、使い方次第では予防しきれません。傷つけないように取り出す、勃起したらすぐに、しっかり根元までかぶせることが大事です。

オーラルセックスやアナルセックスでも

オーラルセックスやアナルセックスでも性感染症はうつるので、コンドームを使用しましょう。オーラルセックス用のフレーバーつきコンドームもあります。

性器を傷つけないように気をつける

傷があるとそこから感染しやすくなります。爪をきちんと切っておく、激しすぎるセックスをしないなど、性器を傷つけないように注意しましょう。

体調不良時は控える

体調不良時は抵抗力が下がっていることが多く、性感染症のリスクも高くなります。

こんな症状が出たら、病院へ！

女性

・おりものの色がへん
（茶色・赤っぽい、黄緑っぽい）
・おりものが泡立つ、ポロポロする
・性器のかゆみ、痛みがある
・性器にできものがある
など

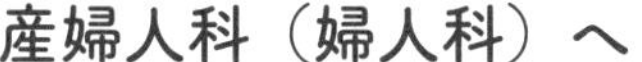

産婦人科（婦人科）へ

男性

・性器周辺のかゆみ、痛み
・性器周辺にできものができる
・おしっこのときに痛む
・性器が腫れる
など

泌尿器科へ

どちらかが陽性だったら、必ず２人で治療を！

気づかずにうつし合っているかも

カップルや夫婦間で、片方に性感染症の症状が出た場合は、すでにパートナーにうつしてしまっている可能性が大きいです。もし性感染症に感染しているとわかったら「①治療をする、②治癒して主治医からOKがでるまでセックスはしない、③感染させた可能性がある人全員に伝え、検査を受けてもらう」という３つの約束を必ず守りましょう。

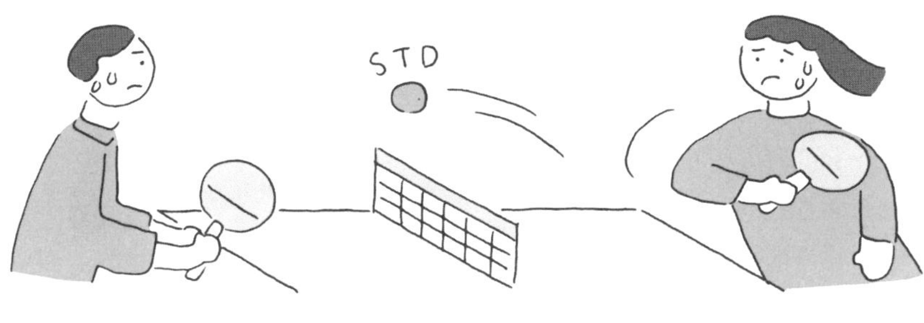

カップル・夫婦間でのうつし合い
（ピンポン感染）に気をつけよう

2人で足並みをそろえるために

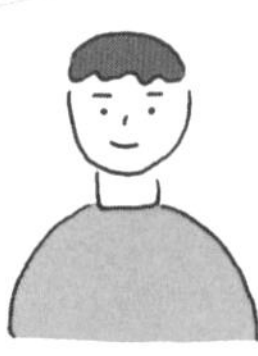

妊娠は残念ながらいつでもできるものではなく、特に女性は年齢が大きく影響します。そして妊活にはお互いの協力が欠かせません。悩ましいことが多いとついつい先延ばしにしがちですが、年齢は巻き戻すことができないので、後悔することだけはないように、妊活やその他のライフプランについて2人の足並みをそろえておきましょう。

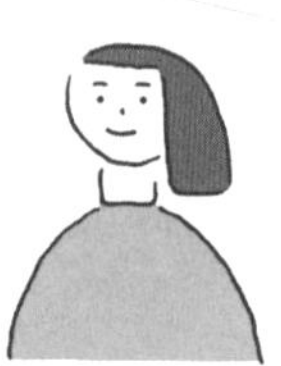

ライフプランのすり合わせが大切

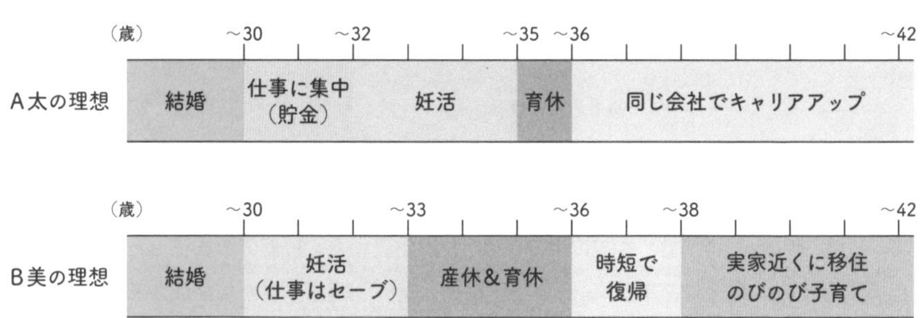

2人のズレを確認しよう

パートナーと自分、それぞれに理想の人生プランがあり、そして、そこには多少なりともズレがあるはずです。2人で家庭を築いて一緒に生きていくなら、お互いにある程度歩み寄りとすり合わせが必要。漠然と折り合わないだけだと平行線をたどるだけになりますが、お互いのプランの中での優先順位を明確にして、譲れる部分はどこか、具体的に話し合ってみると解決策が見えてきます。

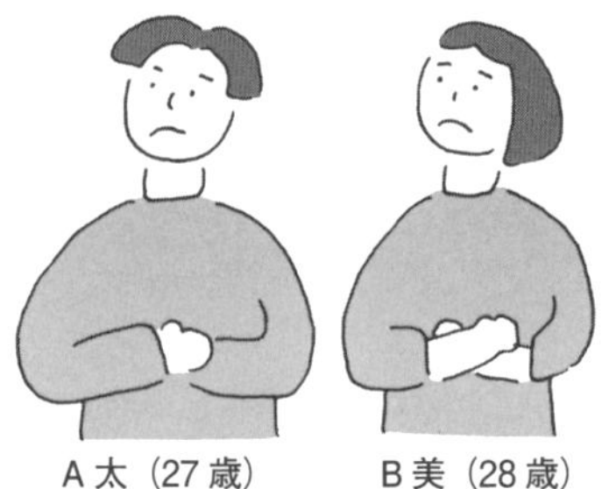

お金を確保しないと。
妊娠のタイムリミットはあるのか。
A太（27歳）
B美（28歳）

先生からのアドバイス 1　どんな選択肢があるか2人で知り、考えよう

妊活・妊娠・出産は「女性の問題」と考えられがちですが、妊娠は1人ではできませんし、2人の子どものことは、当然「2人の問題」です。

女性が1人で抱え込む必要はないので、パートナーと不安や問題を共有しましょう。大事なのは、不安や問題を「具体的に」あげること。そうすると大抵解決方法が見つかります。

・妊活で何をするのか、費用がどのくらいかかるか調べておこうよ。
・住むところも考えないとね。
・職場でも先輩の話を聞いてみよう。

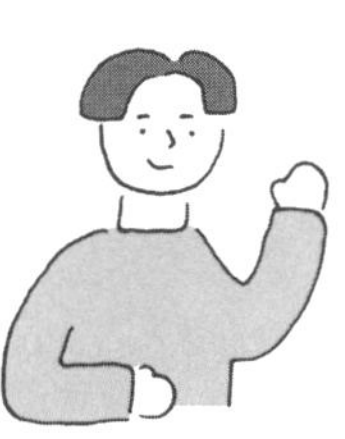

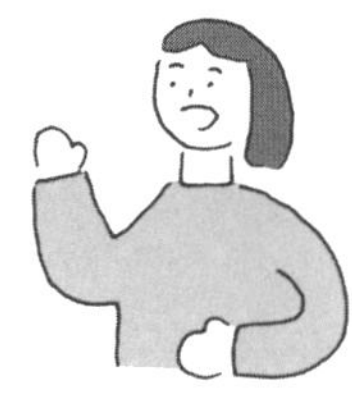

先生からのアドバイス 2　お互いの考え、気持ちを共有しよう

子どものこと、仕事のこと、人生に大きく影響することだからこそ、お互いに譲れないことも多く、もやもやが募りがち。でも、心に留めていても相手には伝わりませんし、解決もしません。どんな思いでも、2人の人生に関係することなら共有しましょう。そうすることで新しい方向性が見いだせるかもしれません。

また、自分の頭の中だけでぐるぐると考えをめぐらすよりも、「言語化」することがよい効果をもたらしてくれます。また、言葉にして、相手に共有してみると、以外とそんなに心配することでもないと気づくこともあります。

仕事をセーブしても大丈夫なように、今から貯金をしておこう。

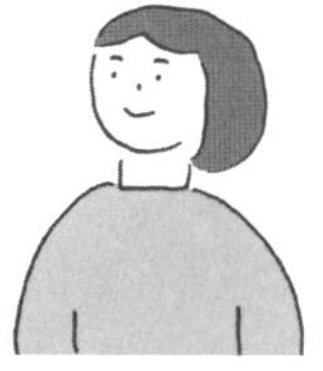

妊活を始めるなら、会社の近くに引っ越して2人の時間をとろう。

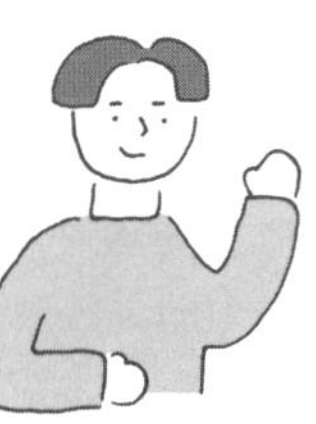

先生からのアドバイス 3 コミュニケーションのとり方に注意して

パートナーとはいえお互い他人なので、意見の食いちがいはあって当然です。意見がちがうから、すぐに理解してもらえないからといって怒ったりせず、建設的な解決策を見つけるために話し合うことが大事。自分と意見がちがっても、相手の意見を全否定するのではなく、「相手には相手の考えがある」と想像力を働かせて、受け止めます。そのうえで、自分の「譲れないポイント」は、ちゃんと伝えます。

また、話し合いの中で気分を害することがあっても、コミュニケーションを遮断したり、相手の言動を無視したりするのはやめましょう。

伝え方のコツ

- 自分の気持ちはできるだけまとめて伝える
  →感情任せにダラダラ話すのではなく、要点をはっきり伝えることを心がけて
- 変えようのないことを指摘しない
  →相手の体のことや、家族のことなど、2人の力で変えられないことよりも、よりよくしていけることを考えて
- 感情が高ぶったときは、落ち着くまで待つことも大切
  →感情的になっているときは、余計な一言を言ってしまいがち。一度クールダウンして、自分の気持ちがまとまるのを待つ

先生からのアドバイス 4 すれちがいがあったら、立ち止まることも大切

妊活にしろ、仕事にしろ、プランを立てていてもその通りにいかないことは多々あります。思い通りにいかない、お互いの足並みがそろわない、すれちがってきたというときは、いったん立ち止まって、一緒にプランを見直すことも大事です。ついつい焦って先に進めたくなりますが、そのままでは余計に2人の気持ちはバラバラになります。特に妊活を進めるにあたっては、お互いの気持ちが何よりも重要です。前に進むことだけが正解ではありません。

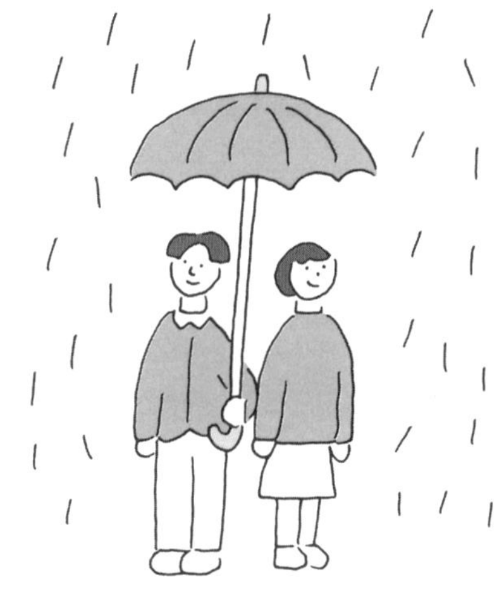

Part 3

不妊や病気にもかかわる、生理の悩み

ほぼ毎月やってくる、めんどうな生理。人によっては、生理前から体調が悪かったり、生理中もお腹の痛みやだるさでつらくてたまらなかったりします。

「生理は病気ではないから、我慢するしかない。」と思っている人もいるかもしれませんが、つらい生理痛や不快な症状のうらには病気が隠れていることもあるので、早めの受診がおすすめです。まずは自分の生理と向き合ってみましょう。

20代、30代、40代、年齢ごとにちがう生理

経血量や生理の症状に変化がある

女性は、平均10～14歳で初めての生理（初経）がきます。その後、妊娠・出産で生理がこない時期もありますが、一般的にはほぼ毎月のように生理があります。そして、50歳前後になると生理が終わります（閉経）。

生理周期をはじめ、経血の量や生理前後に現れる症状は年齢によって変化します。また、その人の健康状態や女性ホルモンの分泌によっても大きく変動します。良くも悪くも生理は女性ホルモンの影響を受けやすいのです。

［年代ごとに変化する生理］

10代～20代前半

生理が始まったばかりの頃は、生理不順のことが多く、経血量も少ない。初経から4～5年でしだいに安定し、女性の体としての成熟が始まる

20代後半～30代前半

女性ホルモンの分泌が順調になり、生理周期や経血量も安定。生理周期や経血量が大きく変動するときは、何らかの病気のサインと考える

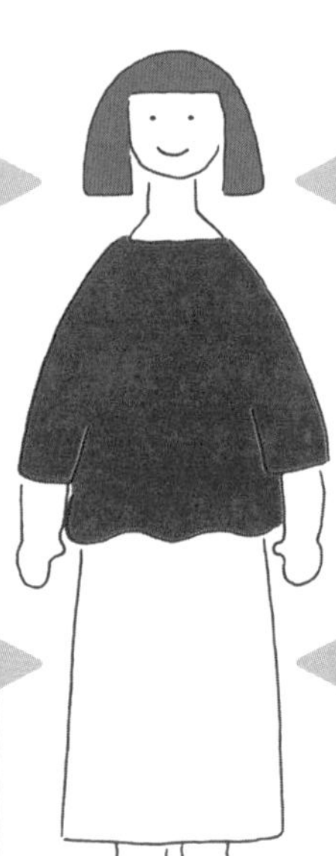

30代後半～40代前半

子宮や卵巣などの病気が増えてくる。また、妊娠・出産のタイムリミットが近づくため、希望する場合はできるだけ早く妊活を開始することが望ましい

40代後半～50代以降

女性ホルモンの分泌量が減り、生理周期が乱れ、経血量が変動しやすい。閉経に向けて更年期症状が現れることも増えてくる

20代の生理

周期が安定してくる時期。異変は病気の疑いあり

20代前半～後半にかけては女性ホルモンの分泌が安定し、生理の状態も落ち着く時期。ほとんどの人は、自分の生理周期や体調の変化のサイクルを把握できるようになります。

しかし、この年代は仕事などで心身にストレスを抱えることも増えます。するとホルモン分泌が乱れて、生理に影響することも多々あります。また、周期や経血量が大きく変動するなど、生理に異変があるときは病気が隠れていることもあります。

気になる症状があれば放っておかずに婦人科を受診しましょう。

20代女性が気をつけたいこと

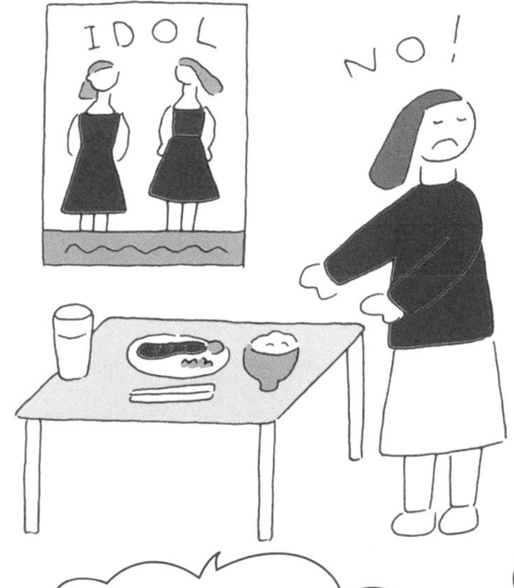

極端なダイエットによる無月経や生理不順

食事の量を極端に減らしたり激しい運動をしたりする過激なダイエットは女性ホルモンの分泌に影響し、生理不順になりやすい。生理が止まることもある。急な減量はしないように

子宮内膜症に注意

子宮内膜症とは、子宮以外の場所に内膜が発生する病気。経血量の増加、ひどい生理痛などの症状があり、不妊の原因になることも。女性ホルモンの分泌が盛んな20～30代に多い。生理の症状が以前とちがうときは早めに検査を受ける

生活習慣の乱れが生理に影響することも

過労やストレス、不規則な生活によって女性ホルモンが乱れると生理に影響することも。なかには子宮や卵巣の病気が関係していることもあるので、気になるときは受診を

30代の生理

さまざまな不調や病気が出始める時期

女性ホルモンの分泌量、性成熟度ともピークを迎えます。医学的に出産に適しているのは20代前半～30代前半といわれており、妊娠・出産を希望する場合は早めに妊活に取り組むことがすすめられる年代でもあります。

一方で、生理不順やPMS（月経前症候群）、月経困難症、また子宮や卵巣の病気が増え始める頃です。こうした病気を早期発見するためにも、いつもとちがう症状があったらためらわずに受診してみることが大切です。妊娠・出産を希望していなくても、かかりつけ医を見つけておきましょう。

30代女性が気をつけたいこと

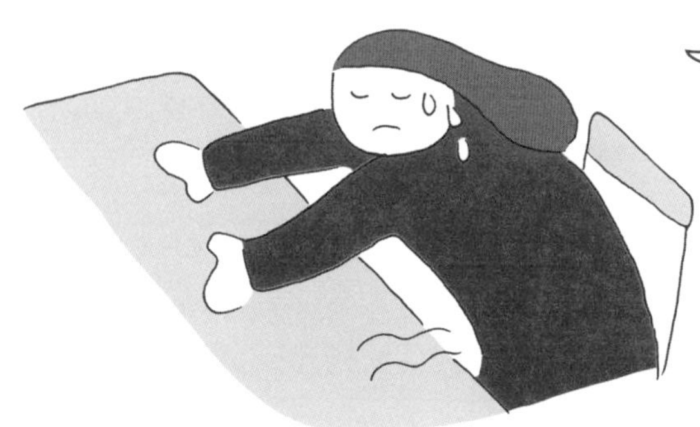

月経困難症が起こる人も

生理にともなって強い生理痛や経血量が多くなるなどの症状があり、日常生活で苦痛を強いられる状態のこと。生理のたびにこうした症状があるときは、子宮内膜症などの病気が疑われる

PMSに悩む人も

PMSは特に20代～30代に多い。生理の数日前から腹痛や頭痛、むくみなどの身体症状や、イライラや憂うつなどの症状が現れる。特に精神的な症状が強い場合は、月経前不快気分障害（PMDD）と呼ばれる。治療できるので産婦人科を受診して

20代後半～30代にかけて病気が増加

子宮や卵巣の病気も増え始めますが、特に注意したいのが子宮頸がんです。セックスによるウイルス感染が原因となり、初期には症状がありません。定期的に検診を受け、早期発見を心がけましょう。

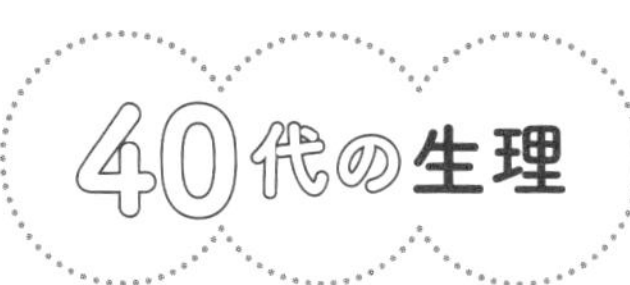
40代の生理

だんだんと生理不順になり、閉経へと向かう

40代後半～50代前半になると、閉経へと向かいます。この閉経をはさんだ合計10年ほどの期間を更年期といい、ホットフラッシュ（ほてり）、のぼせ、発汗、冷え、動悸などの体調の変化が現れることがあります。また、生理の周期が乱れたり、経血量が変動したり、不正出血が起こったりすることもよくあります。

しだいに生理が2～3か月に1回、半年に1回になり、やがてこなくなります。閉経の時期は個人差がありますが、日本人の平均では約50歳です。

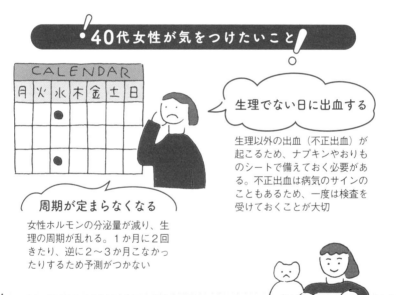

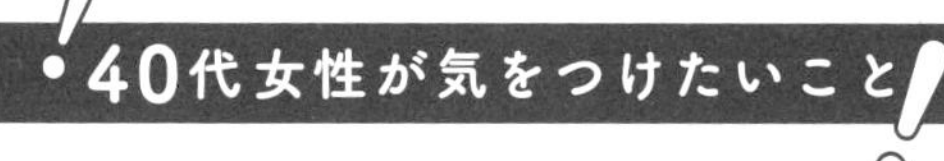
40代女性が気をつけたいこと

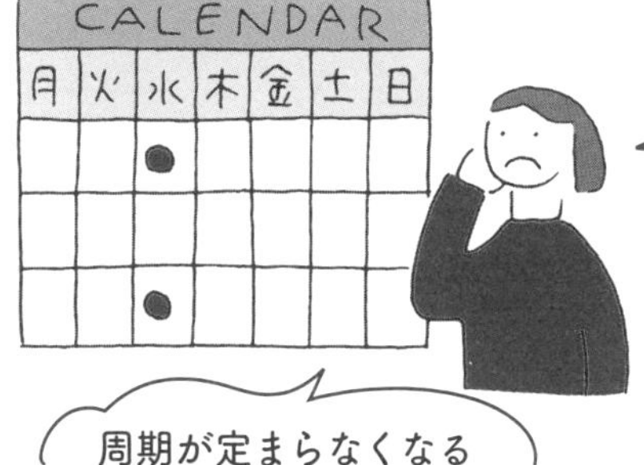

生理でない日に出血する

生理以外の出血（不正出血）が起こるため、ナプキンやおりものシートで備えておく必要がある。不正出血は病気のサインのこともあるため、一度は検査を受けておくことが大切

周期が定まらなくなる

女性ホルモンの分泌量が減り、生理の周期が乱れる。1か月に2回きたり、逆に2～3か月こなかったりするため予測がつかない

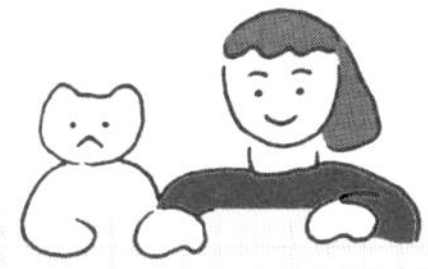

column

閉経前は一時的に過多月経になることも

閉経前は生理周期が乱れて経血量も減ることがある一方で、卵巣の機能低下によって女性ホルモンの分泌が乱れてナプキンから漏れるほど大量の出血があったり、だらだらと出血が続いたりすることがあります。子宮内膜がうまくはがれ落ちないため、厚くなりすぎて、それがはがれるときに大量出血になったり、不正出血が起こったりするのです。なかには貧血になるほど過多月経になる人もいます。早めに婦人科を受診しましょう。

そのままにしてない？
生理の異変

生理の症状は個人差が大きい。だからこそ気をつけて

生理痛の程度や経血量、PMSの症状の有無など、生理に関連する症状は個人差があります。しかも他人と比べることがむずかしいため、自分の生理が正常なのかわかりにくい面があります。

そのため毎月不快な症状があるのにがまんしたり、放っておいたりしている人が多いものです。平均的な生理がどんなものかを理解し、自分の生理をチェックしてみてください。その症状によって苦痛があり、日常生活に支障があるときは一度検査を受けておきましょう。

［正常な生理ってこんなもの］

25〜38日周期でくる

生理周期が極端に短い（24日以内）場合や、39日以上の周期の場合は産婦人科で相談しよう

多少の生理痛はある

はがれた子宮内膜や血液を押し出すために子宮が収縮するので、多少の痛みはある。鎮痛剤は我慢せずに飲む

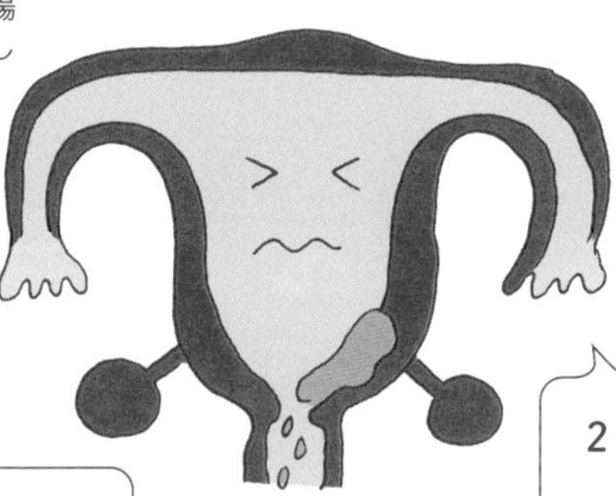

期間は4〜7日程度

長くても7日ほどで出血が止まる。短くて2日以内に終わる、逆に8日以上と長く続くときは受診を

2〜3時間に1回のナプキン交換で間に合う経血量

生理開始から2〜3日目が経血量が多く、その後は徐々に減るのが一般的なパターン

よくある悩み

生理周期に関する悩み

周期がズレる

女性ホルモンの分泌が乱れると起こりやすい。数日のズレであれば心配ないが、何か月も生理がこないときは受診する

数か月こない

生理が３か月以上こないものを「続発性無月経」という。正常に排卵が起こっていない可能性があるため、放っておかずに受診して検査を受ける

経血量に関する悩み

量が多い

日中でも夜用ナプキンが必要だったり、１時間でナプキンを交換しなければならない場合や、経血中に血のかたまりが多く混じっている場合は過多月経が疑われる。貧血になる人もいる

生理前・生理中の体のつらさ

生理前の不調、イライラ

PMS が疑われる。女性ホルモンの影響により、生理の３～10 日前から頭痛や腰痛、腹痛、むくみ、眠気、肩こり、イライラ、抑うつなど心身に不快な症状が現れる

生理痛がひどい

生理の間、鎮痛薬が手放せないほど生理痛がひどい場合は月経困難症が疑われる。腹痛や腰痛のほか、頭痛や吐き気などもあり、なかには寝込むほど重症の人もいる

生理にともなう症状は我慢しないで病院へ

症状によって苦痛を強いられたり、日常生活に支障をきたしたりしているときは放っておかず、必ず婦人科を受診して検査を受けましょう。月経困難症や過多月経の場合は子宮筋腫などの病気が疑われますし、月経周期が乱れているのは妊娠を希望するときに問題になります。妊活において排卵日を予測するときは、生理周期を整える必要があるからです。

症状は軽減できることが多いので、適切な治療を受けて生理中も快適に過ごしましょう。

つらい生理痛はがまんせずに婦人科へ！

原因にかかわらず生理痛は治療できる

生理痛には病気ではなく、経血を外に押し出すときに起こる痛みと、何らかの病気が潜んでいる可能性のあるものがあります。

年々痛みがひどくなるとか、鎮痛薬を飲む回数が増えた、あるいは飲まないとがまんできない、寝込むほどひどいといった症状があるときは放っておいてはいけません。早めに受診することで、つらい痛みや不安から解放されます。

経血が出るときに子宮が収縮

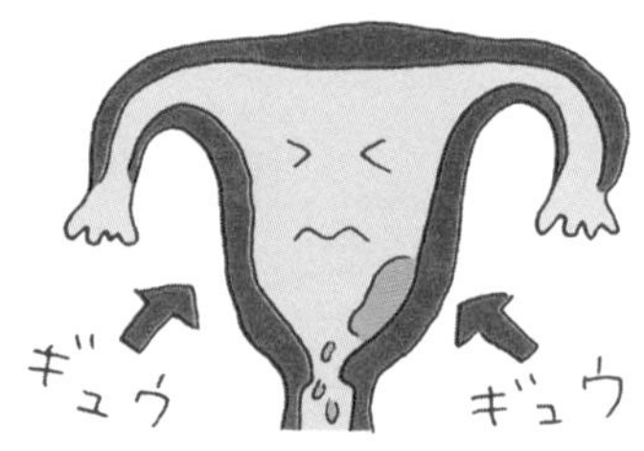

経血を出すために、子宮の筋肉が収縮する。これにより痛みが生じる

［こんな症状がある人は月経困難症かも］

外出中などに座り込んでしまう

毎回寝込むほどつらい

仕事や家事が手につかない

つらい痛みが４日以上続く

痛み止めが効かない

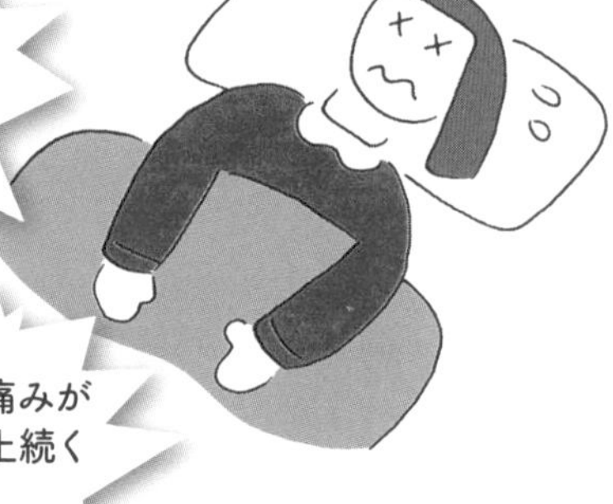

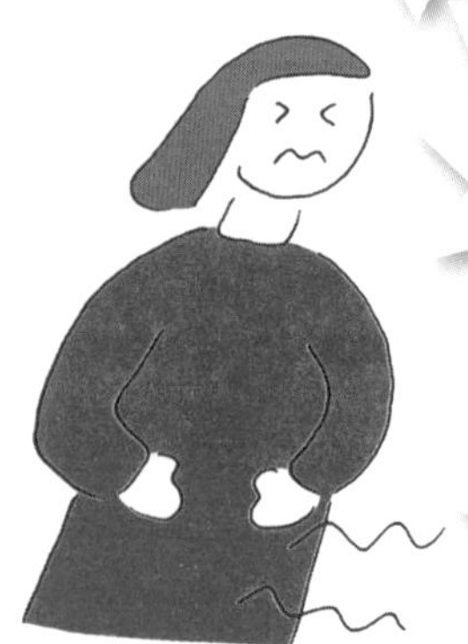

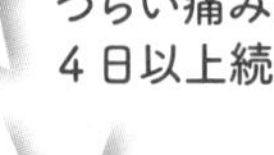

いつも生理痛がひどいとそれが当たり前になるが、鎮痛薬が欠かせない、寝込むほどひどいという人は月経困難症が疑われる。この場合は婦人科を受診するべき

月経困難症には2つのタイプがある

つらい生理痛の原因となる月経困難症には、子宮などの骨盤内の臓器には病気がなくて起こる「機能性月経困難症」と、痛みや出血量が多くなる病気によって起こる「器質性月経困難症」の２つのタイプがあります。機能性月経困難症は病気ではなく強いストレスなどが影響していることも。一方、器質性の場合は子宮筋腫や子宮内膜症、子宮腺筋症などの病気が原因のことがよくあります。

［病気が原因のものと原因がはっきりしないもの］

原因になる病気

- 子宮内膜症
  →子宮の内膜の組織が他の場所にできる

はっきりしないもの

- 過度のストレス
- 下着や衣服の締めつけ

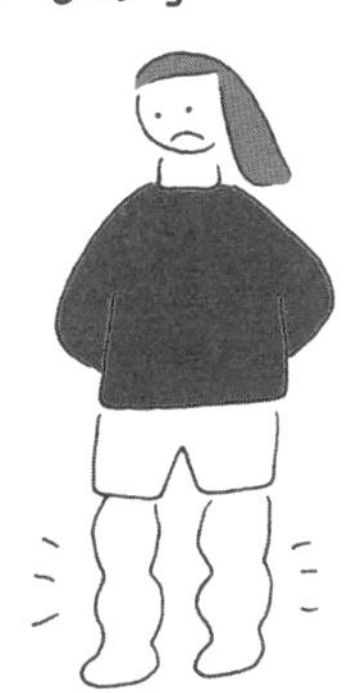

内診などで原因を調べ、薬で治療する

婦人科では問診で症状を聞き取り、それから内診や超音波検査などをおこないます。そして検査で何らかの病気が見つかれば、まずはその治療を進めます。

痛みに対しては、機能性にしろ器質性にしろ、鎮痛薬などで症状を緩和し、低用量ピルなどのホルモン療法で卵巣や子宮内膜の過剰な働きを抑えます。症状がやわらいでも自己判断で通院や薬を勝手にやめるのではなく、医師の指示に従って治療を進めましょう。

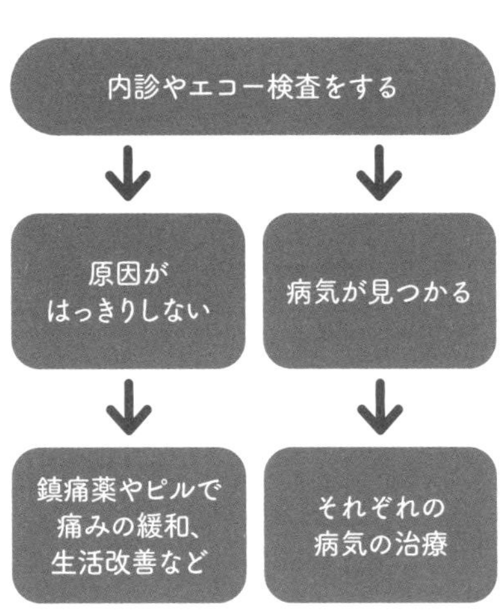

婦人科ではこんな診察や検査を受ける

生理、妊娠、病気などあらゆることでお世話になる

産婦人科や婦人科は、女性が生涯つき合うことになる病院です。産婦人科では妊娠・出産を含めた女性の病気全般を、婦人科は主に生理や性感染症（STD）、更年期障害などをメインに診ますが、厳密に分けられていません。院内に妊婦さんがたくさんいるのが気になる人は婦人科を選ぶか、事前に病院のホームページなどで確認するとよいでしょう。

産婦人科や婦人科の検査＝内診をしなければいけないというイメージがあるかもしれませんが、必ずしもそうとは限りません。不安になりすぎず、安心して受診しましょう。

［診察の主な流れ］

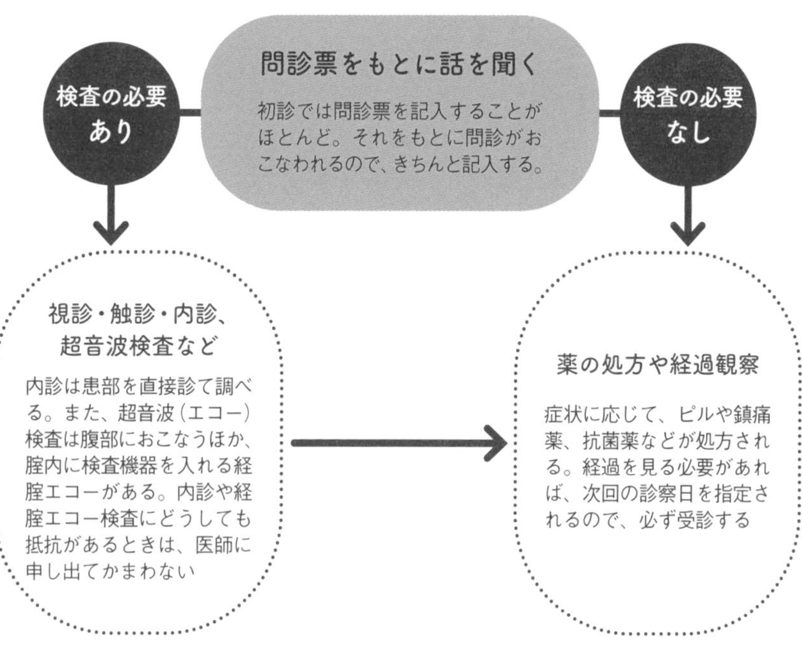

問診票をもとに話を聞く
初診では問診票を記入することがほとんど。それをもとに問診がおこなわれるので、きちんと記入する。
検査の必要あり
検査の必要なし
視診・触診・内診、超音波検査など
内診は患部を直接診て調べる。また、超音波（エコー）検査は腹部におこなうほか、腟内に検査機器を入れる経腟エコーがある。内診や経腟エコー検査にどうしても抵抗があるときは、医師に申し出てかまわない
薬の処方や経過観察
症状に応じて、ピルや鎮痛薬、抗菌薬などが処方される。経過を見る必要があれば、次回の診察日を指定されるので、必ず受診する

[婦人科にかかるときの服装・持ち物をチェック]

初診では問診票の記入などがあるため、時間に余裕をもって出かけましょう。基礎体温を測定している人は必ず記録を持っていきます。なお、生理中の診察は検査結果に影響するためできるだけ控えますが、出血量が多すぎる場合など、症状が気になる場合は生理中でも受診してかまいません。

生理用ナプキン

検査によって出血したり、腟内に薬を入れたりすることがあるため、下着を汚さないように生理用ナプキンを用意しておくと安心

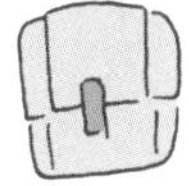

お金

検査代や薬代がかかることがあるため、1万円ほど用意

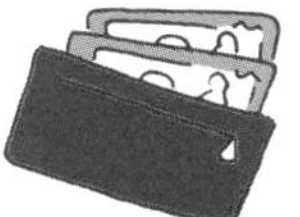

生理周期がわかるもの（アプリやメモなど）

生理周期を記録したメモや手帳があれば持参する。スマホのアプリに記載したものを見てもらってもよい

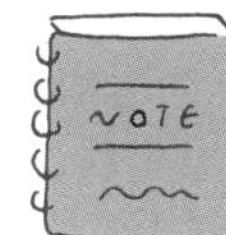

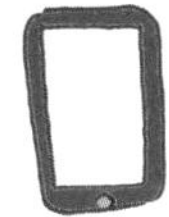

スカートがおすすめ

内診の際、ズボンや下着は脱ぐ必要があるが、ゆったりしたスカートなら穿いたままでOK。また、ストッキングは脱ぎにくいので靴下がベター

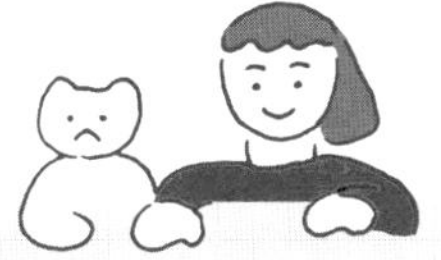

column

まずは通いやすいクリニックを探そう

生理など女性の体ならではのちょっとした悩みでも気軽に診てもらうことが大切です。わざわざ遠くの病院を選ぶ人もいますが、通院が面倒で先延ばしにしがちなので、近場で探すのがベストです。大きな病気が見つかれば、大学病院等への紹介状を書いてもらえるので、はじめはクリニックでよいでしょう。

また、医師との相性も大切です。次々と病院を変えるのはおすすめできませんが、自分とは合わないと感じたら、別の病院を探すのもありです。

生理の量が多くて困るときは“過多月経”かも

経血量が多い、期間も長いと注意が必要

生理の経血量は他人と比較できないため、多いのか少ないのか自分では判断がつかないこともありますが、これまでと比べて増えているかどうかで判断してみましょう。

通常、生理は1～2日目が多くて、以降は少しずつ減って3～7日で終わります。しかし、経血量が多すぎる、もしくは生理が8日以上続くときも要注意です。

平均的な経血量

- 日中は昼用ナプキンで大丈夫
- 多い日でも2時間に1回程度のナプキン交換でOK
- はじめの1～2日は経血量が多く、だんだん少なくなっていく

［1つでも当てはまったら過多月経の疑いあり］

check

- □ 1時間に1回ナプキンの交換が必要
- □ 日中でも、夜用のナプキンをつけないと間に合わない
- □ 寝ている間に経血がもれてシーツをよごすことが多い
- □ レバーのような血の塊が出る
- □ 生理初日～終わりまでずっと多量の経血が出る

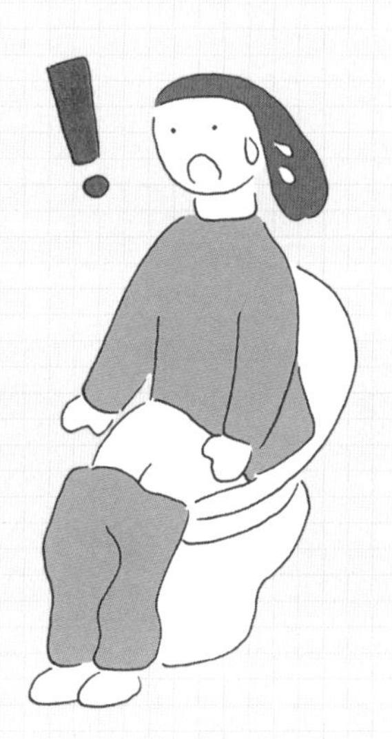

病気が原因の場合と、そうでない場合がある

生理のときの経血量が多い原因は、大きく2つに分けられます。1つは子宮の病気が関係しているものです。もう1つは、ストレスなどによるホルモンバランスの乱れが原因となっている場合です。

ただ、病気が原因でないから放っておいてよいというわけではありません。経血量が多いと貧血になる心配があります。出血量が多くて困る場合は、受診することが大切です。

[過多月経から考えられる病気]

子宮筋腫（しきゅうきんしゅ）
子宮の筋肉層にこぶのような腫瘍ができるもの。大きさや個数は個人差がある。ほとんどは良性の腫瘍

子宮内膜ポリープ（しきゅうないまく）
子宮内膜がポリープ状に突出する。症状として、過多月経や不正出血が起こることも。子宮頸がんとちがって、50～60代に多く見られる

子宮腺筋症（しきゅうせんきんしょう）
子宮の内側にある組織が子宮筋層内で増殖し、出血をくり返す。生理痛もひどいことが多い

過多月経は治療ができる

婦人科にかかったらまず、一般的な婦人科の問診に加え経血量などについて聞かれます。その後、必要に応じて経腟超音波検査をおこない、子宮に病気がないかを調べます。

検査によって病気が見つかれば、その治療を進めますが、子宮筋腫や子宮腺筋症の場合は低用量ピルで治療することが多いです。原因がわからない場合も低用量ピルを用いて治療を進めながら、様子を見ます。

治療方法考えられる原因

- 子宮の病気が見つかった場合
 →主に低用量ピルを用いて治療を進める。場合によっては手術を検討することもある
- 原因が特定しきれない場合
 →低用量ピルを服用しながらしばらく様子をみる

不正出血があったら子宮の病気を疑って

“少量”であれば大丈夫、というわけではない

不正出血とは、生理以外のタイミングで出血があることです。経血のような赤い血が出ることもあれば、おりものに血が少し混じってピンク色になったものや、茶色や黒っぽく変色した血が出ることもあります。量が多いとは限りませんし、少量だから大丈夫というものでもありません。

不正出血は何らかの病気が原因になるものがあるほか、下記のように排卵時やホルモンバランスの乱れで起こるものもあります。

［不正出血の5つの原因］

1 排卵時に起きる（中間期出血）

排卵期にホルモンの分泌量が一時的に変化することで出血が起こる。出血のタイミングが排卵期に重なっていれば心配ない

2 病気が原因で起こる（器質性出血）

子宮や卵巣、膣に何らかの病気があり、それが原因で起こるもの。急に出血が起こったときは要注意。早めに受診する

3 子宮や膣の炎症

クラミジアやトリコモナス、淋菌（りんきん）などの性感染症に感染した場合に見みられる。炎症があるため、出血しやすくなっている

4 ホルモンバランスの乱れ（機能性出血）

ホルモンバランスが不安定な思春期、あるいは更年期に多い。また、ストレスが強いときにもホルモンバランスが乱れて起こりやすい

5 黄体機能不全

黄体ホルモンの分泌が悪く、子宮内膜を維持できないため、不正出血が起こる。甲状腺などホルモンの病気や極端な肥満、やせなども原因に

病院に行く目安を知っておこう

生理の周期が乱れているだけなのか、それとも不正出血なのか、すぐに判別がつかないことがあります。数日様子を見て、生理でなさそうであれば不正出血が考えられます。

また、出血がある以外にも、下腹部に痛みがある、セックスのときに血が出る、2週間以上出血があるといった症状が続いているときは子宮や腟の病気かもしれません。必ず受診してください。

受診の目安

- 排卵期の出血
  →数日でおさまれば様子見で
- 出血が2週間ほど続いている
  →出血中でもすぐに病院へ
- セックス中の出血
  →数回起こる場合は受診を
- 痛みをともなう出血
  →すぐに病院へ

［不正出血から考えられる病気］

子宮の病気

子宮のがん（P.157）
子宮頸がんと子宮体がんがある。子宮頸がんは20代でも起こる。子宮体がんは50代以降に多い

子宮頸管ポリープ（P.156）
30～40代に多い。子宮頸管の粘膜の一部が増殖し、ポリープになる。ほとんどが良性だが、こすれると出血しやすい

子宮筋腫（P.154）
子宮の筋肉層にこぶのような腫瘍ができる。筋腫の位置によっては不正出血が起きることも

卵巣の病気

卵巣機能不全
卵巣が正常に働かず、ホルモン分泌が乱れて不正出血が起こる。過度なダイエット、肥満、強いストレス、卵巣の病気などが原因になる

多のう胞性卵巣症候群（P.158）
ホルモン異常によって卵胞が正常に育たず、卵巣内にたまって排卵が起こらなくなる。不正出血のほか、生理周期の乱れなどが起こる

腟の病気

腟炎（P.161）
カンジダなどのカビ、トリコモナスという原虫、淋菌性など細菌感染によるものがある。粘膜が炎症を起こし、出血することがある

萎縮性腟炎
更年期や閉経後の人に多い。女性ホルモンの減少により腟粘液の分泌が減少し、わずかな刺激で炎症や不正出血が起こる

生理周期を把握しておけば異変に早く気づける

20代以降は一定の周期でくるようになる

自分の生理周期をきちんと把握することは、女性にとって体調管理の基本です。手帳やスマホのカレンダーに印をつけている人は、生理周期を数えてみましょう。生理が始まった日を1日目として、次の生理が始まる前日までが自分の生理周期です。個人差があり、25～38日の周期であれば問題ありません。毎回同じ日数でなくても、多少のずれであればあまり心配しなくてもよいでしょう。

［生理周期の数え方：28日周期の例］

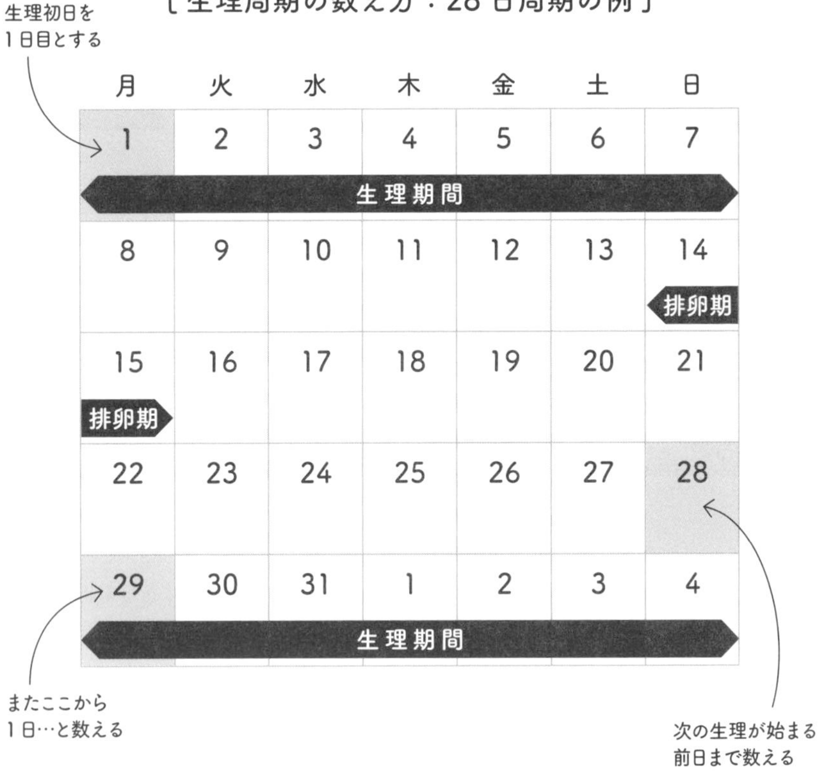

生理初日を1日目とする

月	火	水	木	金	土	日
1	2	3	4	5	6	7
生理期間						
8	9	10	11	12	13	14 排卵期
15 排卵期	16	17	18	19	20	21
22	23	24	25	26	27	28
29	30	31	1	2	3	4
生理期間						

またここから1日…と数える

次の生理が始まる前日まで数える

周期の乱れは体に何らかの負担がかかっているのかも

いつもと生理周期がずれて、早かったり遅れたりするときは、異変が起こっているサインかもしれません。仕事などのストレスや環境の変化、無理なダイエットなどでホルモンバランスが乱れ、生理周期がずれることはよくあります。なかには、子宮や卵巣などの病気が隠れている場合もあります。一時的なのか、長期的（3か月以上）なのか様子を見て、続くときは必ず受診しましょう。

［生理周期からわかること］

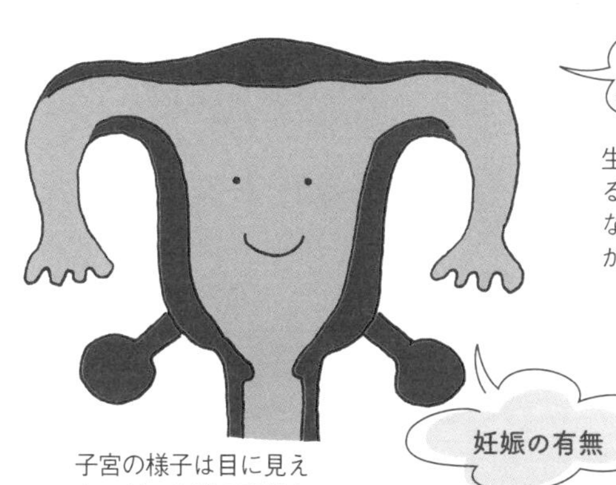

自分の体のサイクル

生理周期が一定に保たれているということは、体調に大きな変化がなく、体のサイクルが順調であるということ

排卵しているかどうか

生理が一定の間隔でくるのは、毎月排卵があることを示している。排卵の有無は生理に大きく影響する

妊娠の有無

妊娠すると生理はこなくなる。そのため、生理がこないときはまず妊娠の可能性を考える必要がある

子宮の様子は目に見えないが、生理の記録をつけることで異変に気づきやすくなる

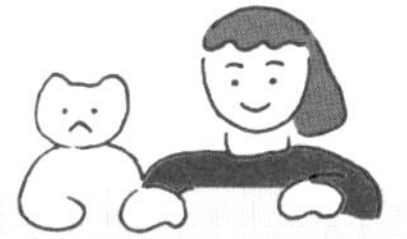

column

生理周期を把握できるアプリを活用しよう

生理周期の管理にはスマートフォンのアプリが便利です。アプリによって機能はさまざまですが、生理日を入力すると次の生理日や排卵日の予測、妊娠可能性の予測ができるものや、基礎体温の記録もできるものがあります。また、アプリ使用中に広告が入らず、子どもでも安心して使えるものもあります。いろいろと試してみるとよいでしょう。

過度なダイエット、強いストレスで生理周期は乱れがちに

体だけでなく精神状態も影響してくる

決まった周期で生理がくるのは、女性ホルモンがコントロールしているからです。この女性ホルモンの分泌は脳の視床(ししょう)下部(かぶ)という部分が司っているのですが、心身に強いストレスがかかるとホルモン分泌が乱れる原因になります。例えば、過度なダイエットや精神的にショックを受けるようなことがあると女性ホルモンの分泌が乱れ、生理周期がずれたり、生理が止まったりします。

[ストレスがホルモンに影響をおよぼす]

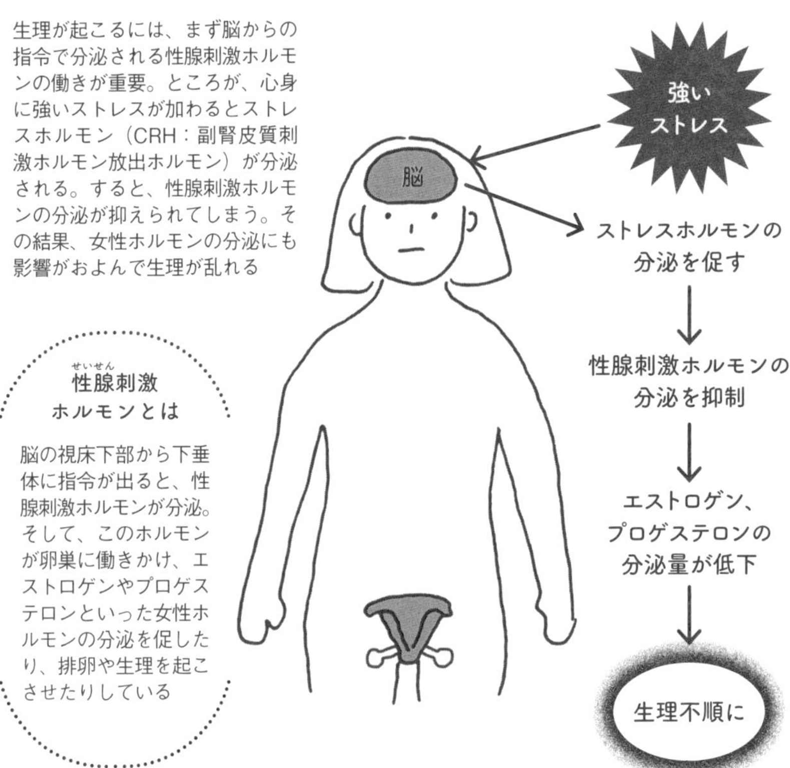

生理が起こるには、まず脳からの指令で分泌される性腺刺激ホルモンの働きが重要。ところが、心身に強いストレスが加わるとストレスホルモン（CRH：副腎皮質刺激ホルモン放出ホルモン）が分泌される。すると、性腺刺激ホルモンの分泌が抑えられてしまう。その結果、女性ホルモンの分泌にも影響がおよんで生理が乱れる
強い
ストレス
脳
ストレスホルモンの
分泌を促す
性腺刺激ホルモンの
分泌を抑制
エストロゲン、
プロゲステロンの
分泌量が低下
生理不順に
性腺刺激(せいせん)
ホルモンとは
脳の視床下部から下垂体に指令が出ると、性腺刺激ホルモンが分泌。そして、このホルモンが卵巣に働きかけ、エストロゲンやプロゲステロンといった女性ホルモンの分泌を促したり、排卵や生理を起こさせたりしている

不順なままだと将来の妊娠に影響があることも

生理周期が乱れるのは、それほどめずらしいことではありません。2～3か月は様子を見てもよいでしょう。基礎体温を計測する習慣がなければ、これをきっかけに始めることをおすすめします。また、ストレスになる要因があれば、改善できるものは改善しましょう。無理なダイエットや暴飲暴食、夜更かしはやめて、できるだけ規則正しい生活リズムですごすようにしてください。

生理周期の乱れが3か月以上続くときは、婦人科を受診します。もしあれば基礎体温の記録や生理がいつきたかの記録を持参しましょう。

［生活改善に努める］

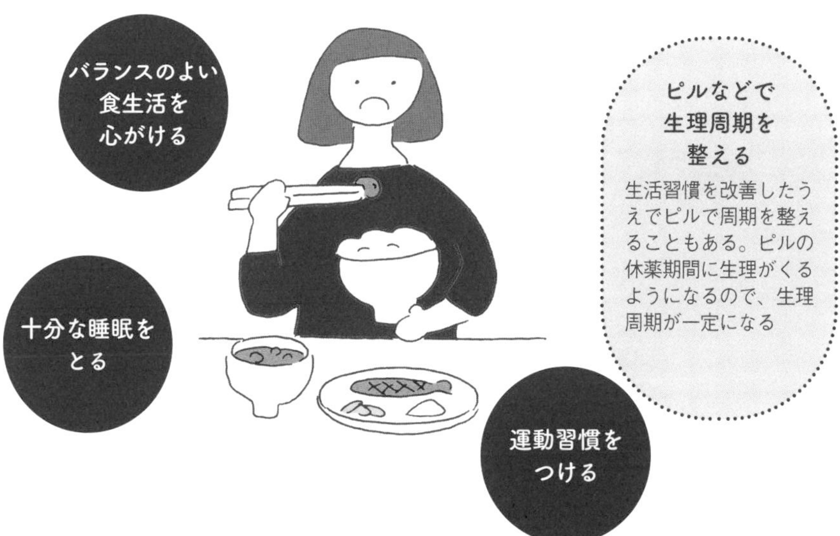
バランスのよい
食生活を
心がける
十分な睡眠を
とる
運動習慣を
つける
ピルなどで
生理周期を
整える
生活習慣を改善したうえでピルで周期を整えることもある。ピルの休薬期間に生理がくるようになるので、生理周期が一定になる

3か月以上こないときは“無月経”となる

3か月以上生理がこない場合を「無月経」といいます。何らかの原因で卵巣の働きが低下し、無排卵になっていることが考えられます。生理がきていないことに気がついたら、なるべく放置せずにできるだけ早く婦人科を受診してください。

子宮や卵巣の検査、血液検査などをおこなって何か原因が見つかれば、その治療を優先します。それ以外の場合は、ホルモン剤などで治療します。生活の乱れによって起こっている場合は少しずつでも改善するように努めましょう。

生理不順が続くときは排卵していないこともある

排卵がないことで生理周期が乱れる

生理には、卵胞期・排卵期・黄体期・月経期という4つの段階があります。女性ホルモンによって卵巣内で卵胞が成熟し（卵胞期）、そして排卵が起こり（排卵期）、子宮内膜が厚く整えられ（黄体期）、妊娠に至らない場合は生理がくる（月経期）というサイクルがくり返されています。

生理不順はこのサイクルのどこかに異常があると起こります。原因のひとつが無排卵、つまり排卵が起こっていない場合です。これを「無排卵月経」といいます。原因は、ストレスや急激な体重の増減、卵巣の病気などです。

［無排卵でも出血は起こりうる］

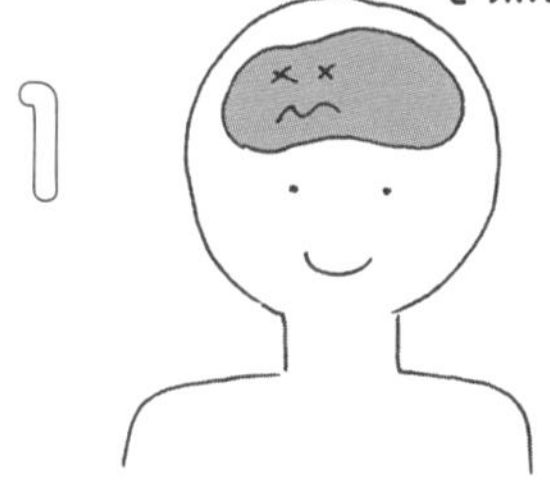

何らかの原因で脳から指令が出ず、性腺刺激ホルモンの分泌が乱れると、女性ホルモンの分泌にも影響がおよぶ

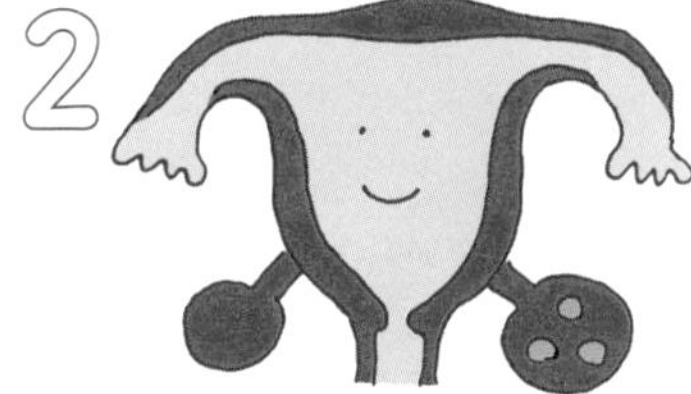

女性ホルモンが正常に分泌されないため、卵子が成熟せず、排卵も起こらない

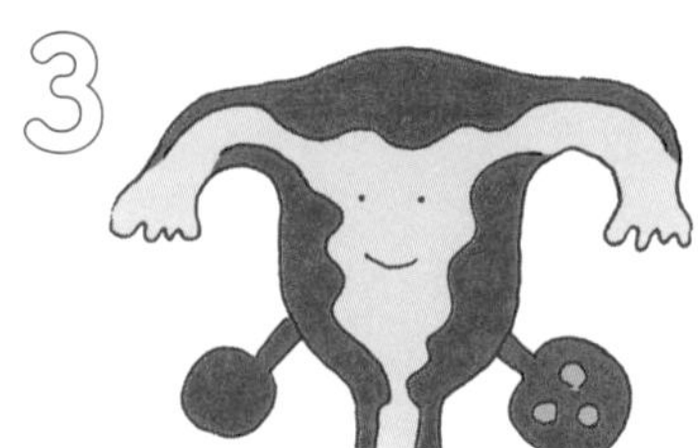

排卵が起こらないと、子宮内膜を厚く整えるホルモン（エストロゲン）も正常に分泌されなくなる

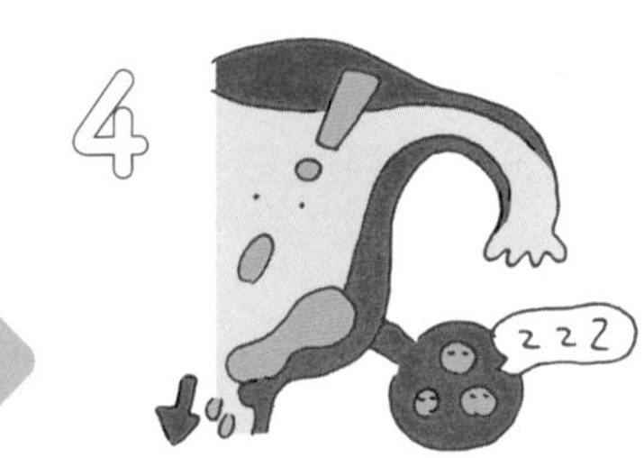

子宮内膜がホルモン不足ではがれ落ちて出血（破綻出血）が起こる。通常の生理と比べて、生理周期も経血量も期間もバラバラ

排卵があるかどうかは基礎体温などからわかる

生理不順は、排卵がなくても出血はあるため、自分では異変になかなか気づけません。しかも排卵しているかどうかは、体感ではわかりません。

そこで重要になってくるのが基礎体温です。排卵していなければ体温はほぼ一定になります。毎日の基礎体温をつけてみると、高温期がないことや、体温が二相性になっていないことに気づくことができます。

［排卵していなければ体温がほぼ一定］

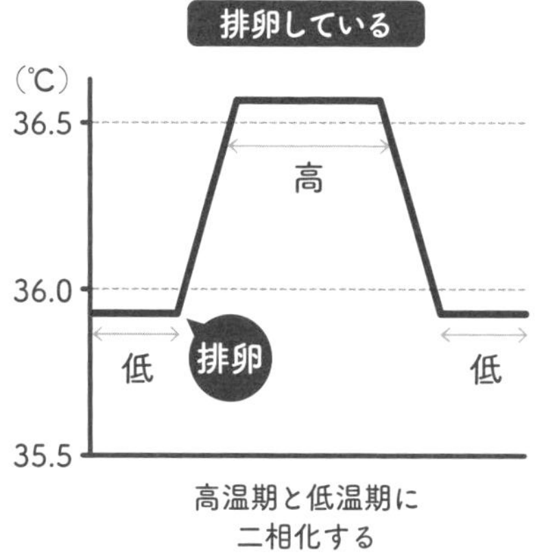

高温期と低温期に
二相化する
※きれいなグラフにならないこともあるので、判断がつかないときは受診を

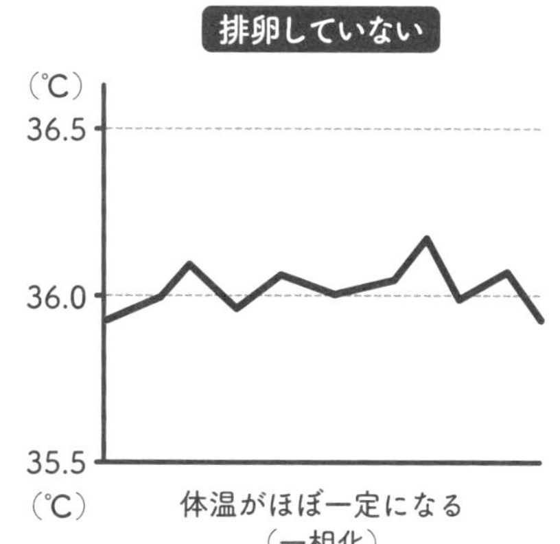

体温がほぼ一定になる
（一相化）

妊娠の希望があるかどうかで治療法が変わる

病気が原因で排卵がない場合は、その治療を優先します。原因となる病気がなく、ストレスや生活習慣が原因と考えられる場合は、ストレスをためない、睡眠を十分にとる、運動習慣をつける、１日３回の食事を規則正しくとるなど、生活習慣を改めて様子を見ます。積極的に治療する場合は、妊娠を希望するか、しないかによって治療法が異なります。

●希望あり
→飲み薬や注射などで、ホルモン剤や排卵誘発剤を投与する。病院へ通い、排卵しているかどうか調べる

●希望なし
→排卵させる必要はないが、放っておくと子宮体がんや乳がんのリスクが高まるので、ホルモン剤の投与をおこなう

生理前のつらい「PMS」をやわらげるために

体のつらさだけでなく精神症状に悩む人もいる

PMSとは月経前症候群のことで、生理前になるとさまざまな症状が現れる状態をいいます。詳しい原因はわかっていませんが、生理前の排卵にともなう女性ホルモンの分泌量の急激な変動が影響していると考えられています。

体の症状もつらいのですが、精神症状が特に強く現れる人もいます。気分の落ち込みやイライラ、不安、怒りっぽくなるといった症状が目立つケースです。この場合は「PMDD（月経前不快気分障害）」と診断されます。

［PMSで起こりやすい症状］

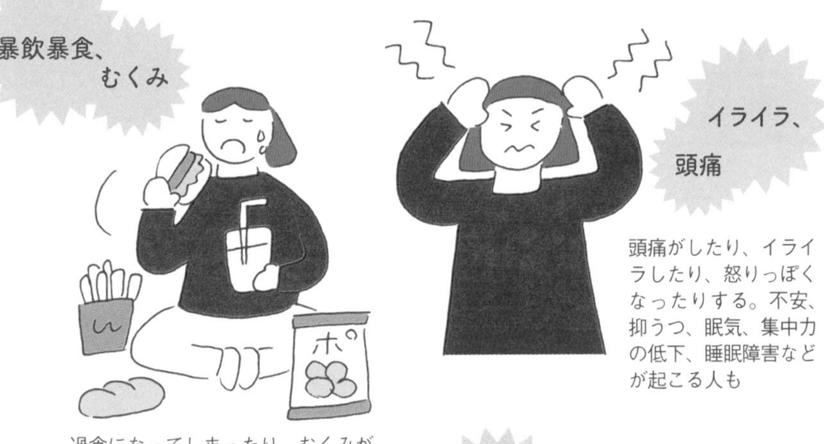

過食になってしまったり、むくみが出ることも

頭痛がしたり、イライラしたり、怒りっぽくなったりする。不安、抑うつ、眠気、集中力の低下、睡眠障害などが起こる人も

悲しい、モヤモヤ

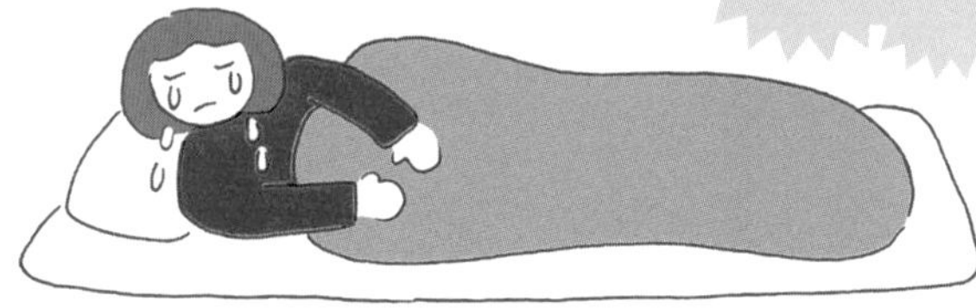

理由もないのに憂うつになったり、悲しくなったりする。気分が落ち込んで、うつ病のような症状が現れる人もいる

低用量ピルや漢方薬で治療できる

PMSが起こる原因には、プロゲステロンが影響しているといわれています。そのため、低用量ピルを用いた治療が有効です。また、体質や症状に応じて漢方薬もよく用いられています。

精神症状が強いPMDDでは薬による治療だけでなく、心療内科や精神科でのカウンセリングと組み合わせることもあります。

いずれにしても、つらいときはがまんは禁物です。ためらわずに婦人科で相談しましょう。

［PMSをやわらげるピルと漢方薬］

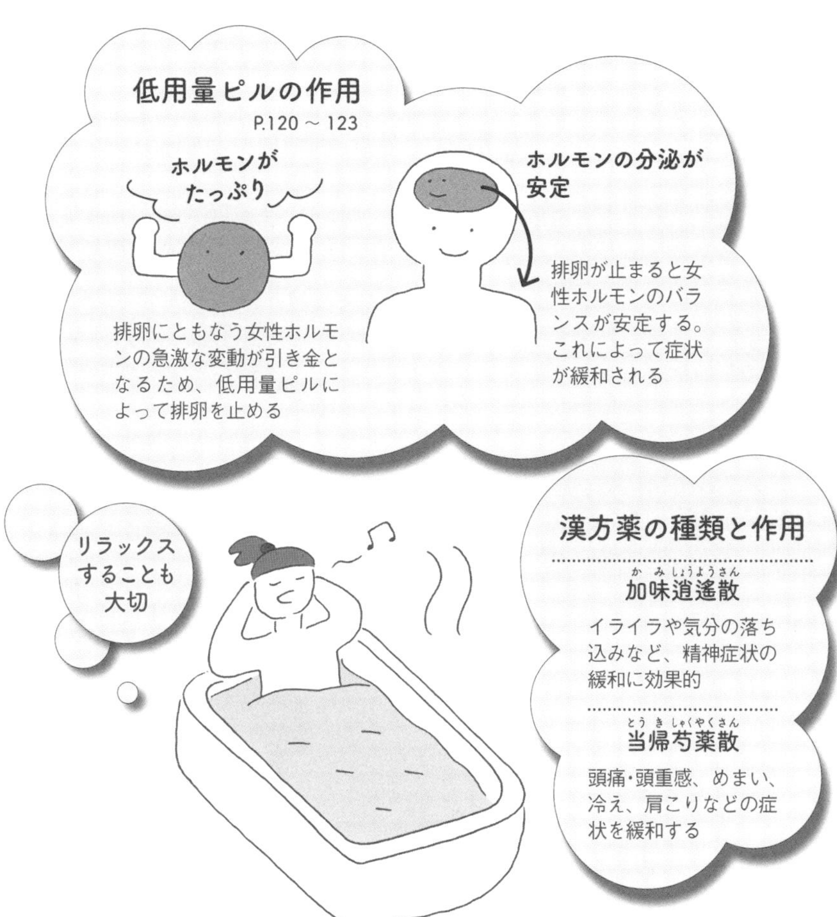
低用量ピルの作用
P.120～123
ホルモンがたっぷり
ホルモンの分泌が安定
排卵にともなう女性ホルモンの急激な変動が引き金となるため、低用量ピルによって排卵を止める
排卵が止まると女性ホルモンのバランスが安定する。これによって症状が緩和される
リラックスすることも大切
漢方薬の種類と作用
加味逍遙散（かみしょうようさん）
イライラや気分の落ち込みなど、精神症状の緩和に効果的
当帰芍薬散（とうきしゃくやくさん）
頭痛・頭重感、めまい、冷え、肩こりなどの症状を緩和する

ひどい生理痛の緩和や避妊に使える「低用量ピル」

ホルモンバランスを整える作用がある

低用量ピルは、エストロゲンとプロゲステロンという２種類の女性ホルモンを合わせた錠剤です。これらのホルモンの働きによって服用中は排卵がなくなり、子宮内膜が着床に向けて厚くなることもありません。また、子宮頸管の粘液の粘性が高まり精子の侵入を抑える効果もあります。こうした働きによって、避妊をはじめ、月経困難症、PMS などの症状を緩和する効果が期待できます。

低用量ピルは、産婦人科で保険診療で処方してもらえます。

［低用量ピルの効果］

黄体ホルモンと卵胞ホルモンが含まれたピルを飲むことで、体内で女性ホルモンが生成されなくなり、避妊（排卵を止める、精子の侵入を阻止）や生理痛の緩和に効果を発揮します。

1 排卵がストップする

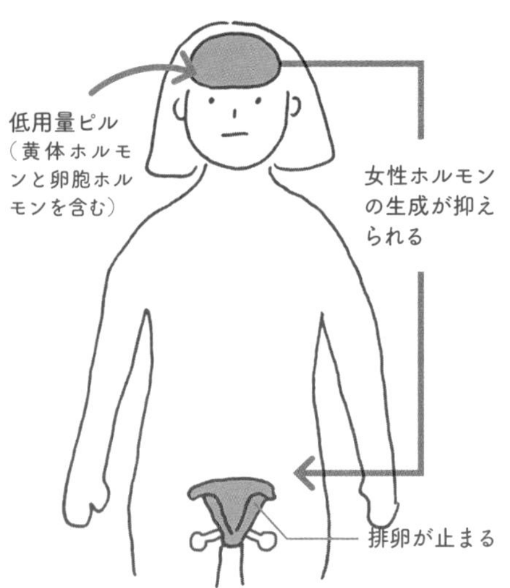

2 子宮頸管の粘度が増して、精子の侵入を阻止する

子宮にたどり着けない…

3 子宮内膜が厚くならず、生理痛が軽減

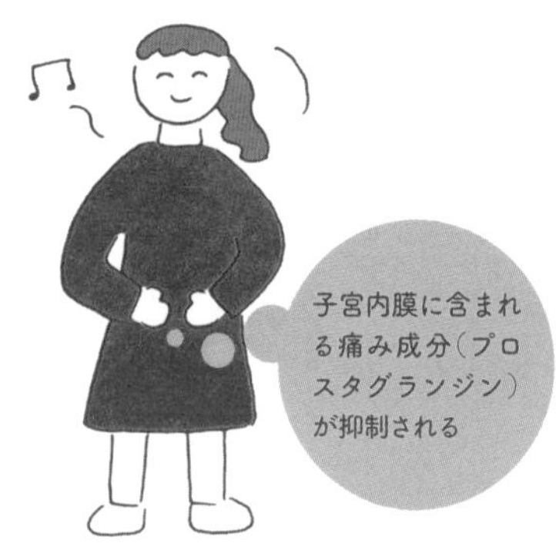
子宮内膜に含まれる痛み成分（プロスタグランジン）が抑制される

ピルは 21 日間続けて飲んで、7日間休むのをくり返す

ピルは、生理の1日目に服薬をスタートします。そして 21 ～ 24 日間連続で服用し、4～7日間は休薬します。

ピルには、21 日間の薬が1つのパッケージになったものと、休薬期間に服用する偽薬も含まれる 28 日間で1つのパッケージになったものがあります。21 日間のタイプは、自分で7日間の休薬期間を管理します。一方、休薬期間に偽薬を服用するタイプは飲み忘れを防げるという特徴があります。

なお、120 日連続服用することで生理の回数を減らせるタイプも登場しています。

【28 日シートの場合】

1	2	3	4	5	6	7
8	9	10	11	12	13	14
15	16	17	18	19	20	21
22	23	24	25	26	27	28

毎日同じ時間に飲む（1～21）

飲み忘れを防ぐため、服用する時間を決めて毎日欠かさず飲む。飲み忘れたときの対処法を医師にきちんと確認しておく

偽薬（プラセボ錠）を飲む（22～28）

休薬期間にはホルモンが含まれていない偽薬を服用。薬を飲む習慣をつけるためなので、偽薬だがきちんと飲むこと。この期間には軽い生理のような出血がある

※ 21 日シートの場合は偽薬を飲まずに7日間休薬する

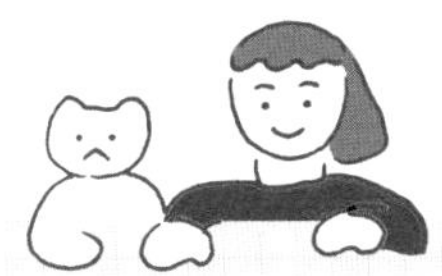

column

オンライン処方の注意点を知っておこう

最近は、オンラインで診察を受けてピルを処方してもらうシステムがあります。便利な一面、デメリットもあります。対面での診察ではないため、適切な診断がややむずかしいのです。また、肥満や高血圧、喫煙の習慣がある、血栓症の家族歴がある人はピルの使用が適さないため、きちんと産婦人科を受診したほうが安心です。

ふだんはオンラインで問題ないという人も、定期的に産婦人科を受診するようにしましょう。

「低用量ピル」のメリットとリスクを知ろう

若干のリスクはあるが、圧倒的にメリットが多い

低用量ピルには多くのメリットがあります。女性ホルモンのバランスが整うため、生理痛や生理不順、PMS など生理に関連する不快な症状はほぼ改善されます。さらに、排卵を止めることで避妊効果があり、子宮や卵巣の負担が軽減されるので、子宮内膜症や卵巣がんなどのリスクも抑えてくれます。

副作用として血栓症（けっせんしょう）がありますが、発症頻度は高くありません。吐き気や乳房の痛みなどの副作用がでる人もいますが、しばらくすると落ち着いてきます。

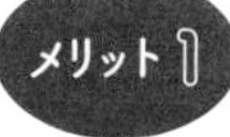
メリット1

生理をコントロールできる

生理痛や生理不順が改善され、楽になる。ピルを服用している間は生理がこないので、予定が立てやすく、出張や旅行などがあるときにも生理に振り回されなくて済む

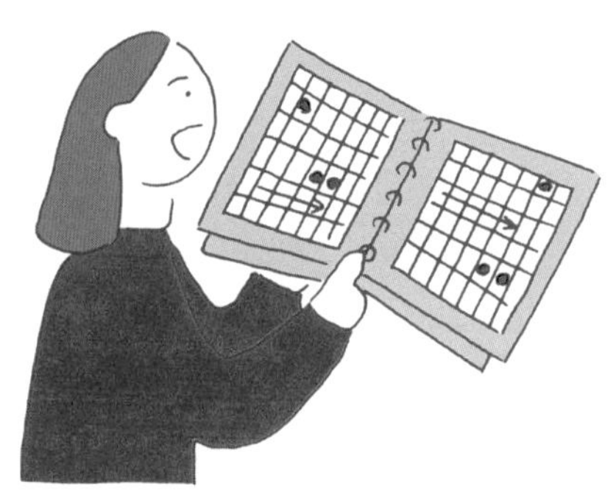

メリット2

女性主体で避妊ができる

ピルは女性が自分の意思で避妊できる点がメリット。コンドームのように破損による事故の心配もない。予期せぬ妊娠を避け、自分のライフプランを立てるのに役立つ

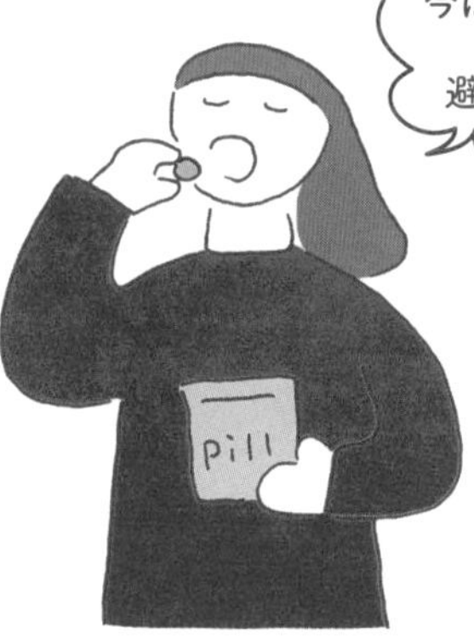
今は妊娠の希望が
ないから
避妊しなきゃね
pill

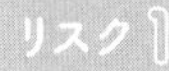

ごくまれに血栓ができることがある

血栓症とは血液のかたまりができ、ふくらはぎや肺の血管に詰まるもの。肺の場合は重篤になることもある。片頭痛もちの人、高血圧の人、喫煙者、家族に血栓症になった人がいる場合などは血栓症が起こるリスクが高いので、ピルの服用はすすめられない

血栓リスクは妊娠中より低い

●妊娠中
→年間１万人に
5～20人ほど

●ピル服用中
→年間１万人に
６人ほど

リスク2

飲み忘れると効果がなくなってしまう

休薬期間以外は毎日服用しないと効果がなくなる。何日飲み忘れたかによって対処法が異なるので（右表参照）、医師に確認しておく。また、飲み忘れると生理のような出血が起こるが、服薬を再開すると自然におさまる。もし、出血が続くときは婦人科を受診する

【飲み忘れたときは】

何日	避妊効果	どうする？
１日	あり	気づいたときに１錠、いつもの時間にもう１錠
２日	低い	気づいたときに１錠、いつもの時間にもう１錠
3日以上	低い	医師に相談を

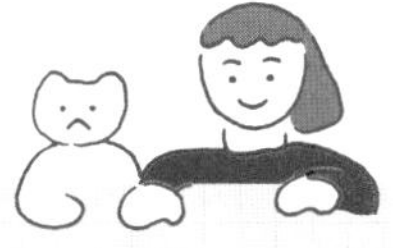

column

“ピルを飲むと太りやすくなる”って本当？

低用量ピルについてのうわさのひとつに、「太りやすくなる」というものがありますが、低用量ピルにより太ることはありません。

ピルに含まれるホルモンには体に水分をため込む作用があるため、のみ始めに少し体重が増加することがありますが、太っているわけではなく、あくまでむくみによるものです。服用し始めてから１～２か月でむくみは起こらなくなります。

使い分けて快適に！
生理用品の種類と特徴

日々進化中の生理用品

生理用品といえば、まだナプキンやタンポンが一般的ですが、ここ数年、吸水ショーツや月経カップも店頭で見かけるようになりました。フェムテック(P.126)の進歩によって、今後も新しい生理用品がいろいろと出てくるかもしれません。

ただ、経血量や肌の状態は人それぞれちがうので、新しい製品を無理に試す必要はありません。また、新しい製品を試す場合は、自宅にいるときなど、何かあってもすぐに対処できるタイミングがおすすめです。

〔 種類と特徴 〕

種類豊富で交換が簡単

生理用ナプキン

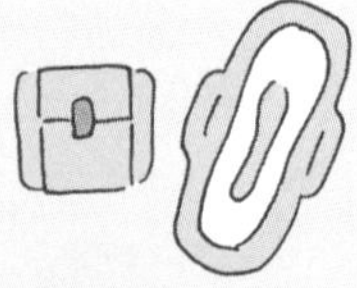

昼用、夜用、羽あり、羽なしなど、経血量や使い心地に合わせて選べる。月経カップなどとの併用もできる

注意 経血量をチェック！

日中でも夜用のナプキンでないと間に合わない、こまめに取り換えても経血量が多くて漏れるというときは、過多月経の可能性がある

よく動く日でも安心

タンポン

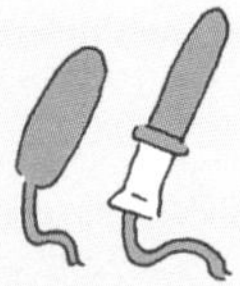

吸水部分を腟内に挿入することで、経血を吸い取る。体外に経血が出ないので、もれにくく、運動をする日でも使える。最大で約8時間、入れっぱなしにできる

注意 出し忘れに気をつけて！

長時間入れっぱなしにしていると、トキシックショック症候群（黄色ブドウ球菌による感染症）になることがある。自力で取り出せない状況なら、すみやかに婦人科へ

穿くだけでOK！

吸水ショーツ

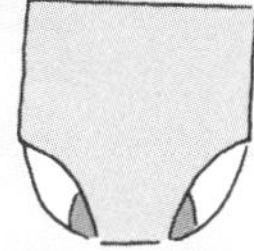

股にあたる部分が何層にもなっているショーツ。製品にもよるが、30～50mLほど吸水できる（多い日の平均経血量は30mL）

注意 使用後は手洗いが必要になる

経血を直接吸収するので、使用後は手洗いする必要がある。洗わずに放置していると雑菌が繁殖して不衛生なので、使用したらその日中に洗う

経血を体内でキャッチできる

月経カップ

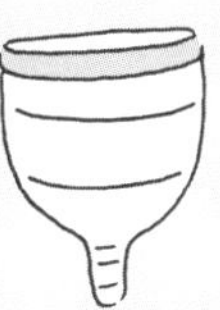

ゴム製のカップを腟内に挿入して、そこに経血がたまるしくみ。製品によってちがうが、8～12時間程度入れっぱなしにできる

注意 慣れるまでは取り換えが大変

カップがいっぱいになると取り換えが必要だが、取り出す際に経血で手が汚れたりもれたりすることがある。はじめは自宅などで使用し、取り換えの練習を

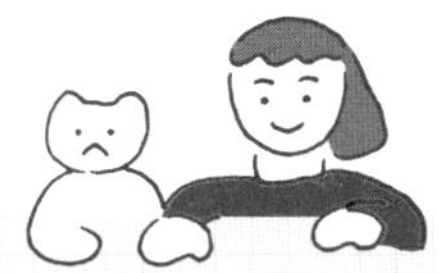

column

日によって使い分けるのもよし！

例 多い日は……

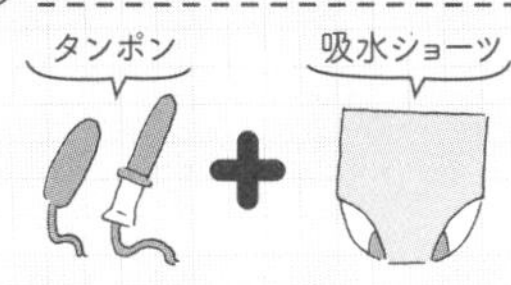

少なくなってきたら…

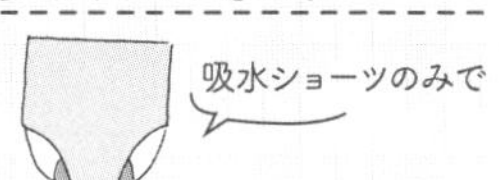

生理は、5～7日間続く人が多いですが、その間ずっと同じ量の経血が出続けるわけではありません。

経血量が多い日は、タンポンと吸水ショーツを併用して取り換えの手間を減らしたり、経血量が少ない日は吸水ショーツのみで過ごしたりなど、日によって生理用品を使い分けることで、より快適に過ごせます。

女性の味方、「フェムテック」を知ろう

女性のライフステージごとの悩みに寄り添う

「フェムテック」とは、Female（女性）とTechnology（技術）が合わさってできた言葉で、女性が日常生活を送るうえでの悩みや不快感を、技術で解決するモノやサービスを指します。生理に関連するものや性生活に関連するものなど、幅広いジャンルで展開されています。

数年前から話題になり始めたフェムテック。まだまだ課題も多いですが、女性のライフステージごとの悩みに寄り添い、理想のライフプランを送るための手助けとなるものもあるかもしれません。

［大きく分けて４つの区分がある］

生理に関連するモノやサービス

吸水ショーツや月経カップなど、新しい生理用品が開発されている。また、月経管理アプリや生理用ナプキンの無料配布などのサービスも展開中

性生活に関連するモノやサービス

今まであまりなかった女性のセルフプレジャーアイテムや、セックスの悩み（性交痛や乾燥など）を解消するアイテムなどが開発されている

妊娠・産後ケアに関連するモノやサービス

妊活をサポートするアプリやサービス、妊娠期のケアグッズ（つわりを緩和するものなど）、産後のケアグッズ（授乳をサポートするものなど）がある

更年期に関連するモノやサービス

ほてりなどの更年期症状をやわらげるようなグッズや、加齢とともに起こりやすくなる尿トラブルに関連したグッズなどがある

［生理に関連するフェムテック］

股に挟んで使う生理用品

生理用ナプキンのような吸水素材でできたパッド(粘着性はない)を、股に挟んで使う。腟口にぴったり沿うように挟めるので、経血が漏れにくい。一般的な生理用ナプキンに比べて小さく、手の中に収まるサイズなので、ポーチなしでも持ち歩ける

オンライン相談サービス

生理の悩みなどをオンラインで相談できるサービス。ただ、経血の量が以前に比べて多すぎる、生理痛で起き上がれないなど明らかな不調がある場合は、オンライン相談だけで済まさずに、婦人科を受診することが大切

生理用ナプキンの無料配布サービス OiTr（オイテル）

商業施設や公共施設などの個室トイレに生理用ナプキンを常備し、無料で提供するサービス。二次元バーコードからアプリをダウンロードして操作すれば、ディスペンサーからナプキンが1枚出てくるしくみ。急な生理で困ったときや、経血が多くてナプキンが足りないときなどに使える

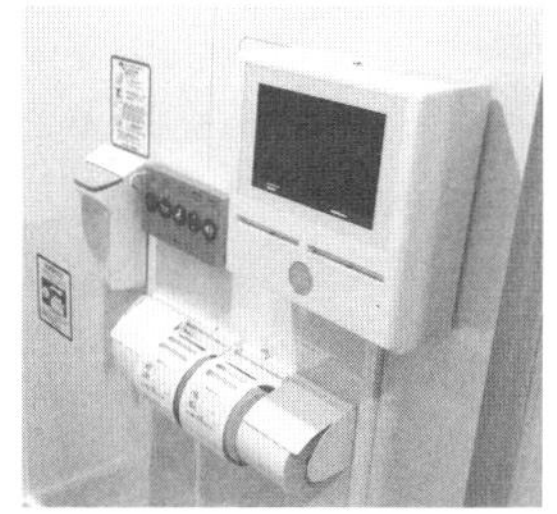

※ららぽーと豊洲のトイレのようす

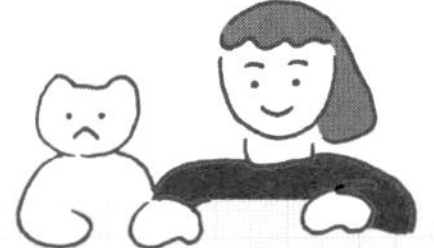

column

不安をあおるような製品に要注意！

昨今のブームにより、フェムテック製品やサービスが次々と出てきていますが、なかには医学的根拠が全くないようなものもあります。

特に、「デリケートゾーンのにおいのせいで、セックスレスになる！」などと不安をあおって商品を購入させようとしているものは、危険だと考えます。また、体に明らかな異変が起こっているときなどは、製品に頼るだけでなく、婦人科の医師に相談することも忘れないでください。

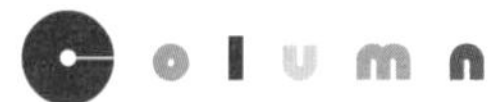

子宮を温めたら生理が軽くなるってホント？

女性の体に冷えは大敵、とは昔からよくいわれてきたことです。子宮を温めることで生理が軽くなったり、症状がやわらいだりするという話もよく耳にします。

しかし、はたして本当に温めると効果があるのかというと、医学的にはNOです。そもそも子宮は構造的に骨盤内の深部にあり、周囲には太い血管があって温かい血液が流れているため、冷えとはほど遠い環境にあります。子宮を温める必要はなく、また、体の外側から内臓を温めることは不可能です。

では、体を温めることに意味がないかというと、そうではありません。湯船につかり温まると全身の血行が促され、むくみや肩こり、腰痛など生理にともなう症状が緩和されます。入浴にはリラックス効果もあるので、生理のときの心身の疲れをほぐすのに役立ちます。

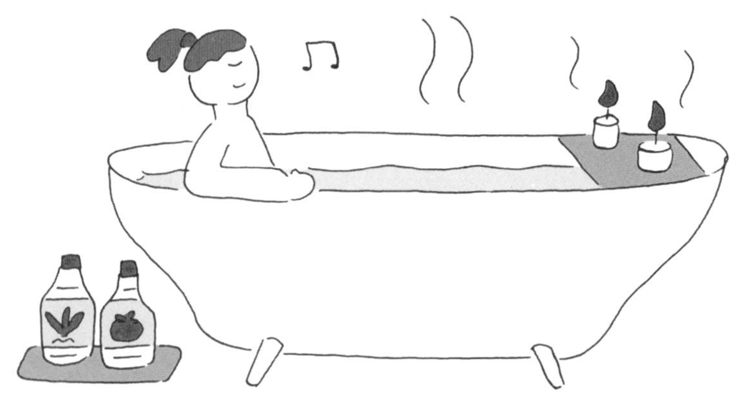

リラックス効果を高めるには、ぬるめのお湯につかるとよい。好きな香りの入浴剤を使うのもおすすめ

Part 4

便秘、冷え、むくみ、女性によくある不調と病気

女性の体に大きな影響を及ぼす「女性ホルモン」。名前はよく聞くけれど、実際にどんな働きをするのか知らない人も多いのでは？

女性ホルモンは、生理を正確に起こさせたり、女性らしい体つきをつくったりなど、女性の体のあらゆる機能を維持する働きをしています。そのため、女性ホルモンが乱れると体にもいろいろな不調が現れるのです。女性に多い不調や病気と、その対処法を知りましょう。

骨や血管、肌にまで関係する「女性ホルモン」

体を正常に保つ働きがある

女性の体は女性ホルモンによって守られ、コントロールされています。その女性ホルモンには、「エストロゲン（卵胞（らんぽう）ホルモン）」と「プロゲステロン（黄体（おうたい）ホルモン）」という２つの種類があり、どちらも卵巣から分泌され、それぞれの働きには特徴があります（下記参照）。エストロゲンには主に女性らしい体をつくる働きがあり、プロゲステロンは主に妊娠に関連する働きを担っています。

【エストロゲン（卵胞ホルモン）とプロゲステロン（黄体ホルモン）の働き】

エストロゲン（卵胞ホルモン）

- 主に卵巣から分泌され、子宮内膜を厚くする
- 乳房や生殖器の発育を促し、女性らしい体をつくる
- 乳腺を発達させる
- 肌のツヤや髪のツヤを維持する
- 骨の形成を促し、骨密度を保つ
- 自律神経を整える
- 血圧を下げる
- 悪玉コレステロールを減らし、善玉コレステロールを増やして、コレステロール値を調整

プロゲステロン（黄体ホルモン）

- 主に卵巣から分泌される
- 受精卵が着床しやすいように子宮内膜を整える
- 基礎体温を上昇させる
- 体内に水分をためこむ（むくみの原因に）
- 腸の動きを抑える
- 食欲を促す
- 眠くさせる
- イライラしたり、憂うつな気分になる
- 利尿作用がある

【女性ホルモンはこうやって分泌される】

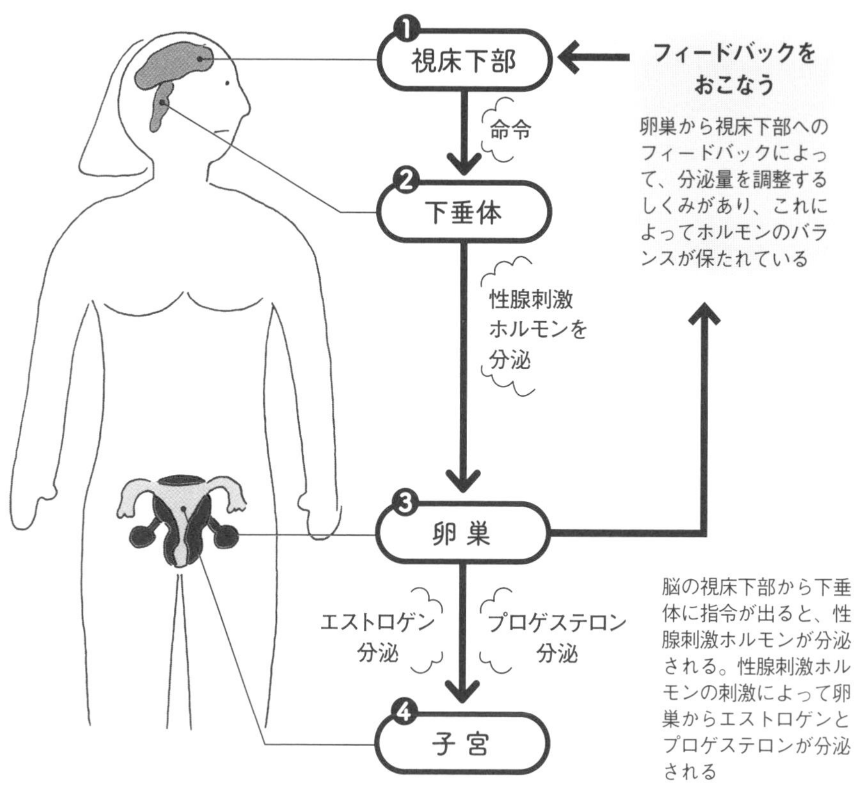
❶視床下部
命令
❷下垂体
性腺刺激
ホルモンを
分泌
❸卵巣
エストロゲン
分泌
プロゲステロン
分泌
❹子宮
フィードバックを
おこなう
卵巣から視床下部への
フィードバックによっ
て、分泌量を調整する
しくみがあり、これに
よってホルモンのバラ
ンスが保たれている
脳の視床下部から下垂
体に指令が出ると、性
腺刺激ホルモンが分泌
される。性腺刺激ホル
モンの刺激によって卵
巣からエストロゲンと
プロゲステロンが分泌
される

女性ホルモンは“バランス”が大切

エストロゲンは肌や髪のツヤを保つ、骨を強くするといった働きもあり“良いホルモン”とされる一方、プロゲステロンは生理に影響したりイライラの原因になったりすることもあるため“悪いホルモン”といわれることがあります。

しかし、どちらも女性の体の正常な働きのためには不可欠なものです。ふだんは2つのホルモンがバランスよく分泌されるしくみになっていますが、生活習慣の乱れなどがあるとバランスがくずれ、さまざまな影響が出ることになります。

生理と同じサイクルで分泌量が変化する

２つの女性ホルモンは常に一定量が分泌されているわけではなく、バランスをとりながら、分泌量が調節されています。それによって心と体の状態も変化します。特にわかりやすいのが、生理のときです。生理はほぼ毎月きますが、このサイクルには女性ホルモンが関係しています。生理前や生理中、生理後に気分や体調が変わるのも、女性ホルモンの分泌の変化によるものです。

【 生理のサイクルとホルモン分泌 】

生理の週 ➡ **両方のホルモンの分泌がダウン**

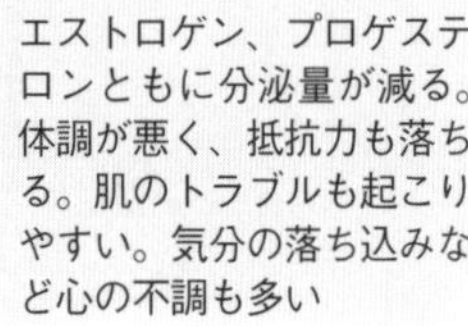

エストロゲン、プロゲステロンともに分泌量が減る。体調が悪く、抵抗力も落ちる。肌のトラブルも起こりやすい。気分の落ち込みなど心の不調も多い

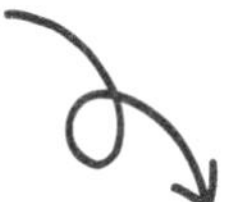

排卵前の週 ➡ **エストロゲンの分泌アップ**

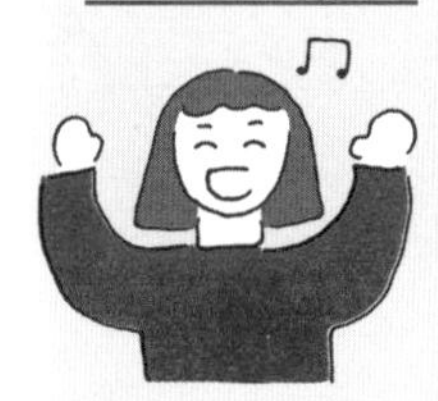

生理の後から排卵期にかけてはエストロゲンの分泌が盛んになる。気分がよく、体調も良好。代謝も上がってくるため、ダイエットの開始にも適している

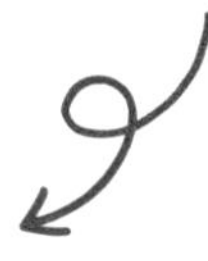

排卵後の週 ➡ **プロゲステロンの分泌アップ**

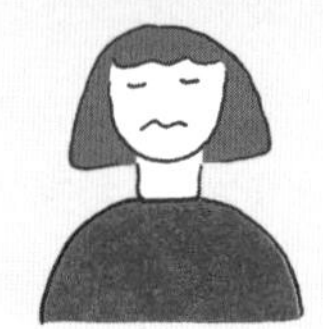

心身ともに調子が下がりやすい。気分のアップダウンがあり、不安定に。むくみや便秘が起こりやすいため、体調もあまりよくない

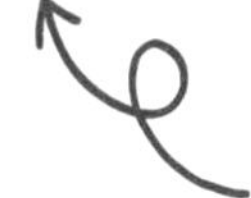

生理前の週 ➡ **両方のホルモンの分泌がダウン**

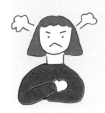

心身ともに不調が起こりやすい。特にプロゲステロンの影響でイライラや不安感が強くなったり、やる気が出なくなったりする。ニキビなどの肌トラブルも起こりやすい

自分の意思で増やすことはできない

女性ホルモンは脳と卵巣が連携をとりながら分泌されるしくみなので、分泌量を増やしたり減らしたりと、コントロールすることはできません。

世の中には女性ホルモンを自分の意思で増やせるかのように謳った商品などもありますが、情報をうのみにしないことが大切です。

ただし、治療でホルモン剤などを用いてコントロールすることは可能です。生活するうえで、なにか困った症状があれば、婦人科で相談しましょう。

【気をつけて！　女性ホルモンに関するデマ】

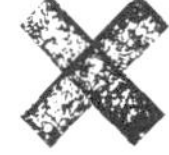

恋愛・セックスをするとホルモンの分泌が増える

➡ 恋愛やセックスでは、高揚感や幸せな気分を感じるため、女性ホルモンの分泌量が増えたと勘ちがいされやすいが、脳内のドーパミンなどの働きによるもので、女性ホルモンは関係ない

ホルモン
増加中!?

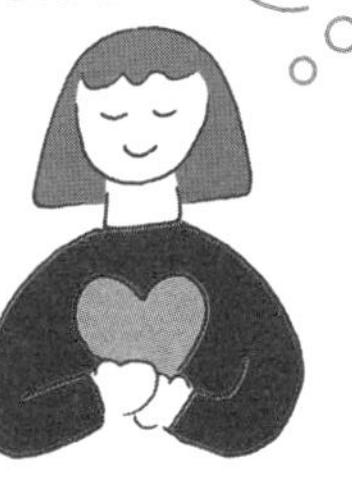

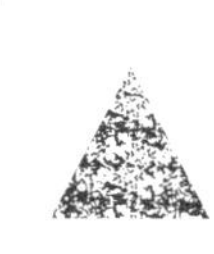

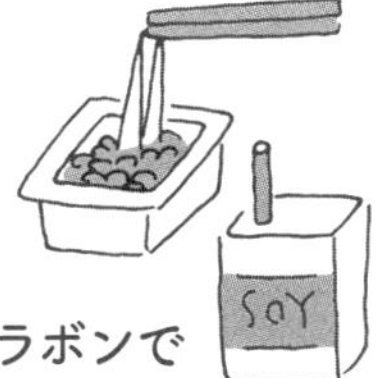

大豆イソフラボンで女性ホルモンが増加

➡ 大豆製品に含まれるイソフラボンは、女性ホルモンに似た働きをするが、女性ホルモン自体を増やす作用はない。また、ごく微量のエストロゲンをつくる作用はあるものの、特定の腸内細菌をもたない人には効果がない

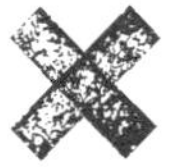

仕事をバリバリやると「オス化」してしまう？

➡ 忙しくてニキビやムダ毛のお手入れができず目立つことはあっても、それはオス化ではない。ただし、男性ホルモン値が高くなる卵巣の病気があるので、症状によっては受診を

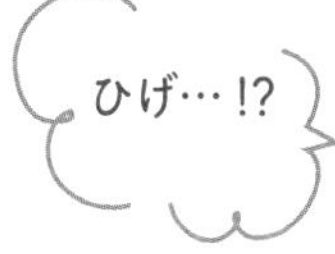

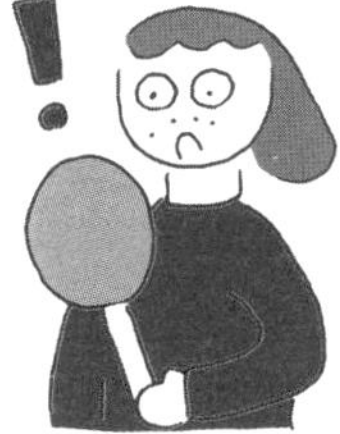

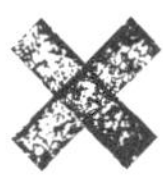

サプリを飲めば女性ホルモンを増やせる

➡ 女性ホルモンと似た働きをする「エクオール」は更年期症状に有効だが、「摂取することで女性ホルモンが増やせる」などと謳った商品はデマ

「女性ホルモン」は年齢によって量が変化する

【エストロゲンの一生の分泌量】

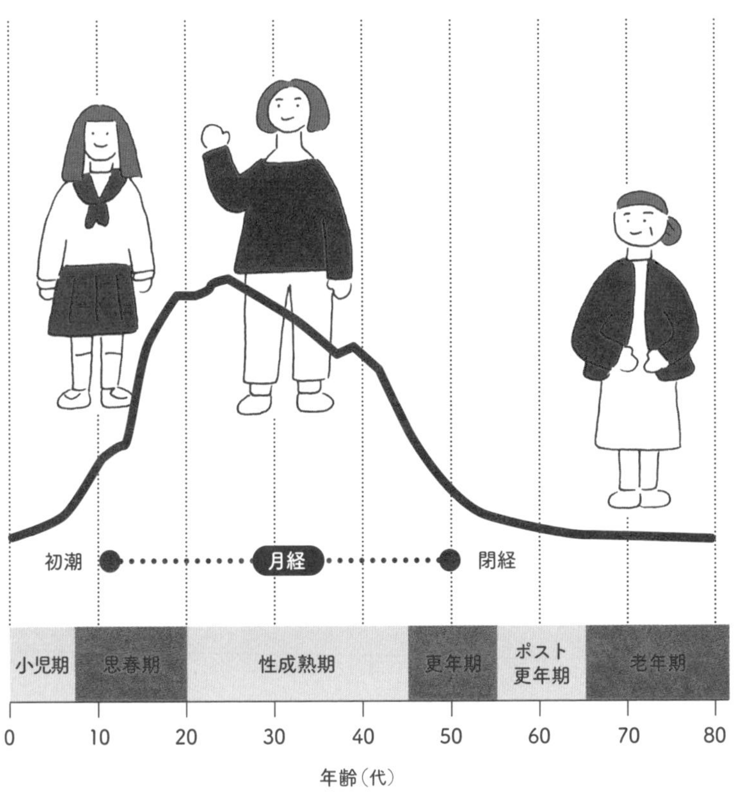

女性ホルモンの分泌が始まると初潮（初経）を迎え、その頃から急激に分泌量が増える。20歳頃に分泌量がピークを迎え、20～30代は安定してホルモンが分泌され、性成熟期となる。その後、40代半ば頃から急激に分泌量が減少し、更年期が始まる。生理の周期や量が不安定になって、50代以降閉経を迎える頃には分泌量がかなり少なくなり、体調への影響がある

20～30代が最もホルモンの恩恵を受けやすい

女性ホルモンの分泌量は初潮を迎えると安定し、20代でピークを迎えます。そして、20～40代で性成熟期を迎え、妊娠・出産に適した体内環境も整います。一方で、分泌量が多いことによって、月経困難症、子宮筋腫、子宮内膜症などの女性ホルモンに関連する病気も増えてきます。

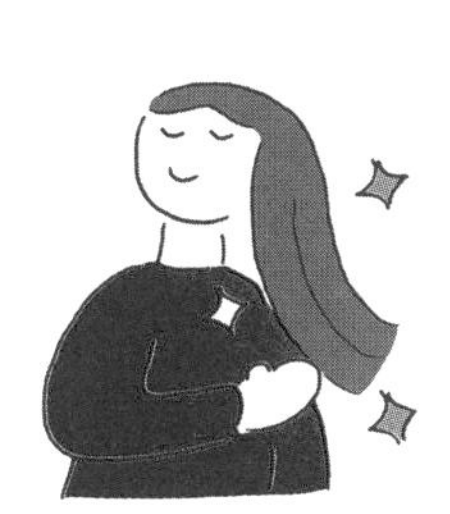

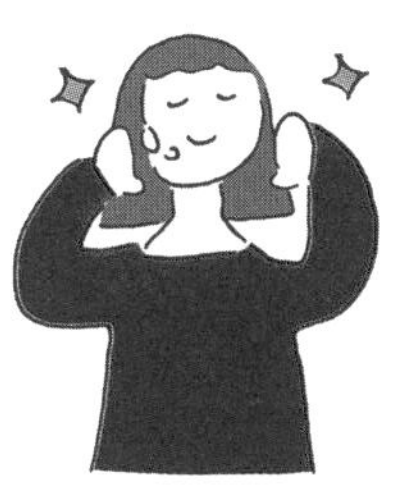

肌や髪の状態も、一生で一番よいとき

分泌量が減ると不調が起こりやすくなる

女性ホルモンの分泌量が減少し始めると、右記のようにさまざまな変化が現れます。40代半ばから徐々に減少し、50代で閉経すると思春期前の分泌状態とほぼ同じくらいまで減ります。閉経をはさんだ前後10年間を更年期と呼び、この期間には心身ともに不調が現れやすくなります。

起こりやすい不調

- 肩こりや腰痛
- 抑うつ
- 不眠
- ホットフラッシュ
- イライラ
- 関節のこわばり
- 冷え

など

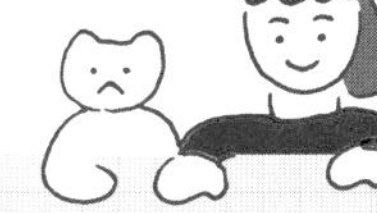

column

更年期には「ホルモン補充療法」も検討して

40代半ば以降、急激に女性ホルモンの分泌量が減少すると、ほてりやのぼせなどの症状が現れることがあります。いわゆる更年期症状です。人によってはこうした症状がつらいこともあります。女性ホルモンの減少自体は自然なことですが、それにともなう不快な症状を緩和するには、エストロゲンを補うホルモン補充療法（HRT）が有効です（P.188）。

毎日の習慣づけで
ホルモンバランスを整えよう

日々のストレスなどでバランスはすぐに乱れる

女性の体はとてもデリケートなので、体のどこかに不調があったり、生活習慣が乱れたりするとホルモン分泌にもすぐに影響がおよびます。睡眠不足や仕事のストレス、過度なダイエット、食生活の乱れなどがあると、ホルモンのバランスがくずれ、下図のような症状が現れやすくなります。

生活習慣を整えることも大切ですが、自分でコントロールしきれないことも多いので、我慢せず婦人科を受診しましょう。

【ホルモンバランスの乱れで起こる症状】

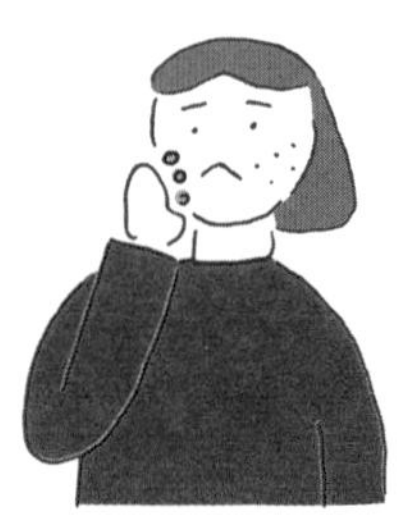

肌あれ

一般にエストロゲンは肌のうるおいやツヤをよくする働きがあるが、プロゲステロンが多くなるとニキビや肌あれが起こりやすくなる

体のだるさ、疲れ

たくさん寝ても眠い、疲れがとれない、だるさが続くなどの症状がある。生理前やPMSの症状、また更年期症状としてもよく見られる

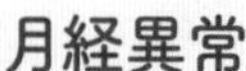

月経異常

生理は女性ホルモンによってコントロールされているため、ホルモンバランスが乱れると生理の周期、出血量に異常が現れる

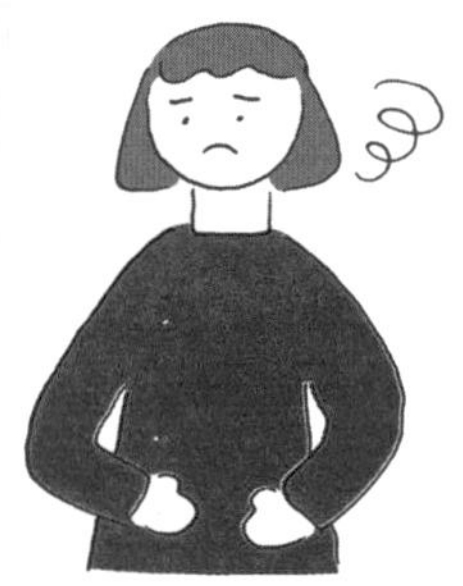

むくみ

女性ホルモンには体に水分をとり込む作用があるため、むくみやすくなる。手足がむくむと靴や靴下がきつくなったり、指輪が抜けにくくなったりする

自律神経と女性ホルモンは互いに影響し合う

女性ホルモンは脳の視床下部からの指令によって分泌されます。この視床下部は自律神経の指令系統でもあるため、自律神経とホルモン分泌は互いに影響し合う関係にあります。ホルモンバランスの乱れは自律神経にもおよび、その逆もあるのです。自律神経は全身のさまざまな機能にかかわっているため、働きが乱れると不眠や疲労感、頭痛、肩こり、便秘、イライラ、不安などが現れ、こうした症状が女性ホルモンのバランスをさらに乱す原因にもなります。

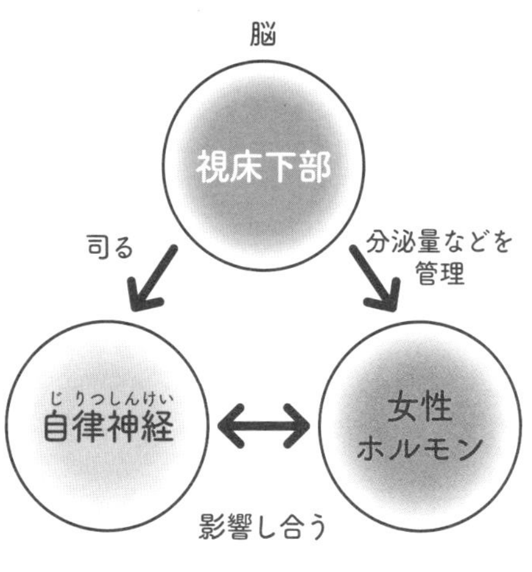

【ホルモンバランスを整える習慣】

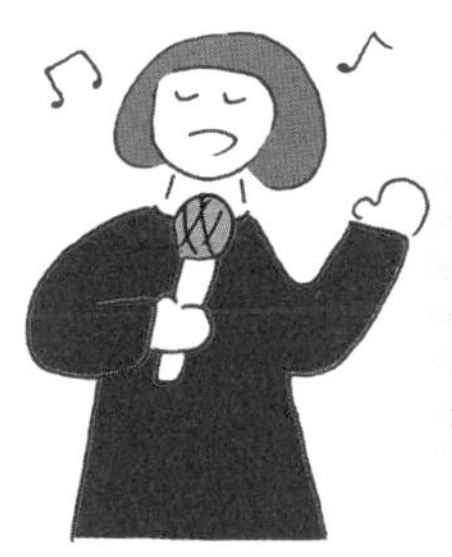

ストレス解消

ストレスはホルモンバランスを乱す要因のひとつ。仕事や人間関係などのストレスは早めに解消する。趣味や自分の好きなことを楽しんでリラックスする時間をとるようにする

十分な睡眠をとる

夜更かしや不規則な生活リズムはホルモン分泌を乱す。また、慢性的な寝不足もよくない。十分な睡眠時間を確保するよう心がけよう

禁煙、お酒を控える

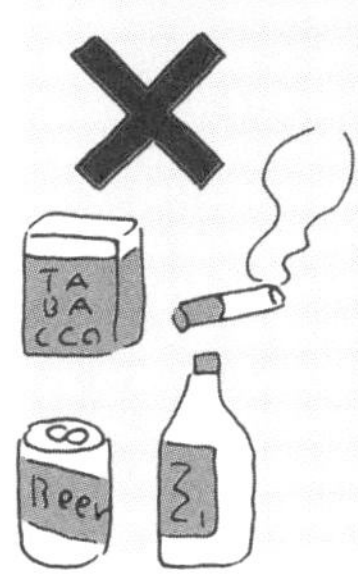

たばこに含まれるニコチンやタール、一酸化炭素などは血流を悪くして卵巣の働きに影響するため、禁煙が第一。また、女性ホルモンがアルコールの代謝を妨げ、お酒の影響を受けやすくなることから飲酒は控えめに

軽い運動をする

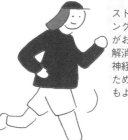

ストレッチやウォーキングなどの適度な運動がおすすめ。ストレス解消になるほか、自律神経の働きがよくなるため、ホルモン分泌にもよい影響がある

「やせすぎ」は不調や病気の原因になる

若い女性の多くが“やせすぎ”といわれている

日本の10～20代の若い女性には、BMIが18.5未満の“やせすぎ”の人が多いことが厚生労働省の調査で明らかになっています。アイドルやモデル、女優などへの憧れから極端な“やせ信仰”にはしり、無理なダイエットをしてしまうのです。その影響で生理が止まったり、将来不妊につながったりするリスクがあるのですが、こうした危険性を知らない人が多いのが実情です。

BMIの計算方法

$$\frac{\text{体重(kg)}}{\text{身長(m)} \times \text{身長(m)}} = \text{BMI値}$$

- 18.5未満 → やせすぎ
- 18.5～25未満 → 標準
- 25～30未満 → 肥満
- 30以上 → 高度肥満

体が飢餓状態になり、生殖機能がストップ

厳しい食事制限をすると、少ない食事から得られる栄養素やエネルギーは生命を維持するために脳や心臓などの重要な臓器に優先的に使われ、卵巣や子宮などの生殖機能は後回しにされます。無理なダイエットによって、生理が止まることがよくあるのはこのためです。ダイエットでは体脂肪が悪者扱いされますが、脂肪組織から分泌されるレプチンというホルモンによって生理周期が維持されており、適度な体脂肪は必要です。

一般に、女性は体脂肪が18.5％を下回ると女性ホルモンが減少し、8割の人が無月経になります。

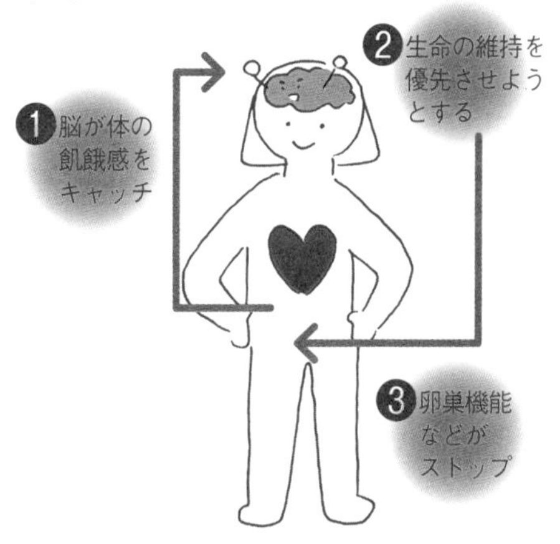
1 脳が体の飢餓感をキャッチ
2 生命の維持を優先させようとする
3 卵巣機能などがストップ

体が飢餓状態になると、今は妊娠・出産をする状況ではないと脳が判断する。すると視床下部から女性ホルモンを分泌させるための指令が出なくなり、卵巣の機能が停止。排卵も生理も起こらなくなる

将来的に体に影響が出る可能性も

若い頃の無理なダイエットのツケは、将来、体に現れます。骨粗しょう症はそのひとつです。ダイエットをくり返し、カルシウムやたんぱく質、ビタミンやミネラルが不足していると、そのリスクが高まります。女性ホルモンには骨からカルシウムが溶け出すのを防ぐ働きがありますが、更年期にさしかかり女性ホルモンの分泌が低下し始めると、若い頃の栄養不足も相まって骨粗しょう症になりやすくなるのです。

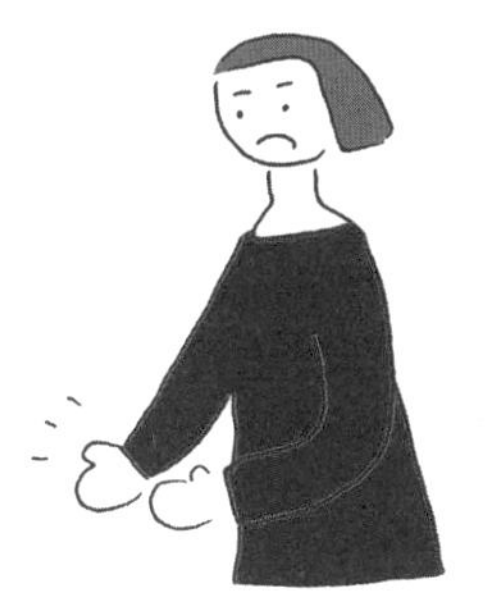
骨がもろくなるため、ちょっと転んで手をついただけで骨折することもある

「しっかり食べて運動」が体づくりの基本

無理な食事制限を続けると基礎代謝が下がるため、逆にやせにくくなります。極端に食べないダイエットではなく、BMIが標準〜やせの人は体重を減らすよりも、食事でたんぱく質やカルシウム、ビタミン類をバランスよくとり、筋力トレーニングや有酸素運動で見た目を引きしめるほうが健康的です。

筋肉や骨に欠かせない栄養素

- ビタミンK
  （ブロッコリー、わかめ、海苔、納豆など）
- カルシウム
  （牛乳、小松菜、チーズ、煮干しなど）
- タンパク質
  （鶏肉、チーズ、卵など）

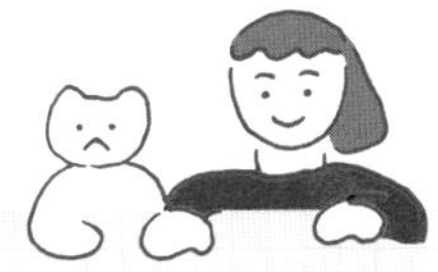

column

「食べたものを吐く」「食事が怖い」などの症状は摂食障害かも

やせ願望によって無理なダイエットを続けるうちに、「神経性食欲不振症（拒食症）」や「過食症」になる危険があります。拒食症では太るのが怖くて食事を避け、命にかかわるほどやせ細ります。一方、過食症では一気に大量に食べては吐く、あるいは下剤を使うという行為をくり返します。いずれも自力での治療はむずかしく、精神科や心療内科など専門医による治療が必要です。

女性に多い不調❶

顔や体がむくむ

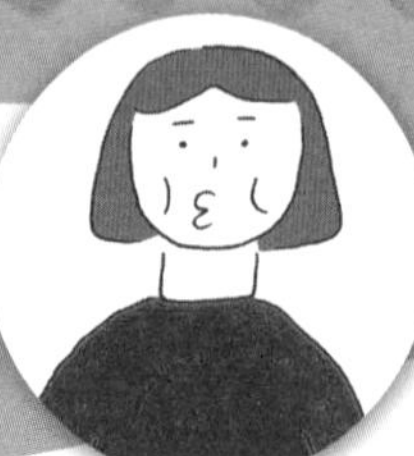

考えられる病気 PMS（月経前症候群）、腎臓や心臓の病気

原因と対策

余分な水分がとどまった状態。まれに病気のことも

むくみは、水分や塩分をとりすぎたり、同じ姿勢をとり続けたりすると起こりやすくなります。また、女性の場合、ホルモンの影響で生理前にむくみやすくなることもあります。下図のような予防対策で改善されるなら、あまり心配はいりません。

むくみが改善されないときや、指でむくみのある部位を押すとへこみができて、なかなか元に戻らないほどひどい場合は、腎臓や心臓の病気のほか、甲状腺機能低下症や膠原病などの何らかの病気が隠れている可能性があります。放っておかず、早めに内科へ。生理前のむくみはPMSが疑われます。この場合は婦人科で診てもらうとよいでしょう。

【むくみ予防のためにできること】

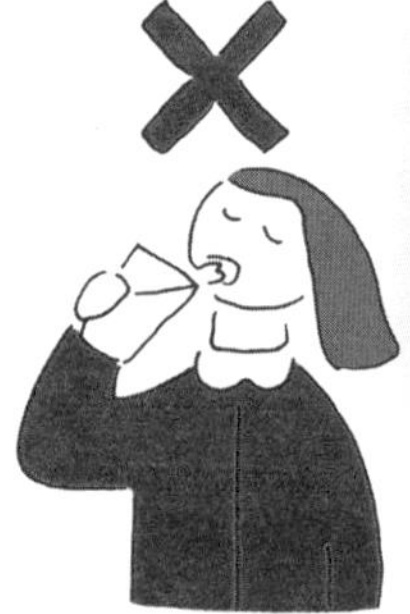

寝る前に水分をとりすぎない

就寝中の脱水を防ぐため水分補給は大切だが、がぶ飲みはNG。コップ1杯程度にとどめる

適度に運動する

体を動かすと血流やリンパの流れがよくなる。適度に汗をかくのもよい

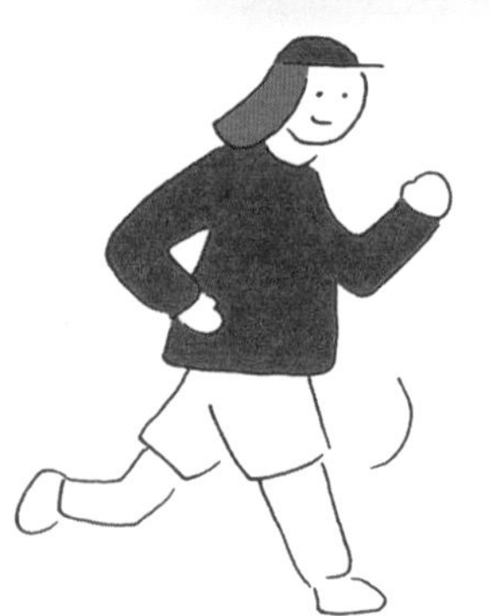

長時間同じ姿勢を続けない

血流やリンパの流れが悪くなるため、こまめに体を動かす。座りっぱなし、立ちっぱなしを避ける

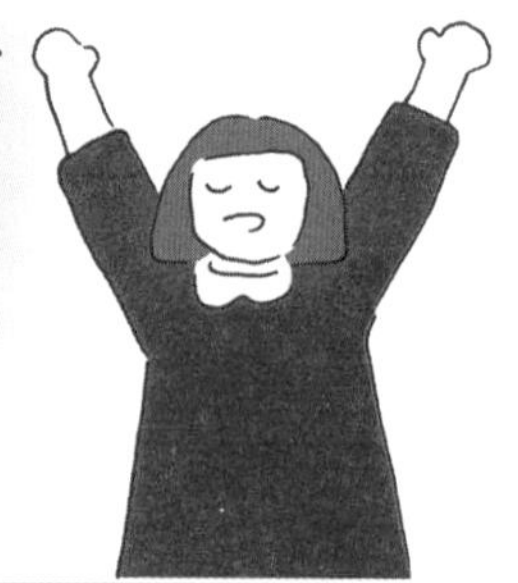

女性に多い不調❷

肌あれがひどい

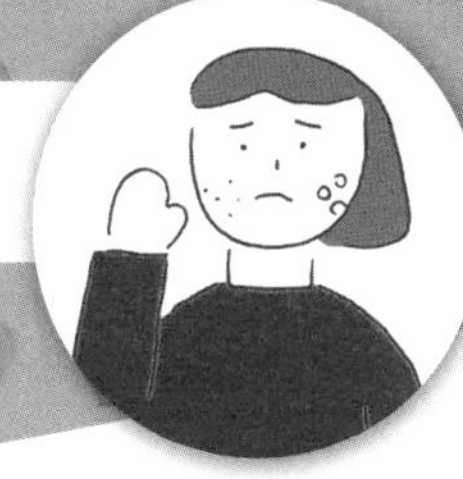

主な原因 日焼け、食事、ストレス、睡眠不足、ダイエットなど

原因と対策

ホルモンバランスの乱れが肌に現れる

女性の肌の状態はホルモンの影響を受けます。一般に、排卵前の時期はエストロゲンの分泌が増えて肌の状態は良好になりますが、排卵後～生理前にかけてはプロゲステロンの量が増えるため、皮脂が多くなりニキビができやすくなります。また、ダイエットや偏った食生活、ストレスによって女性ホルモンのバランスが乱れると肌あれしやすくなります。

さらに、肌あれには紫外線や空気中のホコリ、花粉などが関係していることもあります。紫外線対策や保湿ケアで対策しましょう。

肌あれがなかなかよくならない、むしろ日に日にひどくなるようなときは皮膚科で診てもらったほうが安心です。

【肌あれを防ぐために】

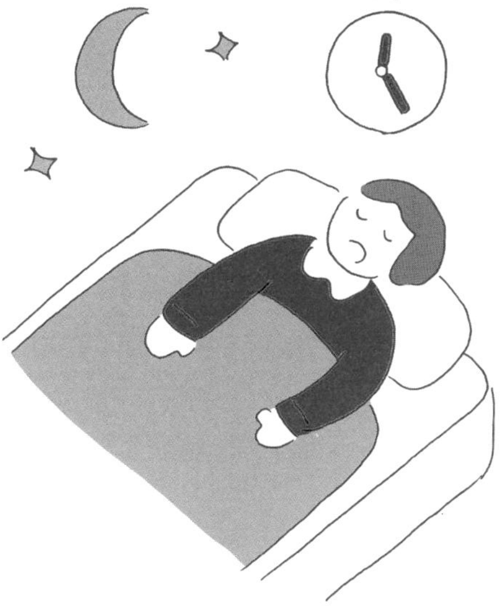

ひどい肌あれは皮膚科で治療を。化粧品は自分の肌質に合ったものを選ぶ。なにより十分な睡眠をとって体調を整えることが大切

肌あれにも効果アリな低用量ピル

低用量ピルは、生理痛や出血量の多さ、PMSなどの治療や避妊の目的で用いられますが、生理前のニキビや肌あれにもとても効果的です。ピルによって女性ホルモンを補い、ホルモンバランスを整えることでニキビや肌あれを改善します。

女性に多い不調③

めまいや立ちくらみが起こる

考えられる病気 貧血、メニエール病、低血圧、更年期障害、自律神経失調症

原因と対策

自律神経の乱れや病気など、あらゆる原因が考えられる

めまいや立ちくらみは、女性に多い症状です。一時的なもので、少し休んで回復するならあまり心配する必要はありませんが、たびたびくり返すときや、しだいに症状が重くなるときは何らかの病気が疑われます。

めまいや立ちくらみが現れる病気は非常に多く、例えばダイエットや過多月経による貧血、耳鳴りや難聴をともなうメニエール病、更年期障害など多岐にわたります。頻繁に起こるときは必ず受診して検査を受けましょう。

【こんな症状に注意】

目がくるくる回る
➡吐き気や耳鳴りもあれば、メニエール病の疑いがある

ふらふらする
➡脳に流れる血液の異変で起こる。貧血や、更年期症状として起こる

立ち上がった瞬間にぐらっとくる
➡自律神経の乱れによるもの。思春期と更年期に多い症状

【めまいや立ちくらみの対処法】

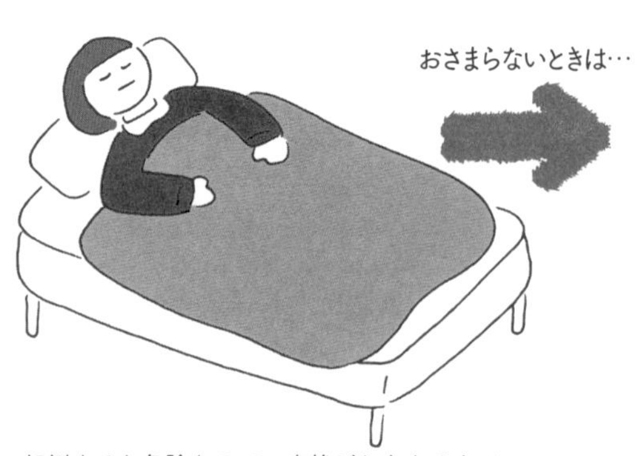

転倒すると危険なので、症状がおさまるまでは横になって安静に。病院に行くときは転倒事故を防ぐため、だれかに付き添ってもらう

おさまらないときは…

病院を受診

- 耳に異変がある
  ➡耳鼻科へ
- 手足のしびれなどがある
  ➡脳神経外科へ
- 吐き気などがある
  ➡内科へ

※迷う場合は総合病院へ

女性に多い不調 ❹

肩こりや首こりがつらい

主な原因 冷え、PMS（月経前症候群）、ストレス

原因と対策

筋肉がこわばって血液の流れが悪くなっている

肩や首のこりの原因は、ほとんどが筋肉疲労です。長時間同じ姿勢を続けたり、緊張してストレスがかかっていたり、冷房で体が冷えたりすると血行が悪くなって、筋肉がこりかたまってしまうのです。最近ではパソコンやスマートフォンなどを長時間見続けることも影響しています。さらに、女性は筋肉量が少ない人が多く、血行が悪く肩や首がこりやすくなります。

また、頸椎や腰椎などの関節が加齢によって変形すると、姿勢が悪くなってその影響で肩や首がこり、痛みやしびれが出ることも。ほかにも四十肩や五十肩など関節の病気も考えられるので、ひどいときは整形外科を受診します。

【ストレッチなどで体と心をほぐそう】

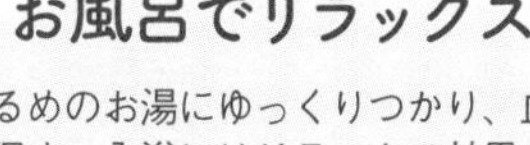

お風呂でリラックス

ぬるめのお湯にゆっくりつかり、血行を促す。入浴にはリラックス効果もあるので、精神的なストレスによるこりにもよい。好きな香りの入浴剤やアロマオイルを使うのもおすすめ

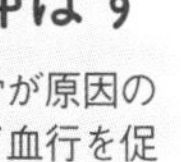

腕まわりを伸ばす

運動不足や筋肉疲労が原因のときは体を動かして血行を促す。仕事の合間や休憩時間にもストレッチをするとよい

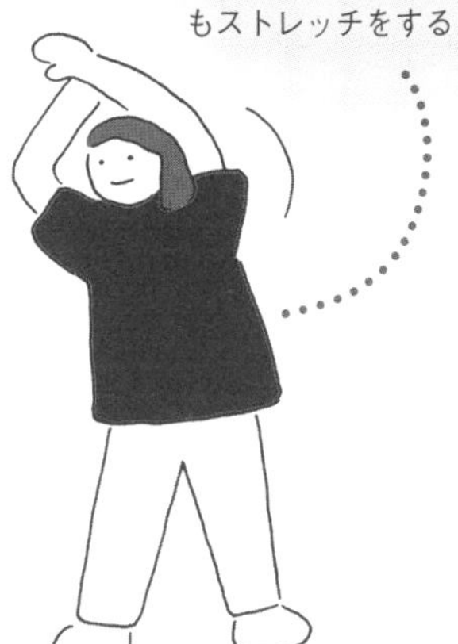

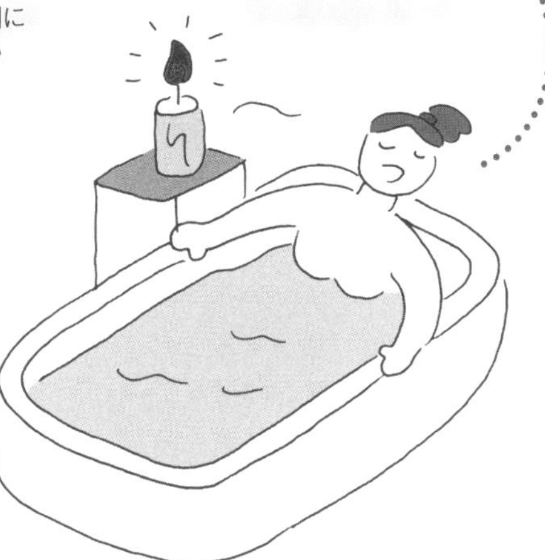

女性に多い不調 ⑤

貧血

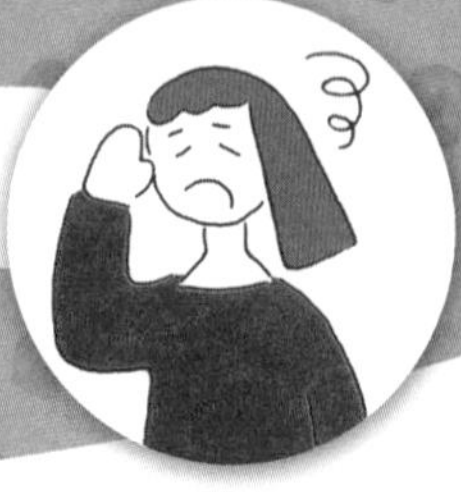

考えられる病気　過多月経、鉄分の不足、血液疾患など

原因と対策

鉄分の欠乏や病気が原因で起こる

貧血のほとんどは鉄分の欠乏によるもので、女性は毎月の生理が原因となります。加えて、食事からの鉄分摂取が少ないと鉄不足から貧血になるのです。また、生理の出血量が多すぎて貧血になるケースもあり、この場合は子宮筋腫や腺筋症などが原因です。ほかにも胃潰瘍や十二指腸潰瘍、がんなどによる出血や、血液疾患が原因で起こることもあります。

病気が原因であれば、その治療を先に進めます。それ以外の場合は鉄剤などの薬で治療できるので、まずは婦人科を受診しましょう。

【要注意の症状】

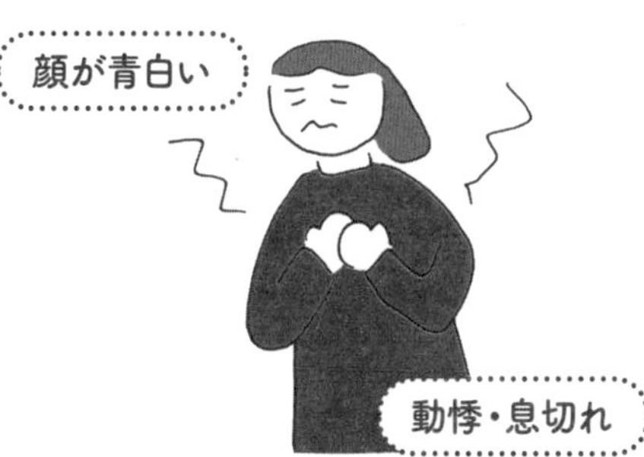

鉄は、酸素を運搬する赤血球の主要成分なので、赤血球が減ると酸素不足となり上記のような症状が現れる

【食事からしっかり鉄分をとろう】

ふだんの食事で鉄分を摂取することが大切。下表にある食品から動物性・植物性の両方の鉄をバランスよくとる。鉄の吸収を促すビタミンCを含む野菜やくだものもとるとよい

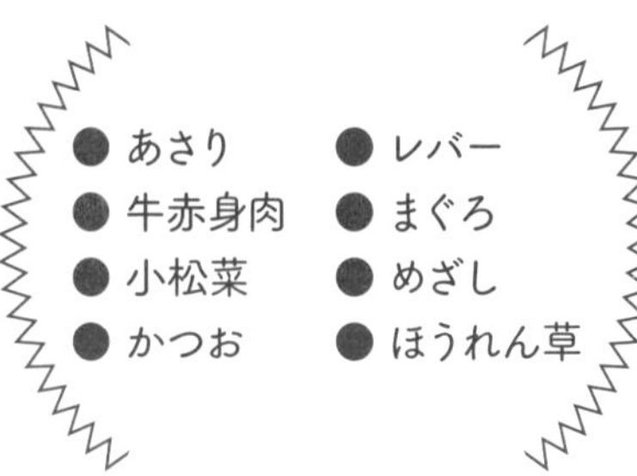

サプリで補うのもおすすめ

鉄は食品から補うのがベストですが、苦手な食材やアレルギーがあって食べられない場合はサプリも活用しましょう。鉄だけでなく、赤血球をつくるのに欠かせない葉酸が配合されたものがおすすめです。

女性に
多い不調
6

気持ちが落ち込んだり、すぐイライラしたりする

考えられる病気 うつ、PMS（月経前症候群）、自律神経失調症、更年期障害など

原因と対策

ホルモンバランスの乱れが原因かも

些細なことで落ち込んだり、イライラしたりすることはだれにでもあります。

原因は、女性の場合、ホルモンバランスの乱れによることが多く、生理周期と関連してよく見られます。生理前に特にひどくなるときは、PMSが疑われます。また、更年期障害によって自律神経の働きが乱れると、こうした症状が起こりやすくなります。

イライラや気分の落ち込みが一時的なもので、自分なりのストレス解消法で改善できるようであれば、心配はいりません。しかし、日常生活に支障をきたすようなときは早めに婦人科を受診します。症状によっては精神科やメンタルクリニックを紹介されることもあります。

【ストレス発散で気分を変えて】

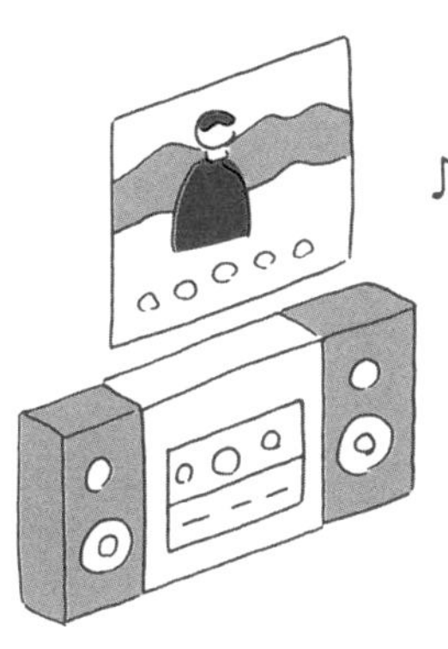

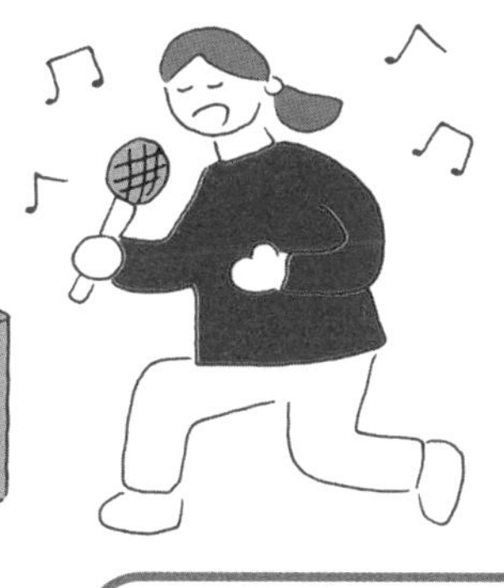

スポーツや趣味など、自分の好きなことでストレスを発散するとよい。逆に、こうした好きなことにも興味が失せ、やる気にならないときはメンタルクリニックを受診して

長期間続くときは心の病の可能性も

気分の落ち込みや憂うつな状態が長く続くときは、うつ病や適応障害などの心の病気が疑われます。眠れない、早朝に目が覚める、あるいは過度に寝すぎるなど、特に睡眠状態に異変があるときは医師に相談しましょう。

女性に
多い不調
❼

よく下痢をする

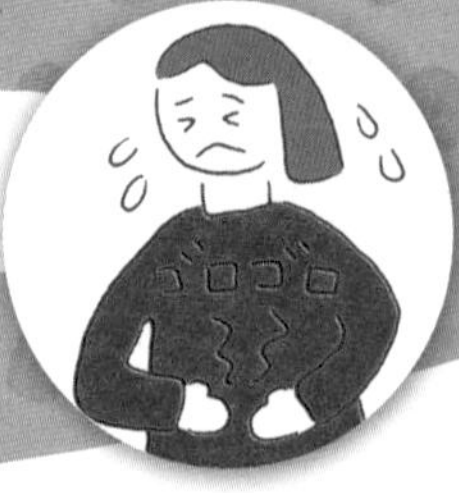

考えられる病気　自律神経失調症、過敏性腸症候群、PMS など

原因と治療

過度のストレスが原因になっていることが多い

腸はストレスによって影響を受けやすい臓器です。

特に仕事や人間関係などによるストレスが加わると、自律神経の働きが乱れて下痢をしやすくなります。毎日のように下痢をしたり、下痢と便秘をくり返したりする場合は自律神経失調症や過敏性腸症候群が疑われます。

生理前など、生理周期に伴って下痢になる場合は、婦人科で相談しましょう。

便の状態は、食べたものの影響を受けやすいので、一時的なものなら心配ありません。ただし、くり返すときや３週間以上続く場合は受診して、適切な治療を受けることが大切です。

なお、急激な下痢に加え、嘔吐や発熱、腹痛をともなうときは食中毒や急性胃腸炎なども考えられます。この場合は、市販薬で済まさずに、すみやかに内科を受診しましょう。

【主に薬で治療する】

ストレスによる下痢

- 整腸剤
- 漢方薬

その他

- 腸機能改善薬（ちょうきのうかいぜんやく）
- 鎮痙薬（ちんけいやく）

脱水症状にならないように水分補給はしっかり

下痢が続くと脱水症状を起こしやすいので、水分補給が必要です。冷たすぎたり熱すぎたりすると腸を刺激するので、常温かぬるめの水や薄い番茶、スポーツドリンクなどを少しずつとりましょう。

女性に多い不調 ❽

便秘がひどい

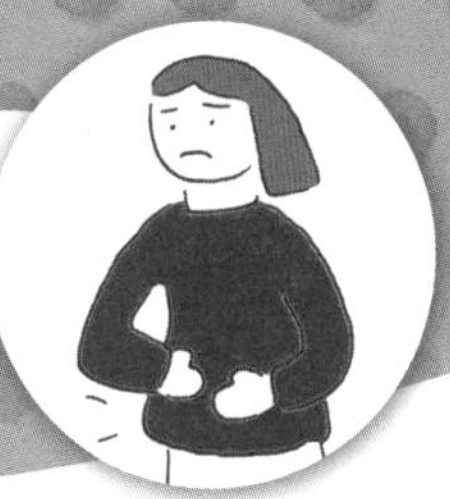

考えられる病気 子宮内膜症、子宮筋腫

原因と対策

3日以上排便せず、おなかの張りがつらいなら便秘

医学的には、何日排便がなければ便秘という決まりがあるわけではありません。排便が2～3日に1回でも本人にすっきり感があるなら問題はありません。しかし、排便がないことで腹部が張る、ガスがたまるなどの症状で困っているときは便秘と診断されます。

便秘には、環境の変化やストレスによる一時的なもの、運動不足や食事などの生活習慣による慢性的なもの、また大腸の病気が原因のものがあります。女性の場合、子宮筋腫や子宮内膜症などの病気によって腸が圧迫され、便通に異常が生じることもあります。

なかには、生理のときに便秘になるという人もいます。

【腸の動きをよくしよう】

ストレスをためすぎないようにする

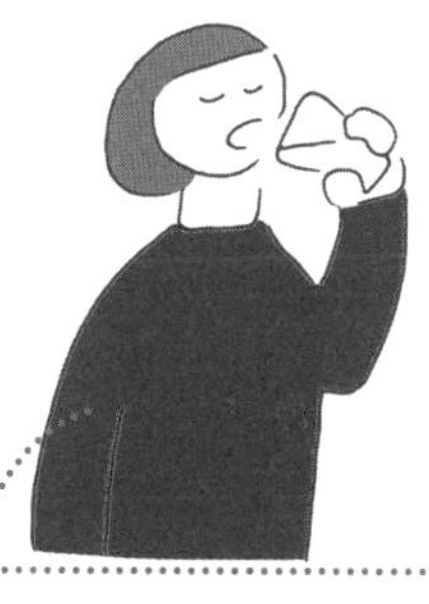

規則正しい生活を送る

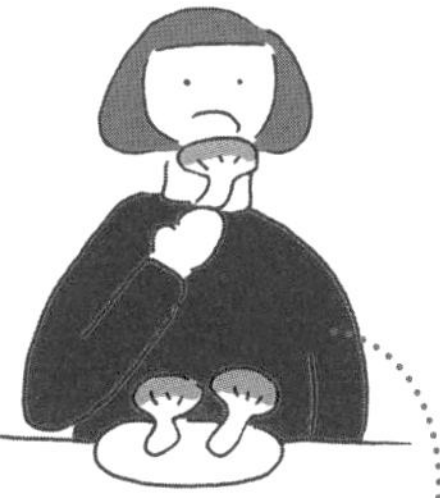

朝に1杯の水を飲んで腸を刺激する

きのこや海藻など食物繊維が豊富なものを食べる

改善されなければ…

内科や婦人科で相談を

食事や生活習慣を改善しても便通が続くときは、内科や消化器専門医で治療を。生理周期に伴うものは、婦人科を受診する

女性に多い不調 ❾

トイレが近い

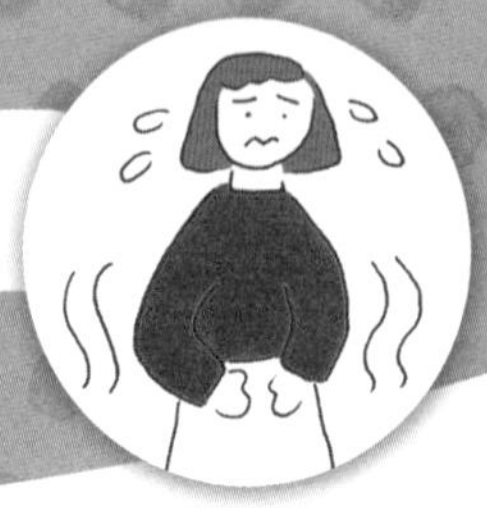

考えられる病気 子宮筋腫、膀胱炎、膀胱がん

原因と治療

すぐトイレに行きたくなるのを「頻尿」という

個人差はありますが、一般的には１日のトイレの回数は約５～７回です。１日の排尿回数が８回以上の場合は「頻尿」の可能性があります。

頻尿の原因には、膀胱内に尿がまだ十分にたまっていないのに膀胱が意思とは関係なく収縮する「過活動膀胱」や、膀胱炎などの「尿路感染症」、トイレが気になって何回も尿意を催す「心因性の頻尿」などがあります。女性では子宮筋腫が大きくなり、膀胱を圧迫するために頻尿になることもあります。

特に女性に多いのは膀胱炎です。トイレを長時間我慢したり、セックスで細菌が尿道に侵入したりすることが原因で、急に頻尿になる、排尿時に痛みがある、尿が濁っている、残尿感があるなどの症状が現れます。

【症状をくり返すときは病院へ】

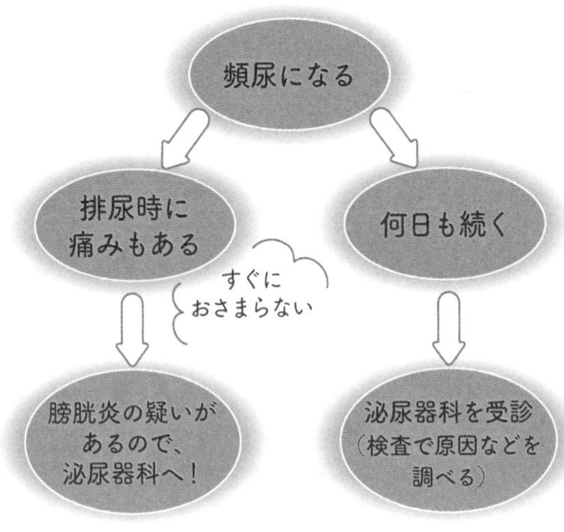
頻尿になる
排尿時に痛みもある
何日も続く
すぐにおさまらない
膀胱炎の疑いがあるので、泌尿器科へ！
泌尿器科を受診（検査で原因などを調べる）

膀胱炎はくり返しやすいことがある。
受診して抗菌薬できちんと治療することが大切

膀胱炎の再発予防に努めよう

水分をよくとる、排尿をがまんしない、生理用ナプキンはこまめに取り替える、排尿後の拭き方に注意するなど、尿路や膀胱内に細菌が侵入しないように注意。

女性に多い不調⑩

手足が冷える

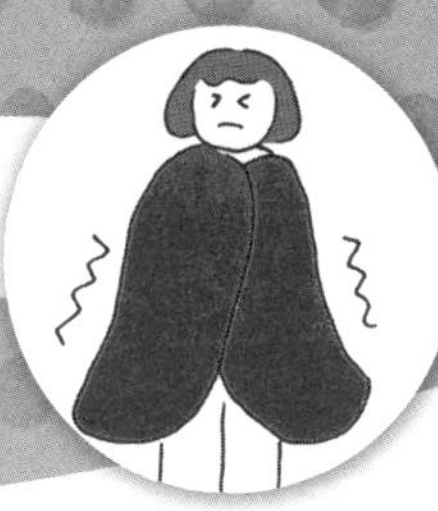

主な原因 低血圧、貧血など

原因と対策

十分に血が行き届いていない状態

体温は自律神経の働きにより、血管を収縮させたり拡張させたりして調節されています。ところが、女性はホルモンバランスが乱れると、自律神経の働きも影響を受けやすいため、冷えが起こりやすくなります。

ほかに、低血圧や貧血が原因の冷えもあります。特に手足が冷えるのは、末端ほど血管が細く、血行が悪くなりやすいからです。

冷えは食事や生活習慣を改善し、症状によっては漢方薬で治療します。

手足が冷える原因

- 筋力不足
- 低血圧
- 入浴時、湯船につからずシャワーですませる
- 運動習慣がない
- 薄手の洋服を好んで着ている

【 血の巡りを改善しよう 】

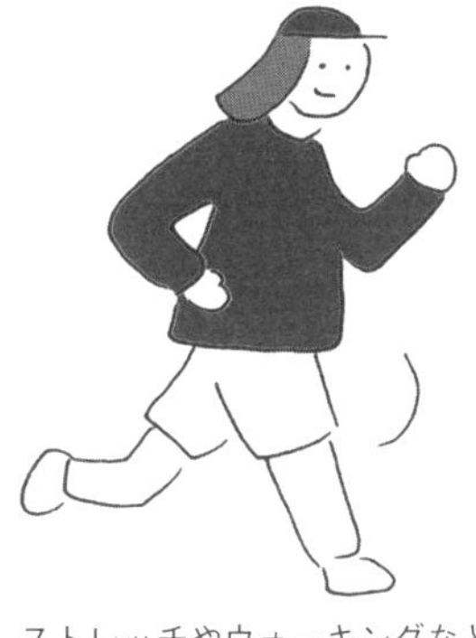

ストレッチやウォーキングなどの軽い運動をすると、血の巡りがよくなって自然と体が温まる。むくみ解消にもつながるので、できる限り取り組んでみよう

ひどい場合は…

内科を受診する

冷えがひどく、だるさやむくみ、肩こり、下痢などの症状がつらいときは受診する。人によっては漢方薬治療が有効な場合もある

年齢問わず気をつけたい女性に多い病気

月経異常や不妊の原因となる“甲状腺の病気”

甲状腺は、のどぼとけの下にある、蝶が羽を広げたような形の臓器で、脳下垂体からの指令を受けて甲状腺ホルモンを分泌します。甲状腺ホルモンには、脈拍や血圧、体温を上げ、新陳代謝を促す働きがあります。

甲状腺の病気は、特に20～40代の女性に多く見られます。

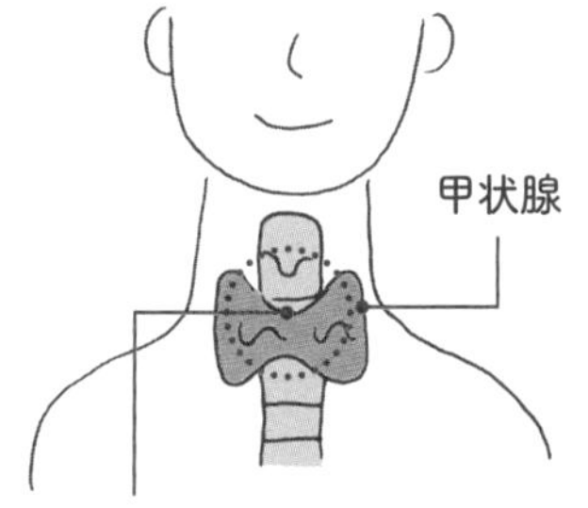

このあたりが腫れたり、しこりがあったりするときは要注意

【甲状腺の病気にはこんなものがある】

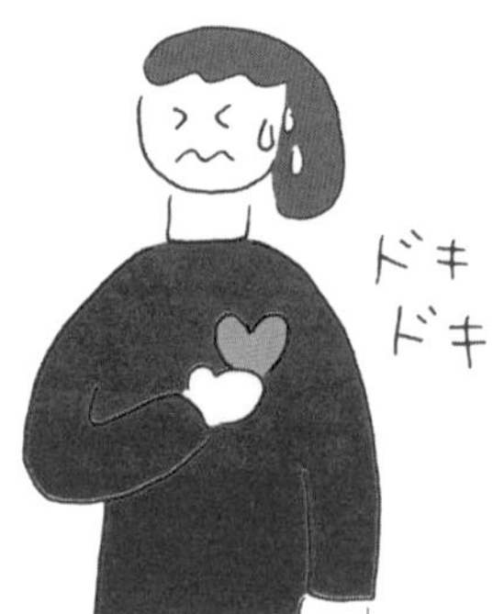
甲状腺ホルモンが過剰になる
バセドウ病
ドキドキ

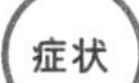

症状 動悸、体重の減少（食欲はある）、指の震え、暑がる、汗をかく、疲れやすいなど。また、眼が飛び出したように見えるのが特徴。甲状腺全体が大きく腫れる

原因 自己免疫疾患と考えられており、異常な免疫反応によって甲状腺が刺激され、甲状腺ホルモンが過剰につくられて分泌される

治療 内科を受診。甲状腺ホルモンの分泌を抑える抗甲状腺薬による治療のほか、放射性ヨウ素を用いるアイソトープ治療、手術による甲状腺の切除などがある

甲状腺機能が低下しうる
橋本病

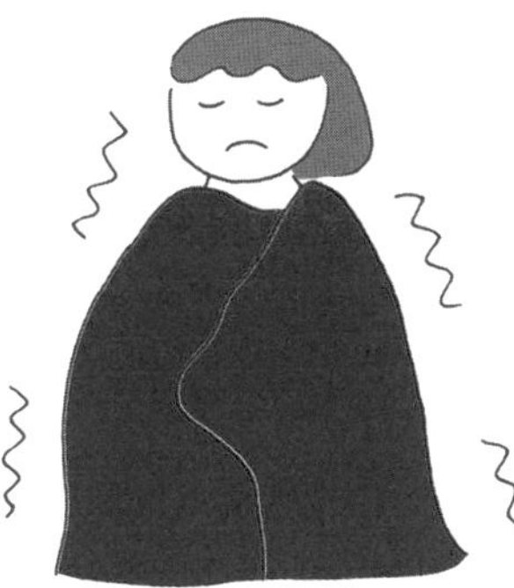

症状　全身の代謝が低下し、無気力や疲れやすい、むくみ、寒がる、体重増加などの症状が現れる。また、月経過多になることがある。甲状腺が腫れて、のどの圧迫感や違和感がある人もいる

原因　自己免疫疾患のひとつ。免疫異常によって甲状腺に慢性的な炎症が起こり、甲状腺が少しずつ破壊されていくため起こる。甲状腺ホルモンの分泌が減少すると、甲状腺機能低下症になる

治療　内分泌科を受診。甲状腺機能が正常であれば治療の必要はないが、甲状腺機能低下症になった場合は合成 T4 製剤による薬物治療がおこなわれる。妊娠を希望する場合は、内服が必要なことがあるので、必ず受診して相談する。

のどにしこりができる
甲状腺腫瘍

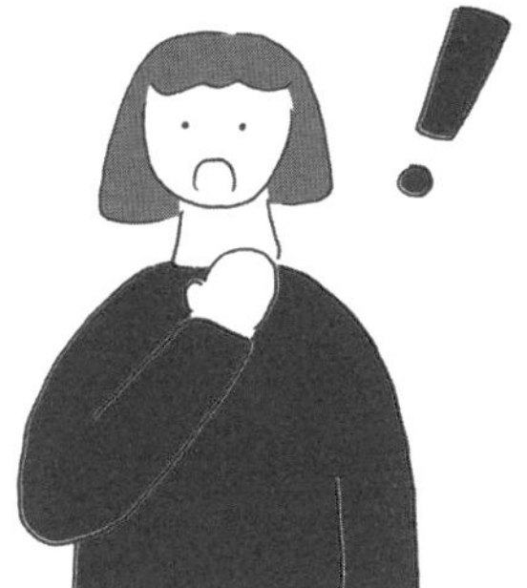

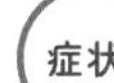

症状　悪性・良性とも痛みなどの自覚症状はない。ただ、腫瘍が大きくなると、のどのあたりを触ったときにしこりに気づくことがある

原因　明らかな原因は不明。悪性の場合は若年期の放射線被曝などが原因になる。一部の甲状腺がんでは遺伝的な要因（なりやすさ）が関係するものがある

治療　良性の場合は血液検査や超音波検査などを続けながら経過観察。甲状腺ホルモンの分泌に影響があるときは薬物治療をおこなう。悪性の場合は手術で切除し、術後に放射性ヨウ素内用療法をおこなう

関節に激しい痛みが起こる膠原病

膠原病とは1つの病気の名称ではなく、自己免疫反応の異常によって起こる病気の総称です。自分の体の骨や軟骨、内臓、血管などの組織が異常な免疫反応によって攻撃され、炎症が起こるもので、全部で100種類以上もの病気があります。原因不明の発熱や湿疹、関節の痛みなどの症状が多く見られます。出ている症状によって、内科や皮膚科を受診しましょう。

こんな病気がある

- 全身性エリテマトーデス
  ➡発熱や倦怠感、関節の痛みなど全身に症状が出る
- 関節リウマチ
  ➡全身の関節がこわばる
- 全身性強皮症
  ➡手指の腫れ、こわばり

【膠原病の主な病気】

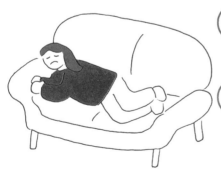

全身に症状が出る
全身性エリテマトーデス

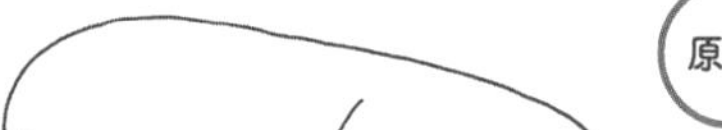

症状　初期には発熱や全身の倦怠感、関節の腫れや痛みが現れる。顔に赤い蝶形の発疹が出ることがある。ほかにも日光過敏症や脱毛、口腔内の潰瘍など。重症の場合は内臓にも症状が出る

原因　自己免疫反応によるが詳しい原因は不明。紫外線やウイルス感染などが引き金になることも。遺伝的要因もある

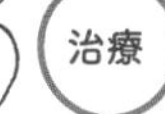

治療　現れている症状を改善する薬物治療が中心。炎症を鎮めるにはステロイド薬によるパルス療法をおこなうか、免疫抑制薬を用いる。血栓ができやすい人には抗凝固療法などもおこなわれる

関節が痛み、変形する
関節リウマチ

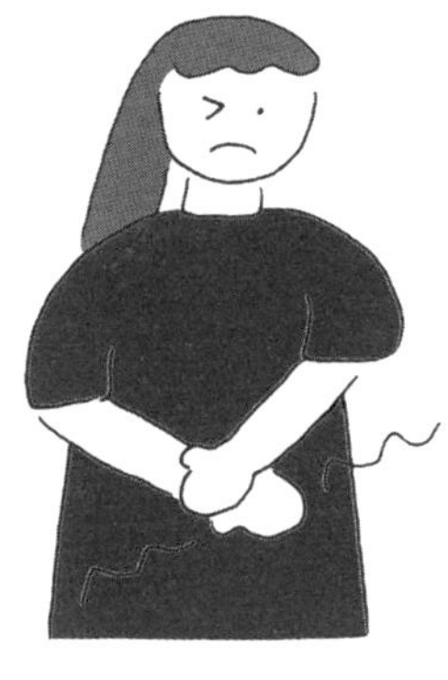

症状 初期には、両手の指の関節にこわばりや痛み、腫れが左右対称に現れる。朝、起きてから30分以上こわばることも。進行すると、肩やひじ、股関節などの大きな関節にも異常が現れ、しだいに関節が破壊され、変形する

原因 自己免疫反応による。細菌やウイルス感染、遺伝的要因などが引き金になると考えられている

治療 免疫異常を改善する抗リウマチ薬をはじめ、関節の炎症や痛みにはステロイド薬や非ステロイド系抗炎症薬を用いる。生物学的製剤やJAK（ジャック）阻害薬が使われることも

手足の皮膚や臓器が硬くなる
全身性強皮症

原因 自己免疫反応によるが、詳しい原因は不明。遺伝はしないが、遺伝的な要因（なりやすさ）が関係していると考えられている

治療 それぞれの症状に対して薬物治療がおこなわれる。ステロイド少量内服療法、皮膚硬化にはリツキシマブ、間質性肺炎にはシクロホスファミドやマルチキナーゼ阻害薬などの薬が用いられる

症状 初期症状には、レイノー症状（冷えると手指が蒼白〜紫色になる）がある。手指の腫れ、こわばり、皮膚の硬化がしだいに全身に広がる。内臓に起こる障害としては間質性肺炎や強皮症腎クリーゼ、逆流性食道炎などがある

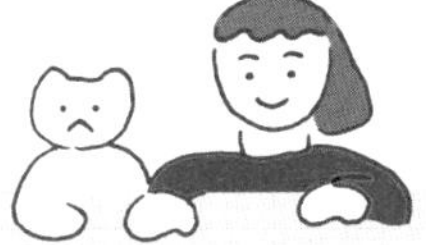

column

妊娠を希望する人は医師に相談して進める

自己免疫疾患は生殖年齢の女性が発症することが多く、妊娠・出産の時期に重なることが少なくありません。治療薬によっては妊娠前に種類の変更が必要なため、妊活を始める前に主治医とよく相談しましょう。

不妊の原因にもなる子宮の病気を知ろう

生理の異変によって気がつく人が多い

子宮は、骨盤の下あたりにある鶏の卵くらいのサイズの臓器で、筋肉の層でできています。

子宮に何らかの病気が発症した場合、初期には生理に関連する症状が現れることが多いです。経血の量が増えたり、生理痛がひどくなったりします。病気の進行度によっては、子宮周辺の臓器にも影響がおよび、便秘になったり頻尿になったりすることも。生理に異変があった段階で、早めに婦人科を受診することが大切です。

【子宮の病気にはこんなものがある】

子宮にコブができる
子宮筋腫

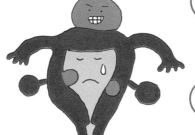

症状 自覚症状がないことが多いが、筋腫のサイズや位置によっては生理の出血が多くなる。レバーのような血の塊が出たり、出血量が増えたりする。貧血やセックス時の痛みもある。筋腫が大きくなると便秘や頻尿が起こることも

原因 原因は不明。筋腫が大きくなるのには、女性ホルモンのエストロゲンが関係している。妊娠中に筋腫が大きくなることも。閉経すると小さくなる

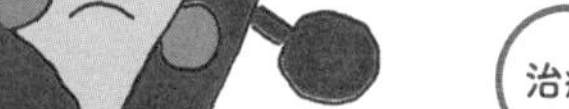

治療 超音波検査で大きさや個数、位置がわかる。必ずしも治療が必要なわけではなく、治療法の選択は年齢や、妊娠・出産などライフプランによって決める。薬物療法のほか、手術による筋腫の摘出、あるいは子宮全摘出などがある

子宮内膜がほかの場所にできる
子宮内膜症

症状 女性ホルモンの影響で、子宮以外の場所で毎日出血が起こることで癒着が生じ、生理痛が強くなる。癒着が進むと生理期間以外にも下腹部や腰に痛みがある。不妊の原因にもなる

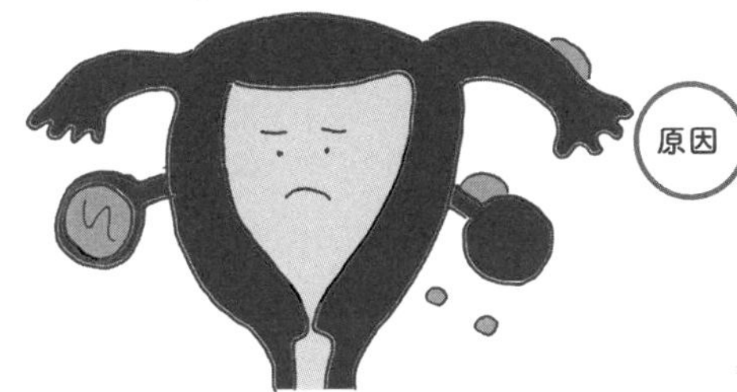

原因 経血の逆流が原因といわれている。子宮内膜が子宮以外の場所に増殖していくため、生理をくり返すたびに進行する。内膜症が特に起こりやすいのは卵巣、ダグラス窩、腹膜など

治療 不妊症の検査で発見されることがよくある。超音波検査や血液検査、内診などで診断する。治療方針は妊娠・出産のライフプランによって決める。ホルモン療法や病変のみの切除手術、子宮や卵巣・卵管の摘出手術などがある

このなかのひとつが…

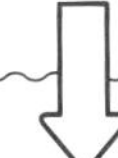

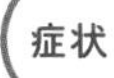

子宮内膜が子宮の筋肉で増える
子宮腺筋症

症状 進行するにつれて生理の出血量が増え、生理の期間が長くなる。そのため、貧血になることもある。生理痛も強くなる。また、セックス時に痛みを感じることがある

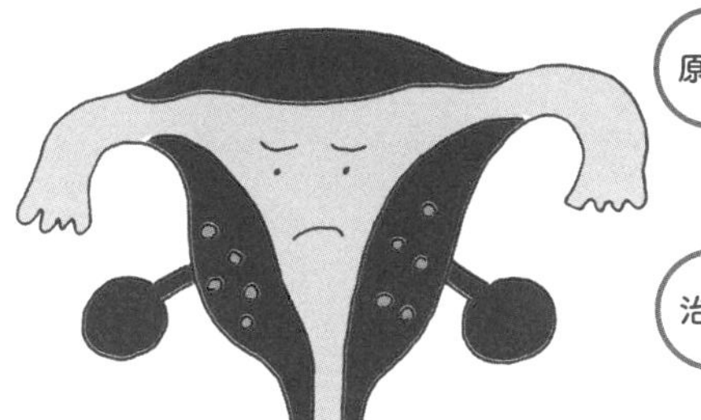

原因 詳しい原因はわかっていないが、子宮の手術既往が影響することもあるといわれている

治療 症状が軽い場合は経過を観察。生理痛には鎮痛薬で対処する。症状が強い場合はホルモン療法や状況によっては手術を選択する。妊娠・出産を希望するかによって治療方針を相談

子宮内膜に腫瘍ができる

子宮内膜ポリープ

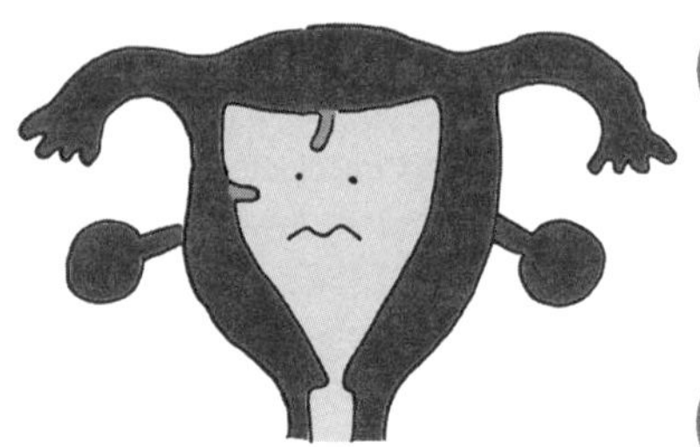

症状 子宮内膜がポリープ状に突出したものが子宮内膜ポリープ。不正出血が起こったり、過多月経や生理が長引いたりするといった症状がある。不妊症につながることも

原因 なぜポリープができるのかははっきりとわかっていないが、女性ホルモンの影響などが考えられる。原因は不明だが再発しやすい病気でもある

治療 経腟超音波検査や子宮鏡検査で診断できる。治療は症状があるかどうかやポリープの大きさなどを総合的に判断して進める。手術でとることもあれば経過観察となることもある

子宮の入り口に腫瘍ができる

子宮頸管ポリープ

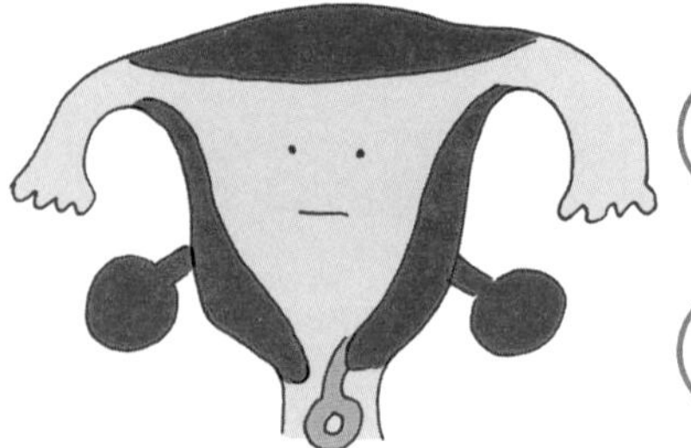

症状 ポリープの大きさは米粒から親指大で、数は１個とは限らず複数できることもある。ポリープがこすれることによって出血が起こるため、セックス時や生理以外で出血がある。または褐色のおりものが増える

原因 なぜポリープができるのかわかっていない

治療 ほとんどが良性なので放っておいて問題はない。ポリープが大きく、出血がある場合などは手術でポリープを根元から切除する。通常数分で終わり、入院も必要ない

子宮のがんは命にもかかわる

子宮にできるがんには、子宮頸がんと子宮体がんの2つがあります。どちらも進行すると全身に転移し、命にかかわります。

子宮頸がんは子宮の入り口にできるがんで、HPV（ヒトパピローマウイルス）の感染が原因で発生すると考えられています。20代からでも発生する確率が高いがんです。子宮体がんは子宮体部の内側の粘膜に発生するがんで、特に閉経前後の50～60代は注意が必要です。詳しい原因は不明ですが、エストロゲンと関連があるタイプと、関係なく発生するタイプがあります。

【 頸がんと体がんでは、がんができる場所がちがう 】

子宮頸がん

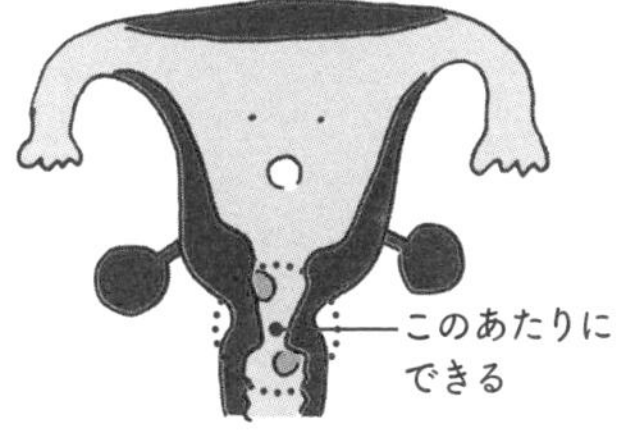

症状　初期には自覚症状がない。不正出血やおりもの、セックスのあとの出血で気づくことも。自覚症状が出たときは進行している。HPVワクチンの接種で予防できる病気（P.166）

治療　初期なら子宮頸部の切除。年齢が若く、妊娠・出産を希望する場合は子宮を残す方法を検討するが、進行度によっては子宮の全摘出、および周囲のリンパ節まで切除することもある

子宮体がん

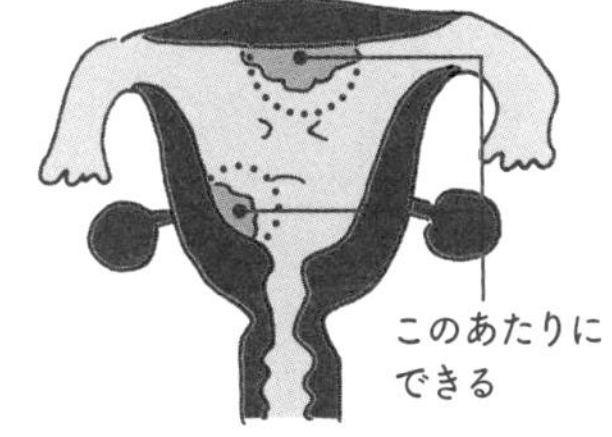

症状　不正出血が見られることが多い。進行すると、下腹部痛などもでる。不正出血があったら必ず受診すること

治療　子宮の全摘出が基本。転移しやすい卵巣や卵管も切除する。術後には放射線治療や抗がん剤治療をおこなう。ごく初期で妊娠・出産を希望する場合はホルモン薬による治療もある

閉経後にも注意が必要な卵巣や腟の病気

卵巣には腫瘍ができやすい

卵巣は排卵や女性ホルモンを分泌する役割があるため傷つきやすく、修復をくり返す影響で腫瘍ができやすい臓器です。卵巣にできる腫瘍は、卵巣内にたまった内容物によって「のう胞性腫瘍（卵巣のう腫）」と、卵巣がんなどの「充実性腫瘍」に分けられます。のう胞性腫瘍には、チョコレートのう胞や粘液性のう胞、しょう液性のう胞などがあります。

卵巣は排卵やホルモン分泌という重要な働きがある臓器です。そのため、年齢や妊娠・出産などのライフプランによって治療法を慎重に検討する必要があります。

【卵巣の主な病気】

排卵しなくなる
多のう胞性卵巣症候群

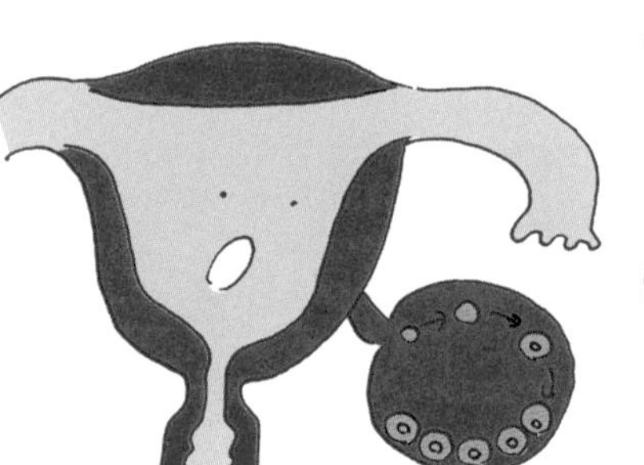

症状 生理不順になったり、生理が止まったりする。男性ホルモン値が高くなり、体毛が濃くなる、ニキビができるなどの症状が現れやすい

原因 卵巣内に未熟な卵胞が増え、卵巣を覆う膜が厚く硬くなることが原因。そのため、排卵が起こりにくくなる

治療 ホルモン補充療法で女性ホルモンを補い、生理周期を整える。不妊がある場合は排卵誘発剤を併用する。腹腔鏡手術で排卵をしやすくする処置をすることもある

卵巣が腫れる

卵巣腫瘍

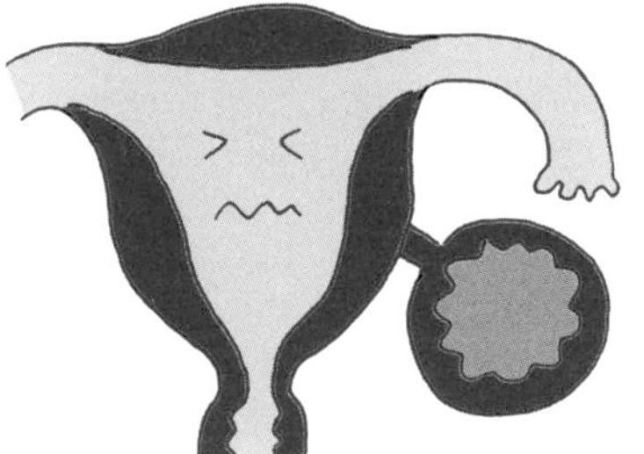

症状 それなりの大きさでも自覚症状がでにくい。かなり大きくなると、腹部がふくらみ、腹痛や腰痛、便秘、頻尿などの症状が出る。腫瘍がねじれて茎捻転を起こすと、急激に激しい腹痛が起こる

原因 詳しい原因は不明。腫瘍の種類によって異なる

治療 腫瘍が小さく、良性であれば経過を見るが、5㎝以上になった場合は摘出手術を検討。年齢や妊娠・出産の希望、腫瘍の大きさなどによって、腫瘍だけを取り除くか、腫瘍がある卵巣や卵管ごと取り除くかを検討する

このなかのひとつが…

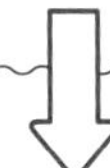

腫瘍の中に水がたまる

卵巣のう腫

（のう胞性腫瘍）

症状 腫瘍が小さいうちは自覚症状がない。こぶし大になると腹部がふくらみ、腹痛や腰痛、便秘、頻尿などの症状が出る。茎捻転を起こすと、吐き気や激しい腹痛が急激に起こる

原因 のう腫の種類によって異なる。チョコレートのう胞は子宮内膜症の一種で、卵巣内に子宮内膜の出血がたまることが原因

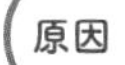

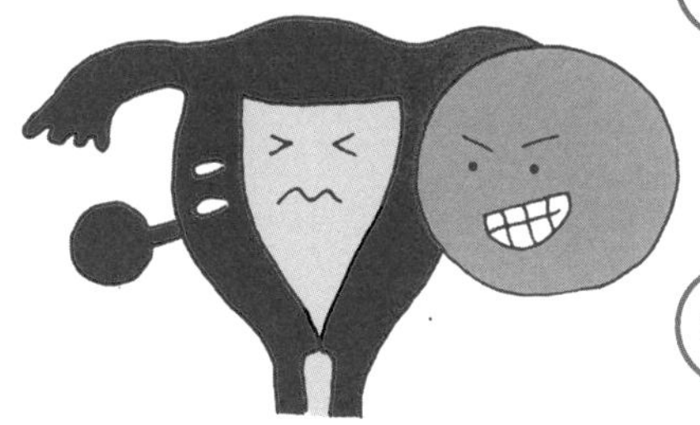

治療 腫瘍が小さく、良性であれば経過を見る。良性でも5㎝以上になった場合は茎捻転の心配があるため、手術を検討する。年齢や妊娠・出産の希望などにより切除範囲を決める

卵巣内で髪の毛や爪ができる

奇形腫

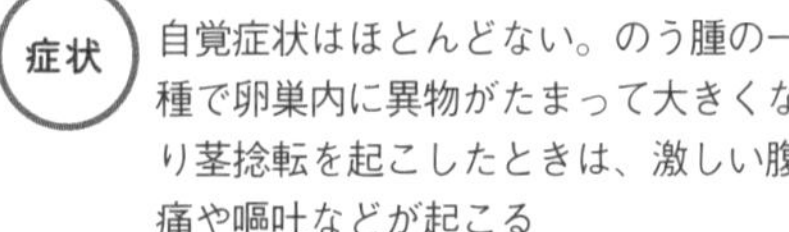

症状 自覚症状はほとんどない。のう腫の一種で卵巣内に異物がたまって大きくなり茎捻転を起こしたときは、激しい腹痛や嘔吐などが起こる

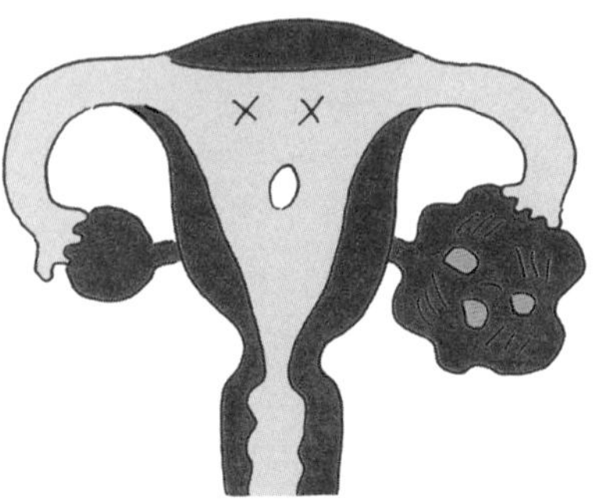

原因 卵巣内で卵子のもとになる胚細胞が分裂し、成熟途中の卵子などが混じって髪の毛や爪、歯などが含まれる異物ができる。20 ～ 30 代に多く、左右の卵巣に発生することもある

治療 悪性化する可能性があるため、超音波検査や血液検査で診断を確定し、摘出手術をおこなう。癒着がひどい場合は子宮も同時に摘出することがある

症状が乏しい

卵巣がん

症状 初期にはほとんど自覚症状がなく、進行や転移が早いため、早期に発見するのがむずかしい。卵巣が腫れて腹水がたまると、下腹部がふくらんでくる。膀胱や腸が圧迫され、頻尿や便秘などの症状が出て気づくことがある

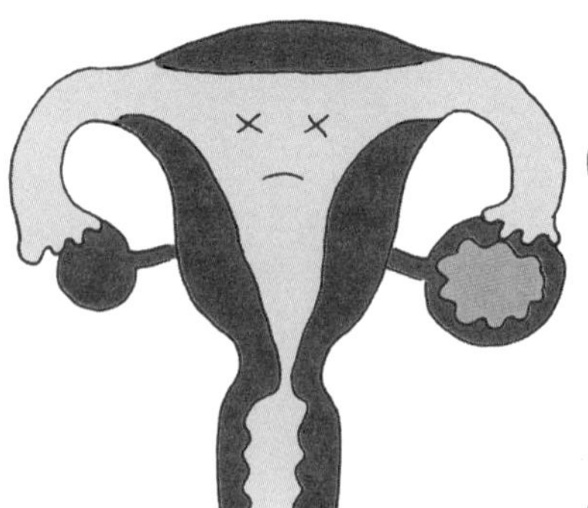

原因 詳しい原因は不明。どの年代にも起こるが、特に 50 歳以降や閉経後の人は注意。また、出産経験がない人、肥満の人、子宮内膜症の症状がある人はリスクが高いといわれている

治療 超音波検査や血液検査、CT、MRI などで診断。治療は開腹手術が基本。ただし、進行度によっては化学療法などを組み合わせることもある

細菌感染が起こりやすい"腟"

腟内には、デーデルラインかん菌という菌が常在して腟内を酸性に保つことで細菌感染が起こらないようになっています。しかし、過労などでその働きが弱まってしまうと細菌が増殖して炎症が起こります。

腟は排尿時や排便時のほか、生理用ナプキンやタンポンの使用、セックスのときなどに雑菌が侵入して感染が起こりやすいので、注意が必要です。

【腟の主な病気】

体調不良などで病原体が増える
腟炎

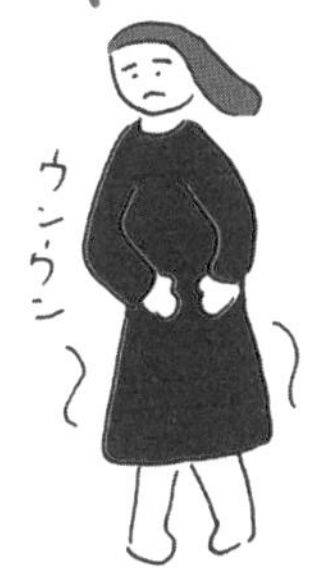

症状 おりものが増え、色や量に変化がある。においが強くなったり、異臭がしたりすることもある。また、かゆみや痛みを感じる。感染した菌によっては激しいかゆみ、ただれができることもある

原因 免疫力低下による細菌やカビなどの感染による。原因菌には、大腸菌やブドウ球菌、カンジダ菌などがある

治療 原因菌を特定し、抗菌薬や抗真菌薬などを用いる。腟に入れる腟剤、飲み薬、軟膏などもある。抗菌薬はきちんと服用しないと再発し、治りにくくなるため、決められた期間は必ず服用する

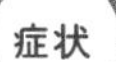

腟の入り口に分泌液がたまる
バルトリン腺のう胞

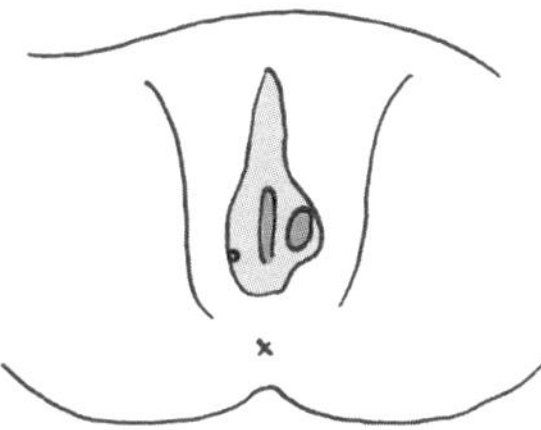

症状 腟の入り口にあり、粘液を分泌する部分に分泌液がたまって腫れあがる。感染を起こすと痛みを伴い、この場合はバルトリン腺膿瘍という

原因 感染などによる炎症で開口部が閉塞することで起こる

治療 内溶液を注射器で吸い出したり、感染を起こしているときは抗菌薬を服用することも。くり返すときは手術も検討する

触ってチェックできる乳房の病気

しこりや分泌物がないかチェックしよう

乳房は自分の目で見たり、触ったりして異変を見つけることができます。定期的に検診を受けるだけでなく、自分でチェックする習慣をつけると早期発見・早期治療につながります。

閉経前の女性は生理が終わった１週間～10日以内は乳房がやわらかく、異変を見つけやすくなります。閉経後の場合は、毎月自分で日を決めておこなう習慣をつけましょう。

【セルフチェックのしかた】

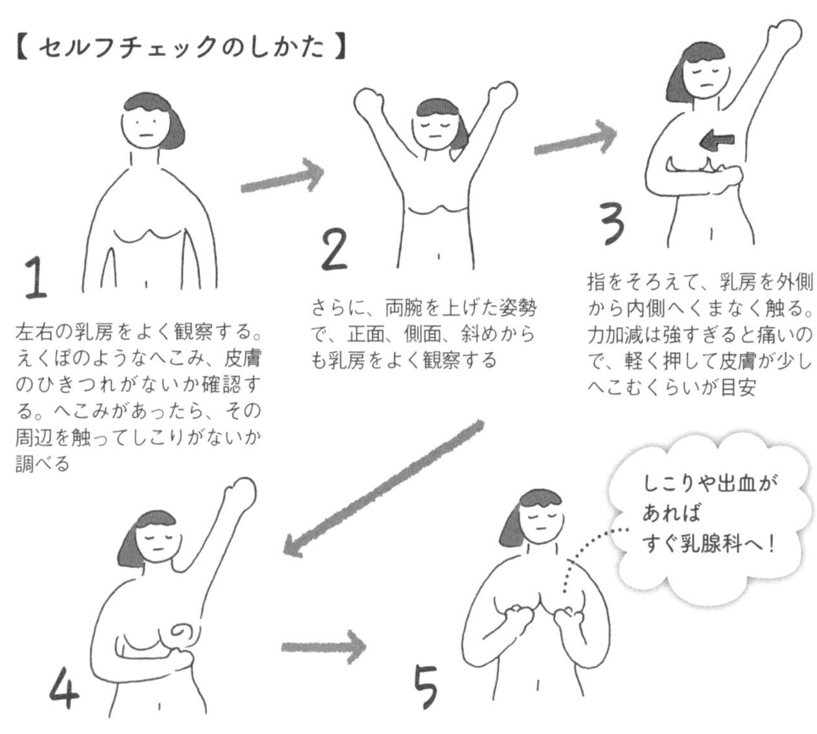
1
2
3
4
5
しこりや出血が
あれば
すぐ乳腺科へ！

1 左右の乳房をよく観察する。えくぼのようなへこみ、皮膚のひきつれがないか確認する。へこみがあったら、その周辺を触ってしこりがないか調べる

2 さらに、両腕を上げた姿勢で、正面、側面、斜めからも乳房をよく観察する

3 指をそろえて、乳房を外側から内側へくまなく触る。力加減は強すぎると痛いので、軽く押して皮膚が少しへこむくらいが目安

4 乳房だけでなく、わきの下や鎖骨の下までのの字を描くように触って確認する。乳房が垂れている人はふくらみの下も忘れないようにチェック

5 乳頭の根元を軽くつまんで、血液や分泌物が出ないかを調べる。もし出血があったらそれ以上、力を入れないようにする

【こんな病気がある】

乳腺に悪性腫瘍ができる

乳がん

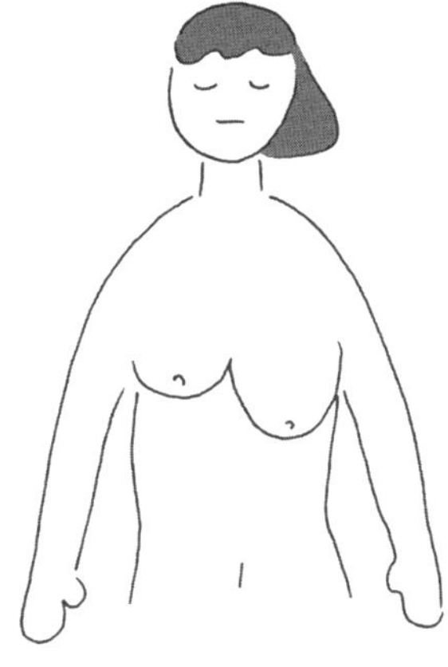

症状 しこりに触れて気づくことが多い。進行すると皮膚のひきつれやへこみがあったり、乳首の位置が左右でちがったりする。乳頭から血が混じった分泌物が出ることもある。がんが大きくなると、皮膚が赤く腫れてただれたり、膿が出たりする

原因 女性ホルモンのエストロゲンが関係していると考えられているが、詳しい原因は不明。喫煙や飲酒、ホルモン薬などが影響しているともいわれる。遺伝的な要因が強い場合もある

治療 マンモグラフィ検査や細胞診などで診断を確定。治療は手術による切除が第一。放射線と抗がん剤治療などをおこなうことも。切除範囲は、がんの進行度、広がり具合によって決まる

乳房に良性のしこりができる

乳腺線維腺腫

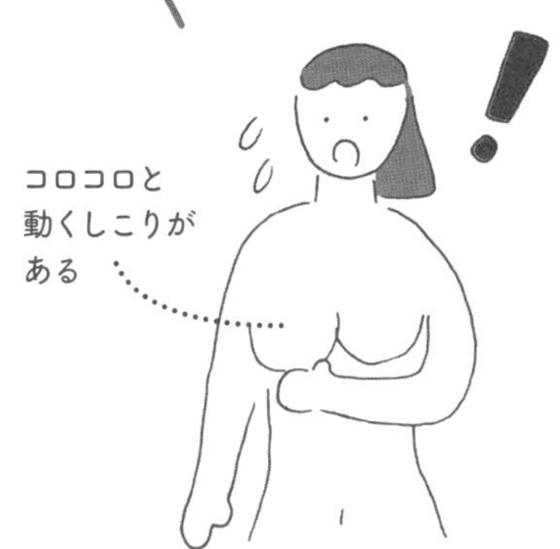

症状 1～3㎝程度の丸いしこりができる。大きいものでは鶏卵くらいになることも。しこりは皮膚の下でコロコロと動く。通常は片側だけだが、左右の乳房にできることもある

原因 乳腺と乳房の線維組織が増殖し、しこりになるため。詳しい原因は不明だが、ホルモンの過剰分泌によると考えられている

治療 触診やマンモグラフィなどで診断を確定。しこりが良性であれば、特に治療の必要はない。大きくなったときは、局所麻酔で切除する

乳腺が硬くなる

乳腺症

症状 生理前になると乳房が張って痛みがあり、乳腺がしこりのように硬くなる。実際にはしこりではなく、乳腺の一部が硬くなったもの。30～40代に多く見られる

原因 女性ホルモンの影響と考えられている

治療 良性かどうかを確認し、乳腺症であれば経過を観察する。痛みが強い場合はホルモン薬で治療する。閉経とともに自然に治ることが多い

乳房が赤く腫れて痛む

乳腺炎

症状 乳房が赤く腫れて、強い痛みがある。乳房内に乳汁がたまって起こる「うっ滞性乳腺炎」と、乳頭から細菌が侵入して感染が起こる「化膿性乳腺炎」の2種類がある

原因 どちらも産後の授乳時期に起こることがある。化膿性乳腺炎は赤ちゃんに乳首を噛まれた傷口などからの感染が多い

治療 うっ滞性乳腺炎ではたまった乳汁をしぼり出し、乳房を冷やす。化膿性乳腺炎も同様の処置をし、化膿している場合は抗菌薬を服用する。悪化した場合は切開することもある

乳首がただれたり、湿疹ができたりする

乳輪炎

症状 乳首にただれや湿疹などの炎症が起こり、そのうち痛みやかゆみが出る

原因 乳輪には皮脂腺があるが、皮脂の分泌が減少すると炎症が起こったり、細菌に感染したりする。アトピー性皮膚炎などのアレルギーがある人に多い

治療 患部を清潔に保ち、細菌感染があれば抗菌薬の軟膏で治療する。感染がない場合はかゆみと炎症を抑えるステロイド薬の軟膏が有効

乳管内に腫瘍ができる

乳管内乳頭腫

症状 乳頭の下の太い乳管にしこりができる。しこりは1cmほどの大きさで、やわらかい。痛みはないが、乳頭から血が混じった分泌物が出ることがある

原因 詳しい原因は不明。40～50代で、出産経験のない人に多い

治療 乳管内乳頭腫は良性だが、採取した分泌物の細胞診でがんとの鑑別をする。良性なら治療の必要はない。しこりが大きく、分泌物が出るときや、がんの場合は手術で切除する

【乳房の検査はこんなふうにする】

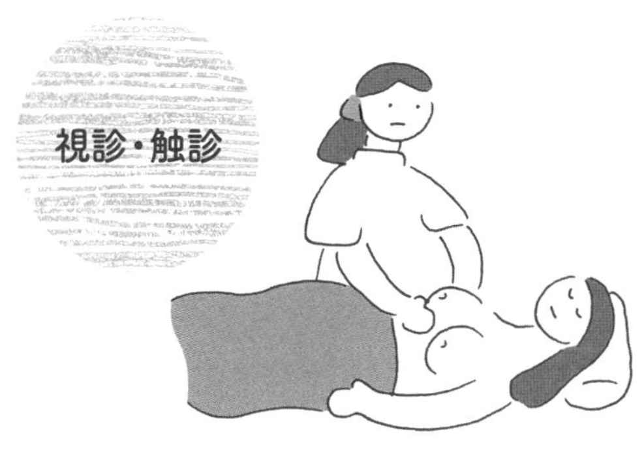

乳房をよく観察し、しこりの有無、へこみやくぼみ、ただれの有無、乳房の左右の形や乳頭の位置、乳頭からの分泌物の有無などを触りながら確認する。しこりがある場合は、大きさや硬さ、動きなども触りながら調べる

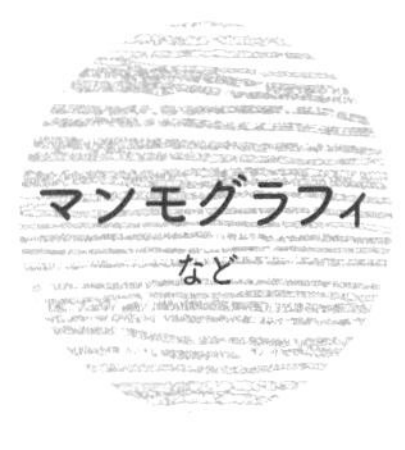

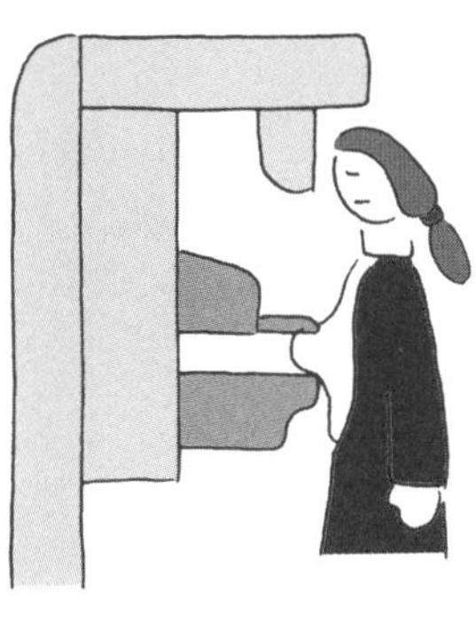

マンモグラフィは乳房専用のX線検査。２枚の板の間に乳房を挟んで圧迫し、薄く伸ばして撮影する。触診ではわからない、小さな病変や微細な石灰化も発見できる。また、病変の位置やがんの広がりなどを調べることもできる。やや痛みを感じる人も。ほかに、必要に応じて超音波検査やCT、MRIなどの画像検査、分泌物や採取した組織の細胞診・組織診などがおこなわれる

Column

HPVワクチン、今からでも打つべき？

子宮頸がんはヒトパピローマウイルス（HPV）の感染によって起こるため、予防ワクチンの接種が有効です。小学６年生～高校１年生までの女子は無料で接種できます。

HPVワクチンは、種類や接種時の年齢によって２回か３回の接種が必要です。定期接種対象者以外に、その機会を逃した人たちも「キャッチアップ接種対象者（下記参照）」として、公費で接種が受けられる制度があります。

接種対象からはずれた人は自費での接種になりますが、子宮頸がん予防のためにかかりつけの婦人科で相談してみましょう。今さらと思う人もいるでしょうが、すでにセックスの経験があってもワクチンで予防できるHPVのすべての型にすでに感染している人はまずいないので、受ける意味は十分にあります。

1997年4月2日～2008年4月1日生まれの女性

- ３回の接種がすんでいなければ、残っている回数分を無料で受けられる（2024年度まで）
- 各自治体から接種券が届く
- 指定の病院などで接種可能

男性

- 自費での任意接種が可能（費用は3回で計5万円ほどかかる）
- 男性は内科に相談を
- 男性に適応があるのは４価HPVワクチンのみ

コラム

相談しづらい、デリケートゾーンのトラブル

人それぞれ見た目がちがうように、デリケートゾーンも人それぞれあって当然。そうわかっていても、人と比べられないからこそ、ついつい気になってしまうものです。

さらに、おりものや性器のにおいについての悩みなどは恥ずかしいという思いがあり、人に相談しづらいかもしれません。正しい知識を身につけて、不安や悩みをふきとばしましょう！

おりものの変化は病気のサインかも

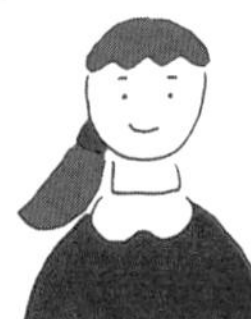

おりもののわずかな変化が病気を知らせることもあります。正常でもおりものの変化はあるので、それほど気にしすぎることはありませんが、明らかな異常があれば、受診しましょう。

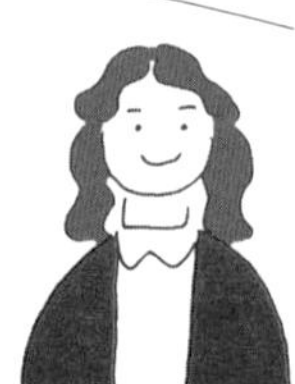

腟内をきれいに保ってくれる“おりもの”

おりものは、生理以外のときに子宮内膜や腟から出る分泌物です。酸性の性質で腟内に細菌やウイルスが侵入するのを防ぎ、清潔に保つ役割があります。いらない老廃物をおりものと一緒に体の外に出すことで自浄作用があるのです。

おりものは正常な状態でも生理の周期によって量や色、粘性に変化が見られます。そして、子宮や腟などに何らかの異常が起こると、おりものの量や色、におい、質感などにも異変が現れるようになります。

［正常なおりもの］

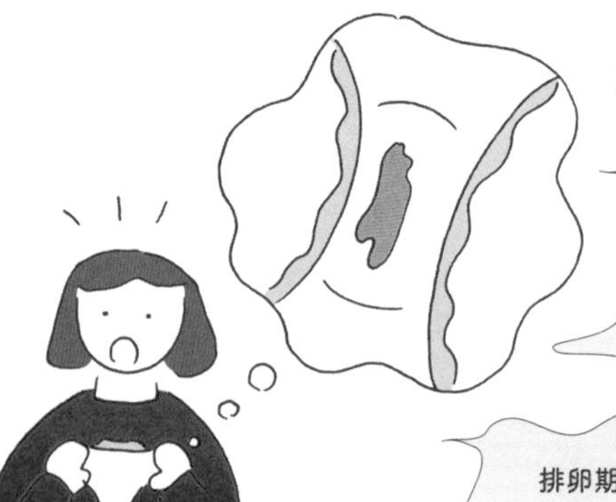

色は透明～クリーム色で、少し酸っぱいようなにおいがする

基本的に多少の粘り気があるが、排卵日前は粘り気が増したり、生理前後はさらさらになったりする

排卵期は量が多めになり、排卵後～生理前にかけて量が減ってくる

あなたのおりものは大丈夫？

おりものの量、色、においは性器の異常を知らせる重要なサイン。気にしすぎる必要はないが、以下のようないつもとちがう点があったら早めに婦人科を受診する

カッテージチーズのようにポロポロしている

腟カンジダの疑いあり

カンジダ菌に感染して起こる。濁った白っぽい色で、カッテージチーズのような細かいカスが見られる。かゆみを伴う

黄色や緑っぽい色

悪臭もあればトリコモナス腟症

トリコモナス原虫の感染による。黄色や緑色で、生臭いにおいがする。量も多く、かゆみや刺激がある

赤茶っぽい色

生理前後なら心配なし

生理の前後には、少量の血が混じったような赤茶っぽい色になることがある。ずっと続いたり、閉経後であれば受診を

おりものシートを取り替えても間に合わないくらい量が多い

排卵期や生理前なら心配なし。まれにクラミジア感染症の可能性も

クラミジアに感染した場合は、さらさらした水っぽいおりものが大量に出る。おりものの異常だけでなく、セックス時や排尿時に痛みがあるときはすぐに検査を受ける

腐った卵のようなにおいがする

何らかの細菌に感染しているかも

腟内で細菌が繁殖すると、においが強くなる。明らかにいつもとちがうにおいがする場合は受診を

デリケートゾーンのかゆみやかぶれ、原因は何？

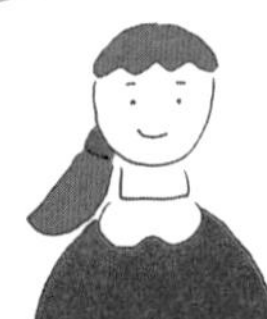

かゆみやかぶれは、ムレ、下着による圧迫などによっても起こりますが、なかには性感染症が原因の場合があります。ていねいに洗っても改善しないときは婦人科を受診しましょう。

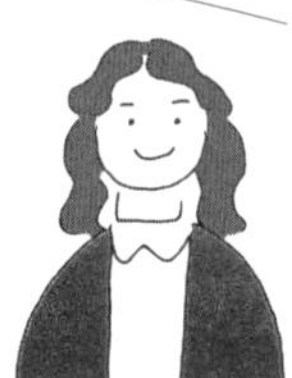

おりものや見た目に変化があれば、“性感染症”かも

健康な状態でもデリケートゾーンは、ムレや汚れ、下着などによる圧迫でかゆくなったり、かぶれたりすることがあります。ナプキンでのかぶれは、吸水ショーツにかえることで改善するかもしれません。しかし、おりものの量や色、においに変化があったり、発疹や水疱、ただれなど皮膚や粘膜に異常があったりするときは性感染症の疑いもあります。この場合はセックスを控え、婦人科を受診します。パートナー間での感染も考えられるので、二人とも検査を受けましょう。

［セルフチェックしてみよう］

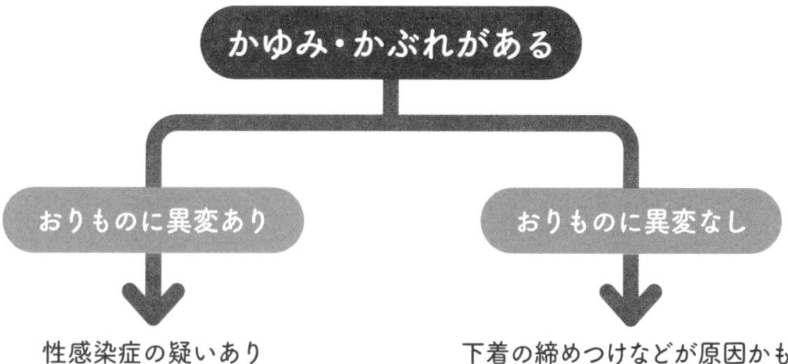

性感染症の疑いあり

性器ヘルペス、クラミジア、トリコモナス腟症、腟カンジダ、毛じらみなどの感染症が疑われる

下着の締めつけなどが原因かも

パッドかぶれやきつい下着による締めつけなどが原因かも。おりものに異常のない性感染症もあるので、気になれば受診を

清潔に保ってかゆみを予防しよう

かゆみやかぶれを防ぐにはデリケートゾーンを清潔に保つことが第一です。右記にあげた注意点を守って生活することで、かゆみやかぶれを軽減できます。とはいえ、洗いすぎたりケアをやりすぎると逆に肌あれを起こすことがあるので注意しましょう。

予防するには

- 締めつけのきつい下着や衣服は避ける
- 外陰部や陰毛の汚れはしっかりと落とす
- おりものが多いときはおりものシートを使う

おりものシートやナプキンはこまめに交換して

おりものシートを長時間つけっぱなしにすると、おりものがついたシートと外陰部がこすれてかぶれの原因になります。また、ナプキンに経血がついた状態で長時間交換せずにいると、ムレて、かゆみやかぶれが起こることも。おりものや経血の量にもよりますが、長時間つけっぱなしにしないようにしましょう。

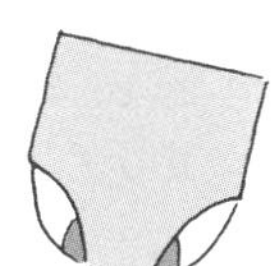

吸水ショーツにするとムレやかぶれがましになることがある

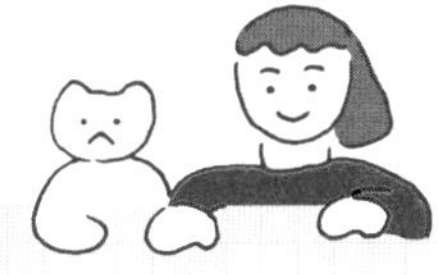

column

“ビデ”の使いすぎは逆効果になることも

最近はトイレのビデを使う人も増えています。清潔に保つのはよいことですが、洗いすぎると常在菌まで流されてしまい、感染を防ぐバリア機能が低下します。雑菌をおしこんでしまうリスクもあります。ビデの使用は、生理前後の出血など汚れが気になるときにとどめましょう。

みんな気になっている？
デリケートゾーンのにおい

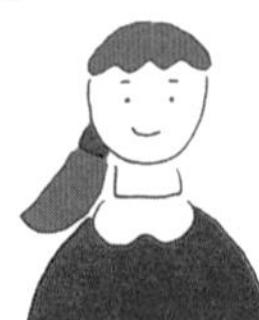

着替えのときやトイレ、お風呂に入るときなどにふと、デリケートゾーンのにおいが気になることがあります。また、生理中やおりものが多いときは、においが強くなる気がするものです。注意が必要なにおいはどんなものかを知っておきましょう。

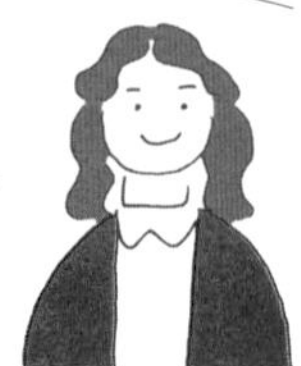

“酸っぱいにおい”なら心配いらない

膣内には、デーデルラインかん菌という乳酸菌の一種が常在し、酸性に保つことでバリア機能が働き、雑菌の繁殖や感染を防いでいます。酸っぱいにおいがするのは正常な状態なので、心配いりません。

ただ、過労や睡眠不足で体力が低下したときには、雑菌の繁殖や感染が起こりやすくなります。においが強くなったり、おりものにも異常が現れたりしたときは受診しましょう。

疲労や加齢からにおいが発生することも

においの原因としては、ホルモンバランスの影響などが考えられます。加齢にともない女性ホルモンの分泌が減少すると、膣の自浄作用も弱くなり、においやすくなることがあります。ただ、自分では気になっても、周囲の人にデリケートゾーンのにおいが伝わることはないので、そんなに神経質にならないようにしましょう。

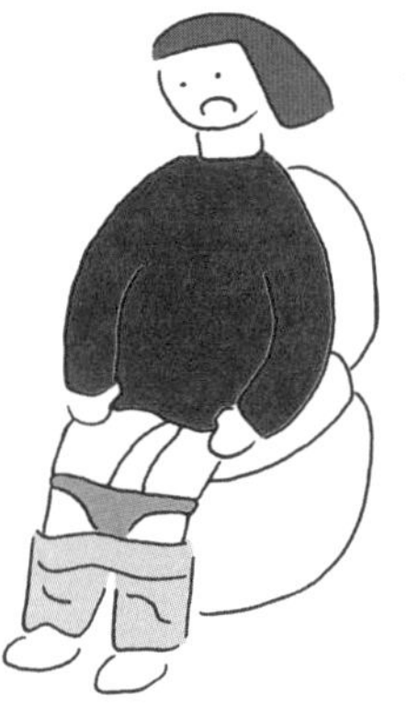

おりものの色がへんなど明らかな異常があれば婦人科を受診して

ワキガのような症状が出る人もいる

デリケートゾーンには、わきの下と同じくアポクリン腺という分泌腺があるため、においが出やすい性質があります。個人差がありますが、ワキガ体質の人はデリケートゾーンからワキガ臭がすることがあります。汗やムレに注意しましょう。また、においが気になるからといって腟内を洗浄するのは逆効果です。下記下のようなにおいは、病気や感染症の可能性があるので早めに受診しましょう。

［気をつけたいにおい］

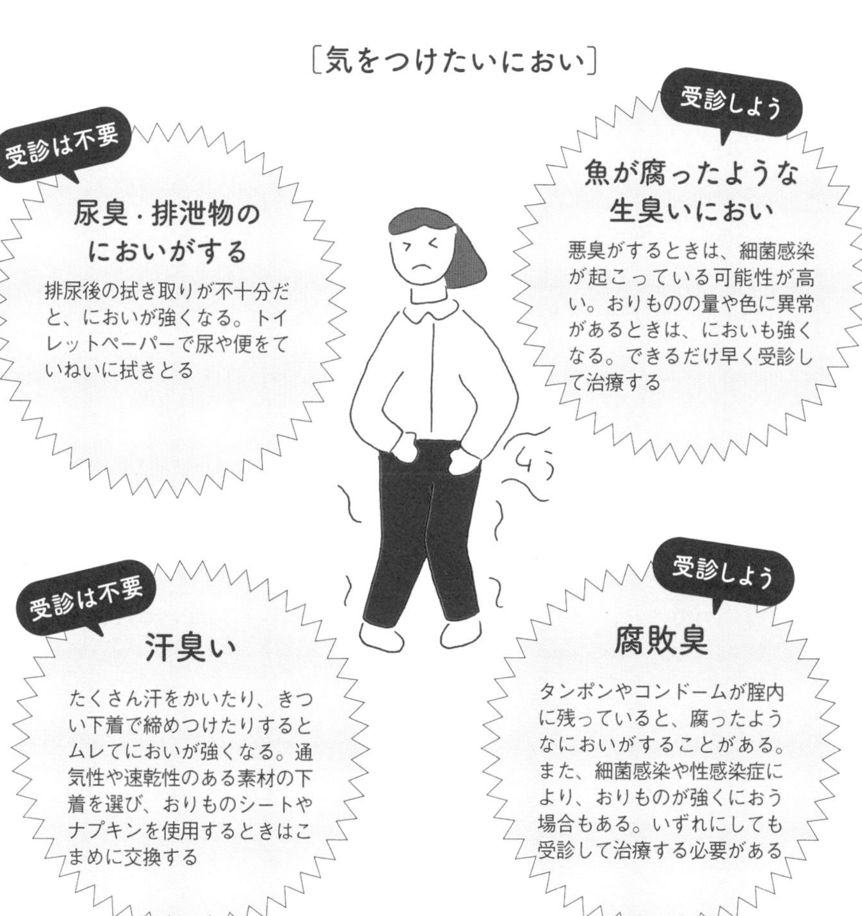

受診は不要
尿臭・排泄物のにおいがする
排尿後の拭き取りが不十分だと、においが強くなる。トイレットペーパーで尿や便をていねいに拭きとる
受診しよう
魚が腐ったような生臭いにおい
悪臭がするときは、細菌感染が起こっている可能性が高い。おりものの量や色に異常があるときは、においも強くなる。できるだけ早く受診して治療する
受診は不要
汗臭い
たくさん汗をかいたり、きつい下着で締めつけたりするとムレてにおいが強くなる。通気性や速乾性のある素材の下着を選び、おりものシートやナプキンを使用するときはこまめに交換する
受診しよう
腐敗臭
タンポンやコンドームが腟内に残っていると、腐ったようなにおいがすることがある。また、細菌感染や性感染症により、おりものが強くにおう場合もある。いずれにしても受診して治療する必要がある

デリケートゾーンのケアはやりすぎに注意！

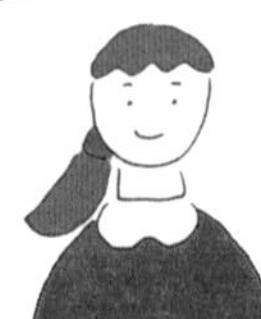

デリケートゾーンは繊細で傷つきやすいため、過度なケアはかえって逆効果です。毎日の入浴である程度キレイに保てるので、正しい洗い方を知っておきましょう。

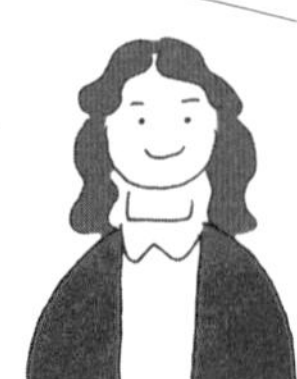

そもそもケアしなくてもキレイは保てる

　膣には自浄作用があり、正常に機能していれば常にキレイな状態を保っているため、特別なケアは本来必要ありません。

　デリケートゾーン周辺は、どうしても汚れているのではないか、におっているのではないかと気になりがちですが、お風呂で汚れを軽く洗い流す程度で十分です。過度にケアしすぎると、膣内のバランスが乱れて、逆ににおいが強くなったり、おりものが多くなったりすることがあります。専用のケアグッズを使わなくても、まず問題ありません。

［ケアについて知っておきたい3つのこと］

黒ずみは汚れではないので落とせない

デリケートゾーンの色はその人が本来持つ色素によって決まる。洗って薄まるものではないので、過度なケアは厳禁

洗いすぎは逆効果

においをなくそうと洗いすぎたり、ケアしすぎると、膣内のバランスが崩れて、余計ににおいを発する原因に。さっとお湯で流す程度のシンプルなケアでOK

自分が思うより、においは人に伝わっていない

生理中などは特に、においが周りに伝わっているのではないかと不安になることも。自分自身はトイレやお風呂でにおいがするので気になるが、外部ににおいが漏れ出ていることはほとんどない

デリケートゾーンの洗い方

デリケートゾーンは皮膚や粘膜が繊細で、ちょっとしたことで傷ができやすいため、手にソープをつけてやさしくそっと洗います。

A アンダーヘアが生えている人は、尿やおりもの、経血などが付着しやすいので泡でよく洗う
B 小陰唇の内側の粘膜部分はごしごしこすったりせず、さっとお湯で流すくらいでOK
C 手にたっぷり泡をつけて、小陰唇のひだに指をそわせて洗う

そして、基本的に腟内は洗わないこと。バリアの働きをしている常在菌を洗い流してしまうと、雑菌が繁殖しやすくなります。粘膜部分はさっとお湯で流す程度にとどめておきましょう。

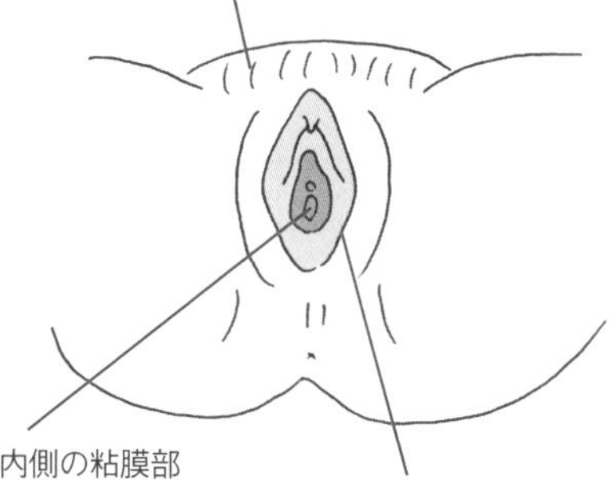

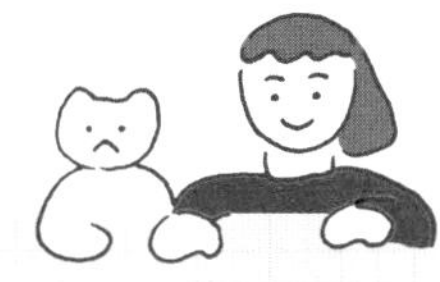

column

どうしてもケアグッズを使いたいときは…

毎日入浴して清潔にしていれば、特別なケアは基本的には必要ありません。ただ、生理中やおりものが多くなるタイミングに、デリケートゾーンをさっぱりとさせたいときもあるかもしれません。デリケートゾーン専用のソープや、拭き取りシートなど、自分の肌に合っていて安全性も実証されているものなら使っても問題ないでしょう。

ただし、使い続けているうちにかゆみや痛みが出てきたり、何か肌トラブルが起こったときはすぐに使用を中止しましょう。

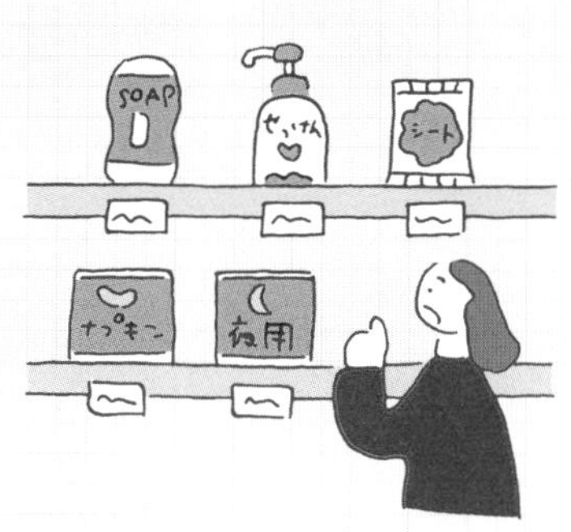

デリケートゾーンに関連する病気を知っておこう

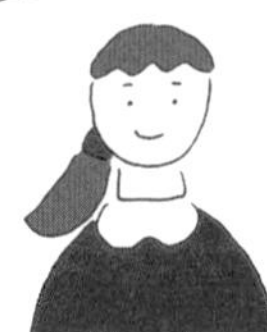

かゆみやかぶれなどの症状は、何らかの病気のサインかもしれません。症状が長引くとき、だんだんかゆみや痛みが強くなるときはセルフケアで済ませてはいけません。

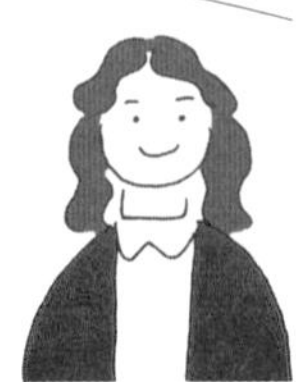

できもの、腫れ、しこりに注意

デリケートゾーンにできものや腫れ、しこりがあるときは、症状をよく観察することが大切です。入浴して清潔に保ち、改善する場合は心配ありませんが、おりものの量や色、においがいつもとちがう、できものや腫れ、しこりが大きくなったり増えたりしている、痛みやかゆみなどの症状が強くなっているときは放っておくのはNGです。性感染症の疑いもあるため、すぐに受診してください。

［症状から考えられる病気］

性器が腫れている

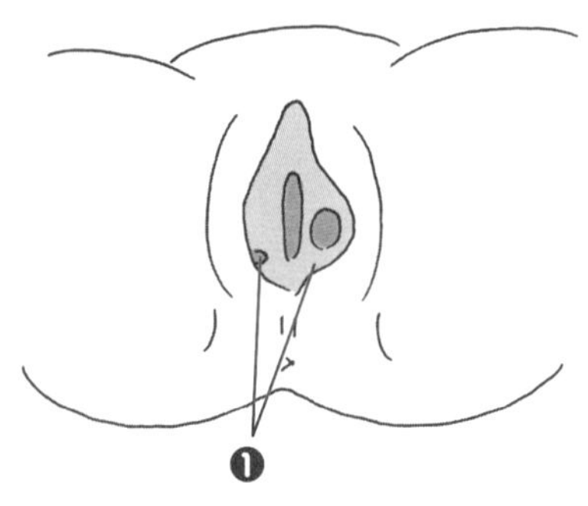

❶バルトリン腺のう胞による腫れ

外陰部には腟内を潤す分泌物を出すバルトリン腺がある。うまく排出されないと腫れたり、ここで細菌感染が起こり、炎症が広がると腟の入り口横に痛みが出る

性器にできものがある

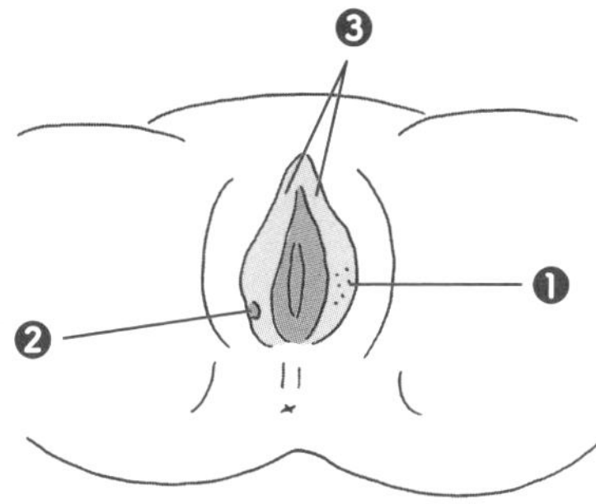

❶ヘルペス感染によるできもの

ヘルペスウイルスは水ぼうそうと同じタイプのウイルス。腫れだけでなく、水ぶくれやできものができて痛みが出ることもある

❷尖圭コンジローマによるできもの

ヒトパピローマウイルス感染によるもの。とさか状の小さなできものが多数現れることがある。放置すると広がるため、早めの治療が必須。HPVワクチンで予防できる

❸接触性皮膚炎によるできもの

肌に合わない素材の下着や生理用ナプキンによるムレなどによって、皮膚に炎症が起こる。かゆみの原因となり、ひどい場合は炎症が進んで痛みが出たり、化膿したりする

性器にしこりがある

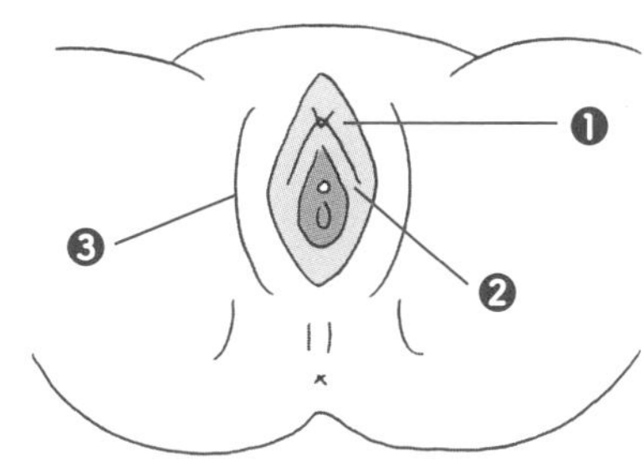

❶外陰毛のう炎によるしこり

陰部の毛穴が大腸菌やブドウ球菌に感染し、炎症を起こすもの。内部に膿がたまって、弾力性のあるしこりになる。強い痛みと腫れをともなう。重症化するとしこりが大きくなる

❷梅毒によるしこり

梅毒トレポネーマの感染により陰部に小さな硬いしこりができ、その中心に潰瘍ができる。痛みはない。数週間で自然に消えるが、2～3か月経つと全身に皮疹が出る段階に進行する。早期治療が必須

❸外陰がんによるしこり

陰部に発生するがん。初期にはほとんど無症状。進行すると、そ径部のリンパ節に転移し、足の付け根にしこりができることがある。病変が大きくなると潰瘍ができ、痛みやかゆみ、出血、熱感が出る

デリケートゾーンのトラブルも婦人科に相談を

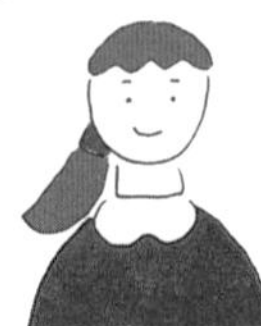

婦人科や産婦人科は生理や妊娠・出産のことだけでなく、デリケートゾーンの悩みや症状にも対応します。また、肌あれや脱毛の肌トラブルは皮膚科でもOKです。

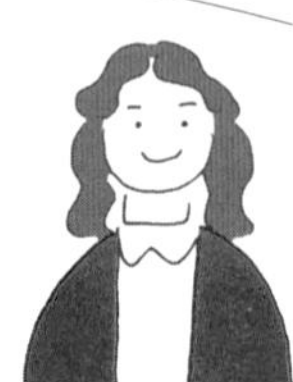

生活の改善で症状がおさまることもある

おりものの量や色、においの異常は、過労やストレスの影響による一時的なものもあります。そんなときは栄養バランスのよい食事や十分な睡眠、ストレス解消などを意識して心がけてみましょう。

デリケートゾーンのかぶれやにおいなどの症状も同様です。下着を締めつけのないものにしたり、おりものシートやナプキンはこまめに換えたりして様子を見ましょう。

改善されなければ婦人科へ

生活習慣を改め、正しいケアをしても症状が改善しない、あるいは悪化したときは受診します。受診の目安は右記の通りです。症状が1週間以上続く、ほかの症状も現れたという場合は性感染症などが疑われます。

なお、症状がある期間はセックスを控えます。婦人科を受診して、もし性感染症だった場合は、パートナーにもきちんと説明します。そして、パートナーにも検査を受けてもらいましょう。

受診の目安

- 気になる症状が自然によくならない
- 症状が日に日に強くなっていく、また一向におさまる気配がない
- かゆみに加えておりもののにおいも気になるなど、症状が増えていく

［病院ではこんなことをする］

内診や触診をスムーズに進めるため、婦人科を受診するときの注意点を知っておくと安心（P.107）

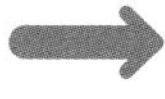

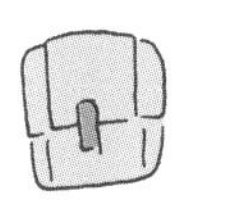

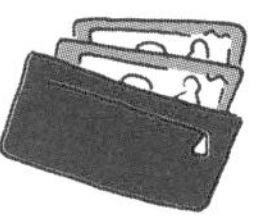

問診・視診・触診

性感染症の疑いがある場合などは、セックスに関することも聞かれる。また、症状によっては内診や経腟超音波検査をおこなうこともある

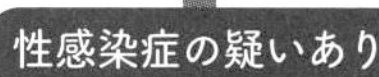

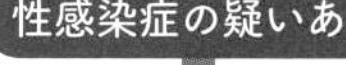

検査をおこない、治療を進める

必要な検査をおこない、感染の有無や病気を特定する。そのうえで有効な抗菌薬や治療薬が処方される。病状によっては局所麻酔による簡単な手術がおこなわれることも

それ以外

症状に合わせて治療し、原因がわかれば改善する

かぶれや痛みに対する薬が処方される。下着の素材やおりものシート、生理用ナプキンの使い方を見直すなど、原因に応じてケアすることも大切

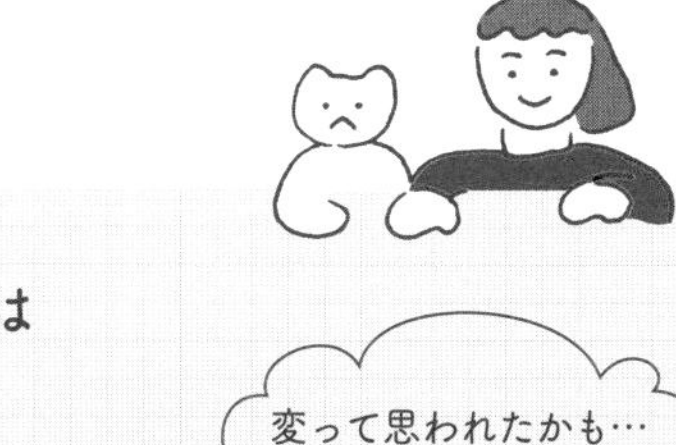

column

性器の色や形を整える治療は注意が必要！

　性器の色や黒ずみ、色素沈着を改善する効果を謳う商品や、陰唇の形などを整える美容整形術などがあります。成分によっては、炎症やかぶれなど思わぬ副作用が出ることもあります。また、整形手術ではメスを入れるため、リスクはゼロではありません。軽はずみに飛びつかず、まずは婦人科で相談してみましょう。

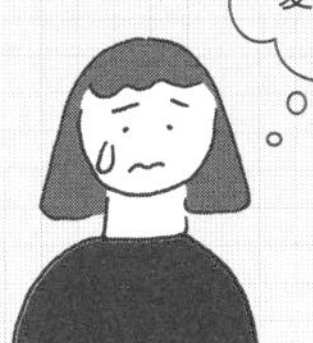

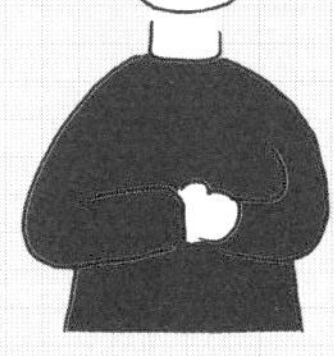

性器は他人と比べることがないため、正常でも、異常だと思い込んでいる人が多い

アンダーヘア、みんなどうしてる？

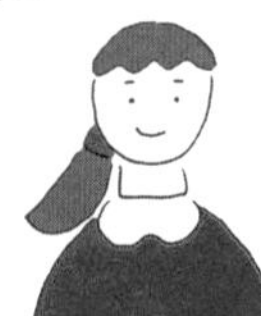

アンダーヘアの脱毛やケアは美容上やファッションのためにする人が多いのですが、ムレやにおい、かぶれ対策にもなるというメリットがあります。ただし医学的には、ケアしないと不潔になるというわけではありません。

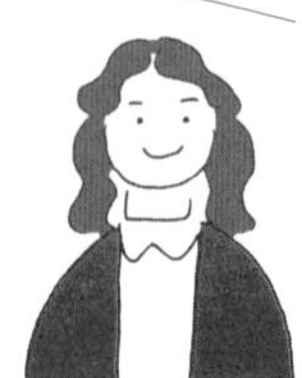

整えることでムレやにおいを軽減できる

アンダーヘアにはウイルスや細菌などの侵入を防いだり、デリケートな陰部を衝撃や下着などのこすれ、刺激から守ってくれたりする役割があります。

ところが、アンダーヘアがあることで下着の中がムレやすく、また雑菌がかえって繁殖することもあります。そのため、気になる場合は清潔を保てるように適切にケアし、デリケートゾーンのトラブルを防ぎましょう。

肌トラブルには十分に注意を

デリケートゾーンの皮膚や粘膜は繊細で傷つきやすいため、剃ったり毛抜きで抜いたりして強い刺激があると、出血やかぶれが起こります。VIOゾーンのうち、Vゾーンは自分でも処理しやすい部分ですが、性器に近いIゾーン、肛門周囲のOゾーンは自己処理がむずかしいので、無理をしないことが大切です。また、かみそりよりは専用の電動シェーバーを使うほうが安全です。量を整えるなら、専用のすきばさみを使いましょう。

脱毛するなら医療脱毛がおすすめ

脱毛の処理にはエステなどでおこなわれている美容脱毛と、医師による医療脱毛があります。美容脱毛では一時的な処置ですが、医療脱毛では医療用レーザーにより半永久的な脱毛が可能です。また、処置の前には医師のによる肌状態のチェックがあり、万が一皮膚トラブルがあった場合も対処できます。

Part 5

40代から起こりうる、更年期を知ろう

「更年期」は閉経の前後10年間のことで、女性なら誰しもが迎えます。その間に起こる不快な症状を「更年期症状」と言います。ほてりなどの体の症状が出る人もいれば、精神的につらい人もいます。

今はまだまだ先のことだという人も、将来必ずやってくる更年期をのりきるためにできることを知っておきましょう。

怖がらなくても大丈夫！多くの人が経験する更年期

閉経前後に現れる女性特有の症状

更年期とは、閉経をはさんだ前後5年ずつ、計10年ほどの期間をいいます。閉経とは、生理が終わることです。過去1年間、生理がない場合には閉経したと判定されます。日本人の平均的な閉経年齢は50歳ごろですが、個人差があり、早い人では40代後半で閉経する人もいれば、50代後半と遅い人もいます。

更年期には心身にさまざまな不調が現れることがありますが、女性ホルモンの分泌が減少した状態で落ち着いてくると、症状も軽減されます。

【40代後半から症状が出始めることがある】

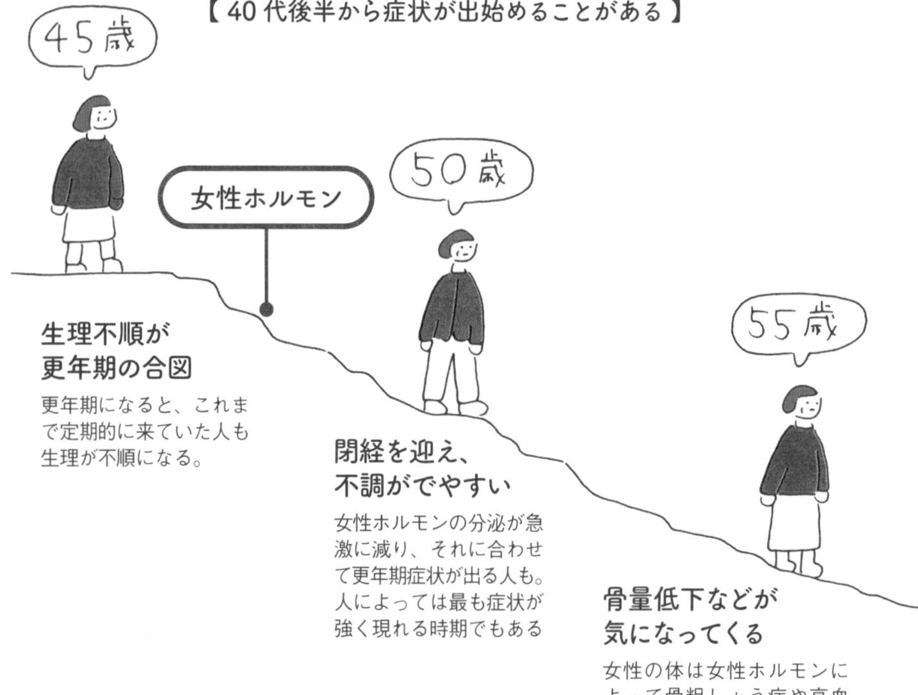

生理不順が更年期の合図

更年期になると、これまで定期的に来ていた人も生理が不順になる。

閉経を迎え、不調がでやすい

女性ホルモンの分泌が急激に減り、それに合わせて更年期症状が出る人も。人によっては最も症状が強く現れる時期でもある

骨量低下などが気になってくる

女性の体は女性ホルモンによって骨粗しょう症や高血圧、脂質異常症、動脈硬化などのリスクが抑えられていたが、その恩恵がなくなる

更年期症状は女性ホルモンの減少による

加齢とともに卵巣の機能が低下し、エストロゲンとプロゲステロンという2つの女性ホルモンの分泌が徐々に減少しはじめます。

下のグラフでもわかるように、更年期になるとエストロゲンの分泌量は急激に減少してしまいます。そして、更年期症状には特にエストロゲンの減少が大きく影響しています。

ただ、エストロゲンの分泌量が減ったからといって、更年期症状がすべての人にでるとは限りません。

【エストロゲンの分泌量が急降下する】

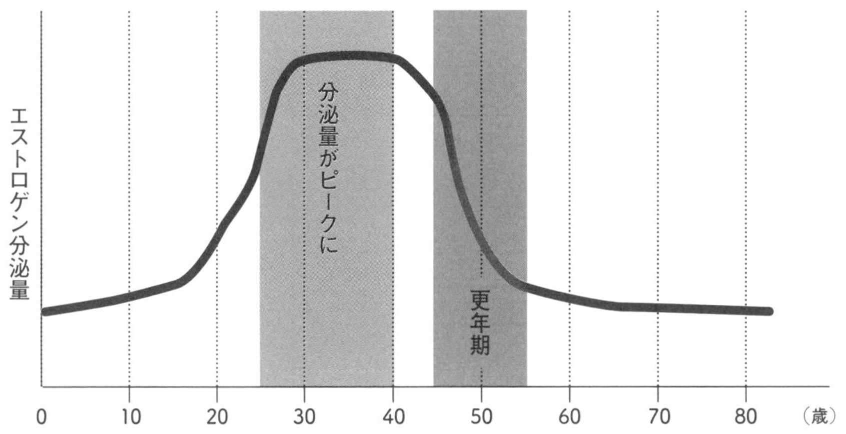

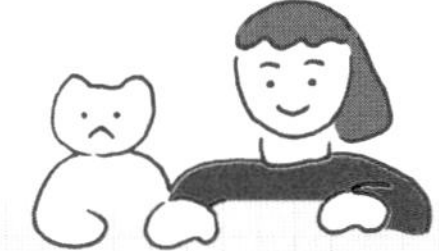

column

“更年期”は誰にでもあるが、“更年期症状”は人による

更年期は、閉経の前後10年間という期間を指すので、女性なら誰にでも訪れます。また、女性ホルモンが減少するという点もみな同じです。しかし、更年期症状は人によって大きく差があります。ほとんど気にならない人の方が多いので、症状がでる前から不安になりすぎる必要はありません。

自分の更年期症状を知ろう

更年期症状が出始めたときに、自分の症状の強さを知る参考になるのが「更年期指数（SMI）」です。症状の強さが4段階になっているので、当てはまるところにチェックして合計点を出します。

ただし、これはあくまでも参考なので、生活に困る、気になる症状があれば受診しましょう。

【自分の更年期指数がわかる、チェックリスト】

症状	強	中	弱	無	点数
①顔がほてる	10	6	3	0	
②汗をかきやすい	10	6	3	0	
③腰や手足が冷える	14	9	5	0	
④息切れ、動悸がする	12	8	4	0	
⑤寝つきが悪い、眠りが浅い	14	9	5	0	
⑥怒りっぽい、すぐイライラする	12	8	4	0	
⑦くよくよしたり、憂うつになりやすい	7	5	3	0	
⑧頭痛・めまい・吐き気がある	7	5	3	0	
⑨疲れやすい	7	4	2	0	
⑩肩こり、腰痛、手足の痛みがある	7	5	3	0	

・0～25点
→症状は軽め

・26～50点
→食生活や適度な運動を意識して、無理のない生活を

・51点以上
→症状が強めなので受診を検討して

※点数にかかわらず症状により生活に支障があれば受診しよう

【主な更年期症状】

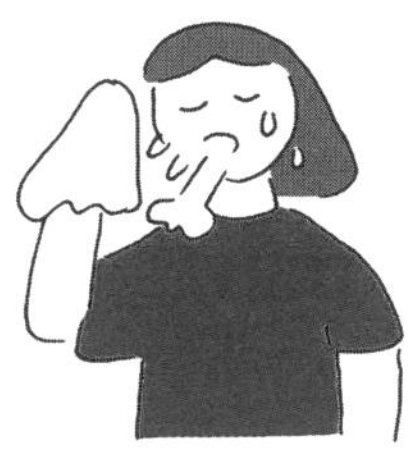

ほてり（ホットフラッシュ）

季節や気温、時間帯に関係なく、急に首から上が熱くなる。大量に汗をかく人も多い。数時間おきに現れる人もいれば、１日に１回程度と少ない人もいる

のぼせる

季節や気温、時間帯に関係なく、急にのぼせてボーッとする。ほてり同様、大量に汗をかくこともある。症状は短時間でおさまることが多い

冷える

自律神経の働きが乱れて血行が悪くなるため、冷えが起こる。手足や腰、おなかの冷えが気になる人が多い

動悸・息切れ

自律神経の乱れによる。急にドキドキしたり、呼吸が苦しくなったりする。こうした症状が出る病気との鑑別が必要

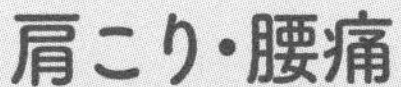

肩こり・腰痛

もともと肩こりや腰痛があった人に現れやすく、血行不良により症状が悪化する。また、エストロゲンの減少によって骨がもろくなり、関節の変形が進む影響もある

性交痛

女性ホルモンの減少によって腟のうるおいがなくなり、セックス時に痛みが出やすい

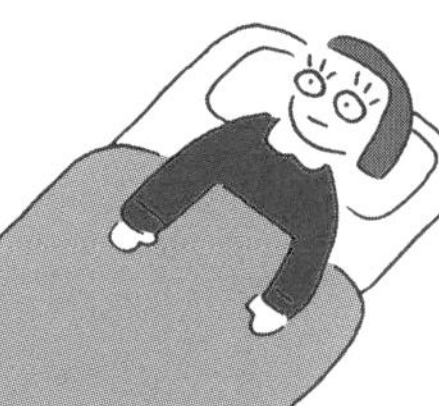

イライラ

家族や周囲の何気ない言葉にかっとなったり、ささいなことで腹が立ったりする。そんな自分にも嫌気がさして、気持ちが不安定になりやすい

眠れない

ほてりや発汗などの症状で眠りが妨げられたり、不安や抑うつによって不眠になったりする人が多い

関節のこわばり

エストロゲンの減少により、関節を滑らかに動かす働きが低下して、手足の関節がこわばることがある

うつっぽくなる

P.186へ

体だけでなく、精神的な不調も起こりやすい

女性ホルモンの減少で「更年期うつ」に

女性ホルモンのエストロゲンは、脳内の神経伝達物質のセロトニンの働きにも関係しています。セロトニンは“幸せホルモン”とも呼ばれ、精神安定の作用があり、不安や抑うつ、焦燥感などをやわらげる働きがあります。ところが、更年期になりエストロゲンの分泌が減少するとセロトニンも減少してしまうため、精神的な不調が起こりやすくなるのです。

また、もう１つの女性ホルモンのプロゲステロンも脳内で不安を抑える働きをもつGABA受容体に作用しますが、やはり更年期に分泌量が減少すると、不安や抑うつなどの症状が起こりやすくなります。

更年期の心の不調は、その人の心の強さや弱さは関係ありません。あくまでホルモンの影響によるものです。

【 年代的な悩み・ストレスも影響する 】

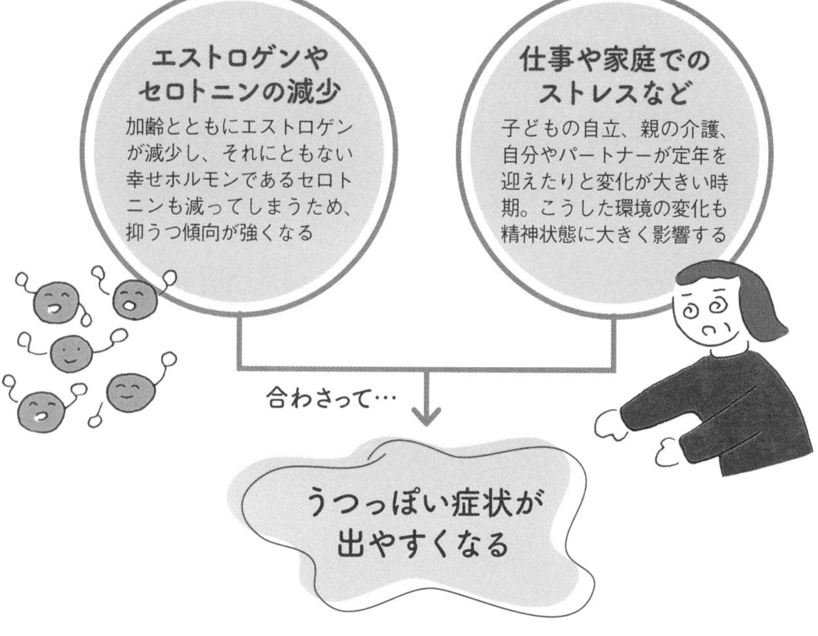

エストロゲンやセロトニンの減少

加齢とともにエストロゲンが減少し、それにともない幸せホルモンであるセロトニンも減ってしまうため、抑うつ傾向が強くなる

仕事や家庭でのストレスなど

子どもの自立、親の介護、自分やパートナーが定年を迎えたりと変化が大きい時期。こうした環境の変化も精神状態に大きく影響する

合わさって…

うつっぽい症状が出やすくなる

一般的な「うつ病」と区別しづらい

更年期うつとはいえ、症状は一般的なうつ病とほぼ同じです。そのため、症状だけで判別することはむずかしいでしょう。のぼせやほてりなどの更年期症状もあれば、更年期うつを疑います。治療は、更年期うつであればホルモン補充療法が有効です。一般的なうつ病の場合は、カウンセリングや抗うつ薬などが有効です。

まずは婦人科へ。必要であれば精神科にかかる

50歳前後の場合は、更年期うつ病の可能性が高いといえます。まずは婦人科を受診するとよいでしょう。

ホルモン補充療法などをおこなっても改善しない場合は精神科や心療内科を受診し、抗うつ薬や、カウンセリングや精神療法で治療します。

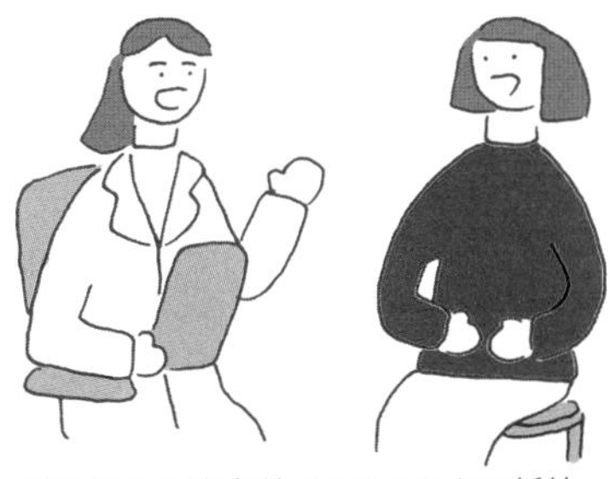

精神科や心療内科にかかることに抵抗感がある人もいるかもしれないが、医師と話しているうちに気持ちが楽になることもある。気負わず受診しよう

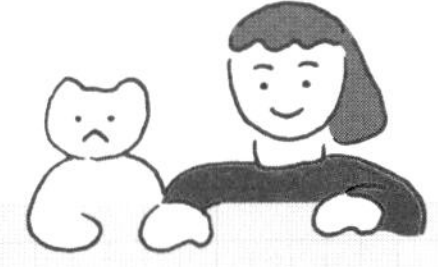

column

感情のコントロールがむずかしくなる。でも自分を責めないで

更年期には急に落ち込んだり、些細なことでイライラして周囲に攻撃的になったりすることがあります。更年期の心の不調は、ホルモンの影響によるものです。感情のコントロールがむずかしくなるのは当然なので、あまり自分を責めないようにしましょう。

こうした感情の波を気にしすぎて抑うつ状態になると、うつ病につながります。自分が悪いと思いつめずに、困りごとは婦人科の医師に相談するようにしましょう。

つらい更年期症状は治療ができる

薬や生活習慣の改善でつらさを軽減

更年期症状の治療法は、ホルモン補充療法、漢方治療、抗うつ薬などがあります。症状によってこれらの薬を使いわけて治療を進めます。

また、投薬治療をおこなうのと並行して生活習慣を見直すことも大切です。特に睡眠不足や運動不足があると、更年期症状が悪化してしまう傾向があるので注意です。

必要に応じて睡眠薬を処方してもらったり、適度な運動をしたりすると症状が緩和されやすくなります。

即効性が見込めるホルモン補充療法（HRT）

ホルモン補充療法（HRT）とは、閉経によって減少したエストロゲンを薬で補う治療法です。これにより女性ホルモンの減少がゆるやかになり、更年期症状が緩和されます。

ホルモン補充療法は、ほてりやのぼせ、発汗などの症状の改善、性交痛の緩和、骨粗しょう症や脂質異常症の予防にも効果があります。また、更年期うつ病の改善にも有効です。特に、ほてりやのぼせ、動悸などエストロゲンの減少がダイレクトに影響する症状であれば、ホルモン補充療法を２カ月程度継続すると、約９割が改善されるといわれています。

ホルモン薬には貼付薬や塗布薬、飲み薬などの種類があります。

注意が必要な人

- □ 乳がん・子宮がん・卵巣がんにかかっている。またはその疑いがある
- □ 子宮の病気にかかっている
- □ 性器から不正出血がある
- □ 血栓症の疾患がある
- □ 肝障害・腎障害がある
- □ 高血圧・糖尿病がある
- □ 乳腺炎がある
- □ 狭心症・心筋梗塞・脳卒中の治療中である。または既往歴がある

※当てはまる場合はHRTができないことも

【受診のタイミングは自分の体と相談】

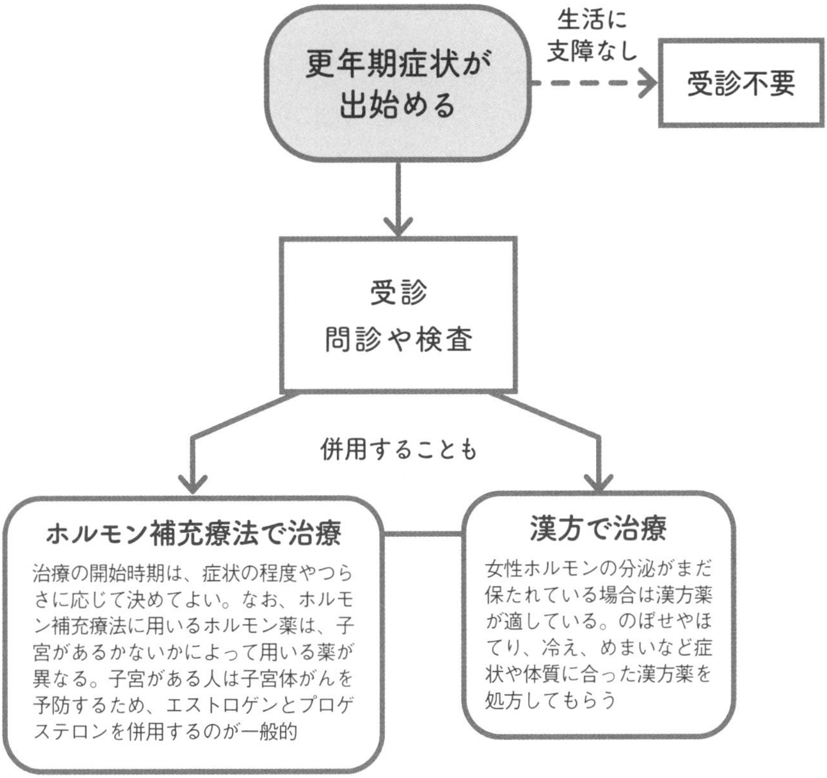

更年期症状が出始める

生活に支障なし → 受診不要

↓

受診
問診や検査

併用することも

ホルモン補充療法で治療

治療の開始時期は、症状の程度やつらさに応じて決めてよい。なお、ホルモン補充療法に用いるホルモン薬は、子宮があるかないかによって用いる薬が異なる。子宮がある人は子宮体がんを予防するため、エストロゲンとプロゲステロンを併用するのが一般的

漢方で治療

女性ホルモンの分泌がまだ保たれている場合は漢方薬が適している。のぼせやほてり、冷え、めまいなど症状や体質に合った漢方薬を処方してもらう

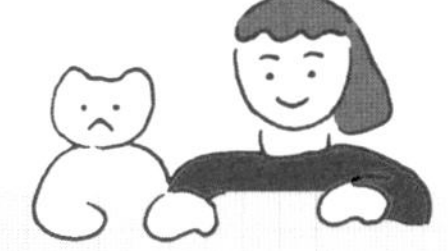

自己判断しないで、定期的な受診を続けよう

治療を開始して症状が緩和されると勝手に薬を減らしたり、やめたりする人がいます。自己判断をせず、薬をやめたいときは医師に相談し、必ず指示を守ってください。

また、薬が合わないと感じるときも勝手にやめず、必ず医師に相談することが大切です。

「プレ更年期」は心配しすぎる必要なし！

30代後半～40代前半にさしかかると、卵巣の機能は徐々に低下し始め、女性ホルモンもゆるやかに減少していきます。その結果、体調に変化を感じる人も。この年代を「プレ更年期」と呼ぶことがありますが、医学的な定義はありません。

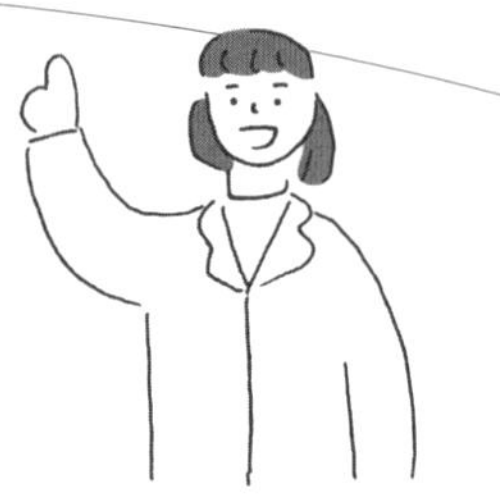

人によっては心身に不調が現れ出す年代

女性の体は女性ホルモンの影響を受けやすいため、人によっては体に変化が起こることがあります。なかでもよくあるのが、生理の異変です。「経血量が多くなる」「生理周期が乱れる」「生理周期がこれまでより短くなった」など、これまでの生理と様子がちがうと感じることがあります。多くは自然な体の変化なので、気にしすぎる必要はありません。もし、生活に支障をきたすほどの症状があれば、婦人科を受診しましょう。

さらに、この年代の女性の多くは働き盛りで、仕事や家事、育児など忙しい時期にあたります。そのためストレスが重なって更年期のような不調が起こることもあります。

誰しもが経験することなので、心配しすぎないで

加齢による体調の変化は、多かれ少なかれ誰しもが経験することです。そのため、若いうちから心配しすぎる必要はありません。たとえ人より少し早く更年期症状が現れたとしても、今は有効な治療法が確立されています。

また、30代後半～40代前半で女性ホルモンは減少し始めますが、急激な減少ではないので、症状が特になければホルモン剤の投与などは必要ありません。市販のサプリなども医師からおすすめすることはほとんどありません。

どうしても気になる症状があれば受診して

更年期症状には、他の病気の症状と似ているものがあります。特に甲状腺の機能亢進によるバセドウ病や、甲状腺機能の低下による橋本病では、「ほてり、発汗、動悸」などといった更年期に似た症状が出ることも。

30代後半〜40代前半の女性で本格的に更年期症状が出る人は少ないので、もしこれらの症状でつらい場合は、甲状腺の病気の可能性があります。気になる症状があれば、市販薬やサプリでごまかさず、相談がてら婦人科を受診しましょう。

［惑わされないで！　更年期のうわさ］

△ プレ更年期では、更年期の症状が出始めるので必ず受診が必要

→プレ更年期と言われているものの医学的な定義はなく、症状が全くない人ももちろんいる。そのため、生活が送れているのであれば受診は不要。逆に心配しすぎるとストレスになるので、気を楽に考えよう

× 更年期症状は早いうちからサプリを摂取していれば防げる

→女性ホルモンそのものをサプリで増やすことはできないので、タイミングにかかわらず、更年期症状の根本的な解決にはならない

× 更年期症状の程度は母親から遺伝するので、早いうちから気をつけておく

→症状の重い、軽いは、その人の生活スタイルなどによっても変わるので、遺伝するとは言えない。母親が比較的早くから更年期症状に悩まされていたとしても、自分もそうなるとは限らない

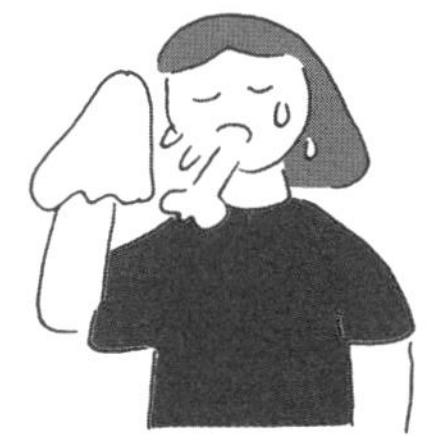

40代での妊娠 更年期との関係性

更年期に向かって妊娠機能は低下しはじめる

40代になると卵巣の機能はかなり低下します。40代後半からはほとんどの人は更年期に入り、50歳ごろには閉経を迎えることになるため、妊娠を希望する場合はかなりタイムリミットが迫っている状況といえます。

排卵や女性ホルモンの分泌といった妊娠に不可欠な機能が衰え、妊娠しにくくなるのです。また、膣内のうるおいがなくなり、乾燥しやすくなることからセックス時に痛みが出るなど、セックス自体が苦痛になることも少なくありません。

【妊娠に必要なホルモン分泌も低下】

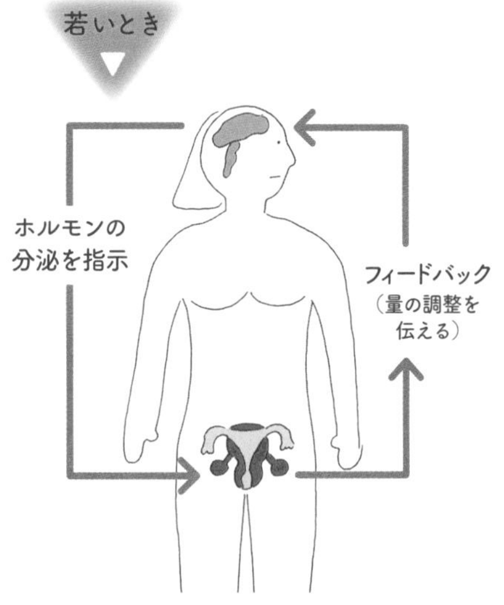

脳の視床下部から下垂体に指令が出て、それによって卵巣が刺激されると、女性ホルモンのエストロゲンとプロゲステロンが分泌される。また、卵巣からのフィードバックによってホルモンの分泌を調節し、バランスを整える機能が働く

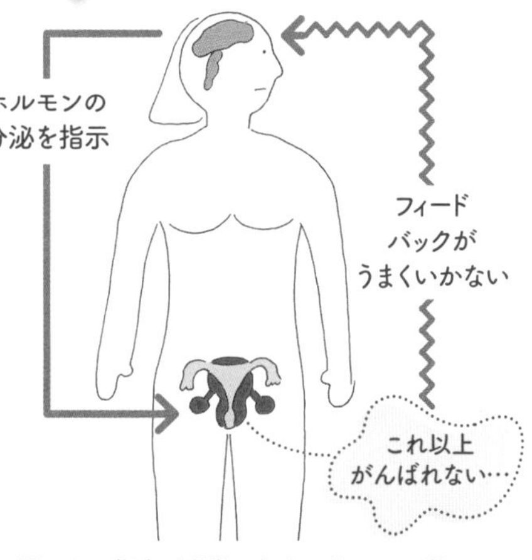

脳からの指令が卵巣に伝わるものの、卵巣は老化によって機能が低下し、女性ホルモンの分泌が少ない。卵巣から“ホルモンが足りない”という脳へのフィードバックもスムーズにおこなわれにくい状態になっている

閉経していなければ妊娠の可能性はある

卵巣の機能が低下すると卵子の数が減少し、質も低下します。また、女性ホルモンの減少によって受精卵が着床する確率も下がります。そのため、40代になるとかなり妊娠しにくくなるのです。ただ、生理がきている場合はまだ排卵があるため、妊娠の可能性はゼロではありません。

とはいえ、初産の場合、35歳以上は高齢出産と定義されていることからもわかるように、卵子の質の低下による染色体異常や流産率・死産率が高くなるなど、40代での妊娠・出産はハイリスクであることに変わりはありません。

妊娠を希望する人はすぐにでも妊活を

閉経を迎え、生理が停止すると妊娠は不可能になります。そのため、40代で妊娠を希望している人は一刻も早く“妊活”を開始することが肝心です。

ただ、自然妊娠はかなりむずかしい状況だといえます。また、健康保険適用による不妊治療を受けるには年齢制限があるため、できるだけ早い段階で人工授精や体外受精に取り組むことが必要かもしれません。

40代で妊娠を目指している場合は、自身の体の状況をきちんと理解し受け入れ、それをパートナーにも共有して二人三脚で妊活をすすめましょう。

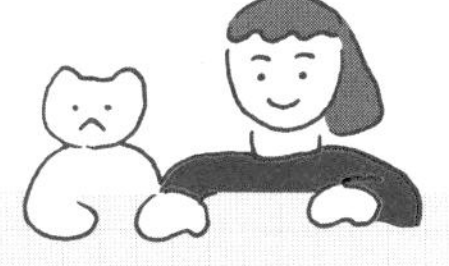

column

更年期症状と似ている妊娠初期症状

更年期になると生理不順が起こるため、いつもの周期で生理が来ないことがよくあります。また、だるさなどの症状も妊娠とまぎらわしいといえます。一方、胸の張りや吐き気、味覚の変化は妊娠の特徴的な症状です。

40代でも閉経していなければ妊娠の可能性は十分あるため、妊娠を望んでいない場合は、油断せずにきちんと避妊しましょう。

閉経したときにこそ気をつけたい病気

エストロゲンが減ることで、さまざまな部位に影響が出る

加齢にともない卵巣の機能が低下し、女性ホルモンの分泌量が減少すると更年期症状だけでなく、全身に影響がおよびます。エストロゲンには女性の体を守るさまざまな働きがあるのですが、その力が弱まってしまうため、生活習慣病やがんをはじめ、婦人科系の病気などにもかかりやすくなるのです。こうした変化があることを知っておき、気になる症状があるときは早めに受診しましょう。

【 注意が必要な病気 】

生活習慣病

脂質異常症

エストロゲンの減少によって悪玉コレステロールが増えやすい一方、善玉コレステロールが減ってしまうため、高コレステロールなど脂質異常症になりやすい

糖尿病

エストロゲンの減少によって内臓脂肪がつきやすくなること、また血糖値をコントロールするインスリンの働きが弱くなるため、血糖値が上がり、糖尿病にかかりやすくなる

高血圧

エストロゲンには血管の細胞を保護し、動脈硬化を予防する働きがあるが、その機能が低下すると動脈硬化が進行し、血圧が高くなりやすい

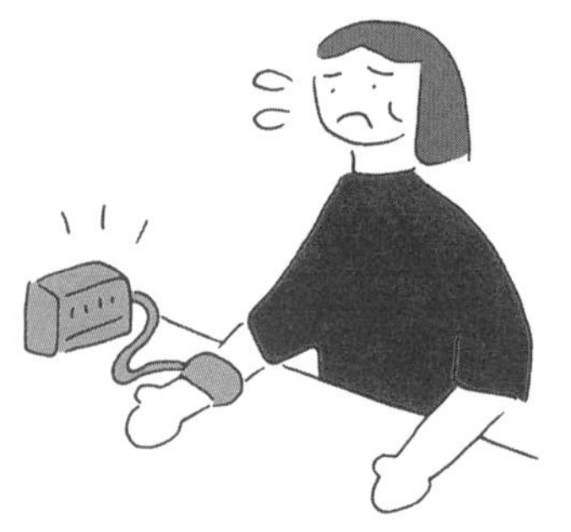

女性特有のがん

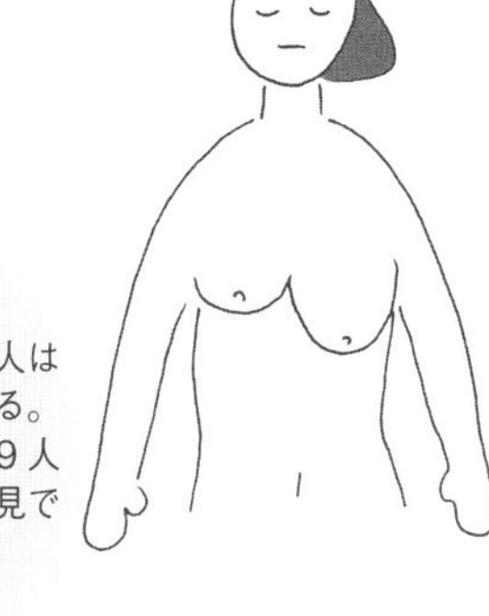

乳がん

閉経後、特に肥満がある人は乳がんのリスクが高くなる。日本人女性で１番多く、９人に１人ががかかる。早期発見で治せる病気

P.163 へ

卵巣がん

閉経前から卵巣に腫瘍があった人（チョコレートのう腫を含む）は、良性腫瘍であった場合でも閉経後に悪性になるリスクがあるため、定期的な検査が不可欠

P.160 へ

子宮体がん

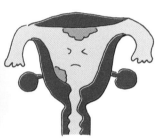

子宮体部の内膜にできるがん。閉経後も罹患率が高い。更年期や閉経後に不正出血がある場合は、放っておかずに受診を

P.157 へ

その他の病気

骨粗しょう症

閉経後にエストロゲンが減少することで、骨がつくり替わるサイクルが乱れ、カルシウムが溶けだして骨がもろく、弱くなってしまうこと。閉経後は定期的に骨密度の検査を受けよう

P.196 へ

臓器脱

加齢や出産によって骨盤の底を支える骨盤底筋という筋肉や周辺のじん帯がゆるんでくるために骨盤内の臓器を支えきれず、膣から子宮や膀胱、直腸や小腸などが体外に出てくる病気です。治療法は手術か、ペッサリーという器具を挿入する方法があります。

閉経以降は「骨や血管」が弱くなる

エストロゲンの減少にともなって骨がもろくなる

骨は下図にあるようにつねに新陳代謝をおこなっており、「骨をつくる働き」と「骨を分解する働き」がバランスよく機能することによって骨の強さが保たれています。

女性ホルモンのエストロゲンには、骨吸収をゆるやかにして骨からカルシウムが溶け出すのを抑える働きがあります。そのため、エストロゲンの分泌が十分にあるときは骨が丈夫に保たれていますが、閉経してエストロゲンが減少すると骨の新陳代謝のサイクルが乱れ、カルシウムが溶け出し、骨がもろく弱くなってしまいます。これが骨粗しょう症です。

【 骨をつくるサイクルも乱れ始める 】

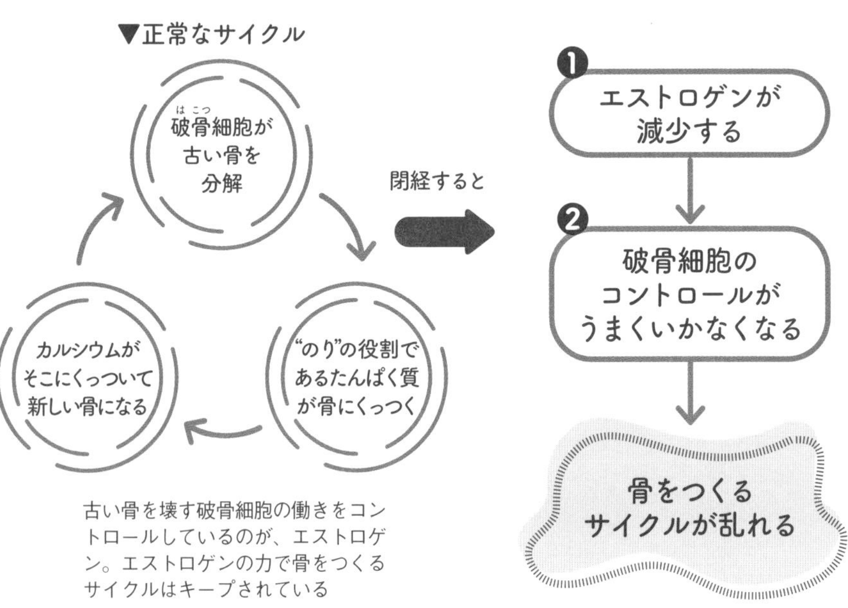
▼正常なサイクル
破骨細胞が古い骨を分解
"のり"の役割であるたんぱく質が骨にくっつく
カルシウムがそこにくっついて新しい骨になる
閉経すると
❶ エストロゲンが減少する
❷ 破骨細胞のコントロールがうまくいかなくなる
骨をつくるサイクルが乱れる

古い骨を壊す破骨細胞の働きをコントロールしているのが、エストロゲン。エストロゲンの力で骨をつくるサイクルはキープされている

運動や食事で骨を強くしよう

骨粗しょう症の予防にはホルモン補充療法が効果的です。また、骨を強化するには食事と運動、日光浴が重要です。

食事はカルシウムやビタミンDを多くとり、運動で骨に適度な圧を加えると骨の形成が促されます。骨折すると治りが悪いため、転倒しないように注意しながら、屋外で適度に日差しを浴び、ウォーキングなどの運動を続けましょう。

● **食事**➡乳製品や小魚に含まれるカルシウム、サケやサンマ、ウナギなどの魚に多く含まれるビタミンD、納豆やほうれん草、小松菜などに含まれるビタミンKを意識してとる

● **運動**➡ウォーキング、ジョギング、エアロビクスなどがおすすめ。散歩を日課にしたり、意識して階段の上り下りを増やすなども効果的

エストロゲンの欠乏は動脈硬化にもかかわる

骨だけでなく血管にも注意が必要です。女性ホルモンのエストロゲンは、体内のコレステロールを原料にしてつくられます。そのため、閉経後にエストロゲンが減少するとコレステロールの消費量が減り、体内に余分なコレステロールが増えるのです。さらに、エストロゲンは血管の内側の細胞も守っているため、減少することで動脈硬化が進むことも。

動脈硬化が進行すると血栓がつくられやすくなります。この血栓が血流に乗って心臓や脳の血管に流れていって詰まると、心筋梗塞や脳梗塞などの心血管系の病気を引き起こすことに。閉経後の女性は男性と同じように、こうした生活習慣病にかかるリスクが高くなるのです。

骨密度やコレステロール値をチェックしよう

骨粗しょう症対策のために定期的に骨密度を測定しましょう。自治体から補助が出ることもあります。また、心筋梗塞や脳梗塞を予防するには、脂質異常症や動脈硬化、高血圧の予防や進行を防ぐことが大切です。かかりつけ医をもち、コレステロール値や血圧、血糖値などの検査を定期的に受けましょう。

骨密度

閉経後毎年1回測定する

コレステロール値

毎年の健康診断でチェックする
脂質異常症といわれたら要注意！

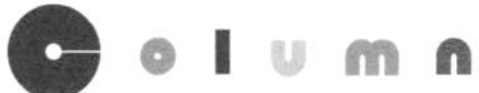

40代からは乳がん検診も受ける

乳がんは女性の11人に1人が一度はかかるというデータがあるほど、女性にとって身近ながんです。40代から患者数が増えはじめ、その後70代まで発症率は高いです。体調の変化が大きい時期なので、見過ごすことがないようにしましょう。

乳がんは一部に遺伝が関係するタイプがありますが、ほとんどは女性ホルモンと生活習慣がリスクになります。40～50代の女性は仕事や家事、介護などで自分の時間がとれず、検診を受けない人も多いのですが、早期発見には乳房のセルフチェックだけでなく、乳がん検診を受けることが肝心です。

40歳以上の女性は、自治体の乳がん検診を費用の一部負担で受けられます。ほかにも職域検診や人間ドックを利用して、2年ごとに必ず検査を受けましょう。また、乳房に気になるしこりを見つけたら放っておかずに受診しましょう。

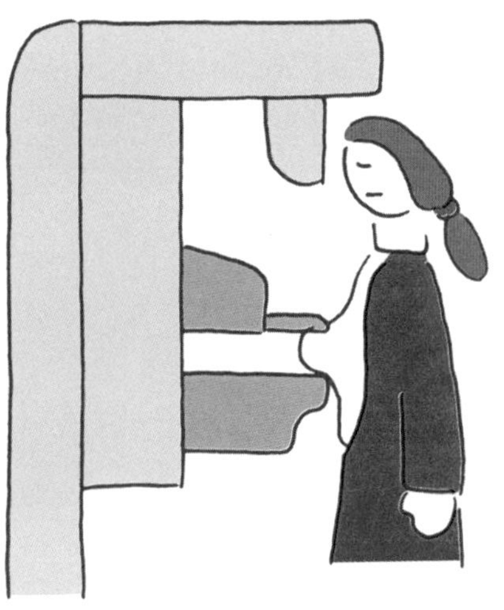

マンモグラフィは早期発見に有効な検査だが、授乳中や妊娠中、豊胸手術を受けた人、ペースメーカーを植え込んでいる人は受けられないので必ず申告すること

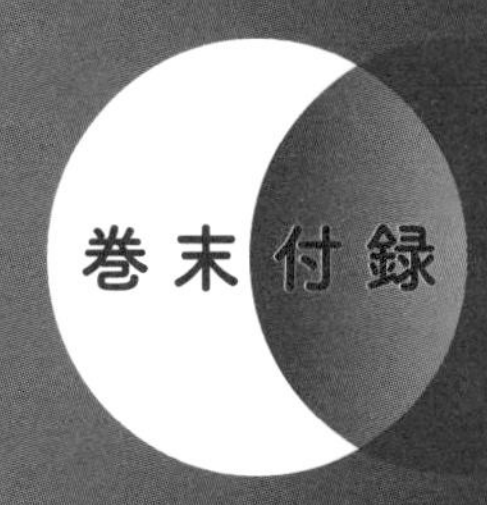

年代別の気をつけたい病気、受けたい検査

20代、30代、40代と年を重ねるごとに、女性ホルモンの量は減少していき、それに関連してかかりやすい病気もかわってきます。どんな病気でも、早期発見できれば治療の選択肢が広がるので、定期的な検査もとても重要です。

20代

20代は女性ホルモンの分泌量がピークに達し、体が成熟します。それにともなって生理周期も安定してきます。ただ、生理に異変があったり、生理痛などの症状が年々ひどくなったりする場合には受診するようにしましょう。

気をつけたい病気やトラブル

PMS

（P.100、103、118）

PMSとは月経前症候群のことで、生理が始まる3～10日前から始まる不快な症状のこと。20代では、乳房の張りや下腹部痛などの体の症状が強く出る傾向がある

子宮内膜症（P.55、99、155）子宮腺筋症（P.155）

子宮内膜が子宮以外の場所に増殖してしまう病気が子宮内膜症。特に、子宮の筋肉の中で増えるものを子宮腺筋症という。いずれも生理痛がひどくなったり、経血量が増えたりする。生理のある人の10人に1人が内膜症を発症するといわれている

卵巣腫瘍（P.159）卵巣のう腫（P.159）

卵巣腫瘍は、卵巣内に腫瘍ができる病気。腹痛や腰痛などの症状が出る。卵巣のう腫は、腫瘍の中に水がたまった状態のこと。いずれも腫瘍が大きい場合は、手術で卵巣を摘出することがある。20代では良性の場合も多い

甲状腺の病気

（P.150）

甲状腺の病気は、甲状腺ホルモンの分泌量の異常が原因で、分泌が異常に増えるバセドウ病や抑制されて不足する橋本病などがある

月経困難症

（P.100、103、105）

生理のときにつらい腹痛や頭痛、吐き気などがあるものを月経困難症という。20代でも悩ませられる人は多い。程度や症状は個人差があるが、自分がつらいと感じていたら婦人科を受診する

子宮筋腫

（P.55、111、154）

子宮にコブができる病気。筋腫が大きくなると、経血量が多くなったり、生理のときに血の塊が出たりする。不妊の原因になることもある

子宮頸がん

（P.157）

子宮頸部（子宮の入り口にあたる部分）にできるがん。定期的に検診をうけることで、子宮頸がんになる前の状態（前がん病変）でみつけることができる。早期発見できれば治療ができる

膠原病（こうげんびょう）

（P.152）

膠原病とは自己免疫反応の異常によって起こる病気の総称。全身に症状が出る全身性エリテマトーデスなどがある

受けたい検査

＼必ず受ける／

子宮頸がん検診

腟から検査機器を挿入し、子宮頸部の細胞を採取して、異変がないか調べたりする。もし検診で異常が認められた場合には、必ず婦人科を再受診する

Point

- 年に1回は必ず受ける
- 20代では子宮頸がんの前の状態（前がん病変）が見つかることが多い
- HPVワクチン接種も忘れずにおこなう

＼子宮の状態を確認できる／

経腟超音波検査

細い棒状の検査機器を腟内に挿入し、超音波によって子宮や卵巣の様子をモニターに映す。子宮内膜症や子宮筋腫、卵巣のう腫などの病気を発見することができる

＼腹部の病気の発見に役立つ／

腹部の超音波検査

いわゆるエコー検査で、腹部に検査機器をあてて肝臓や腎臓などを見る。毎年受ける必要はないが、20代のうちに一度受けておくとよい

＼パートナーとともに受けたい／

性感染症検査

通常は何か症状が出たり、パートナーに症状が出たりしたときに受ける。性感染症のなかには症状があまりでないものもあるので、パートナーが変わったタイミングで念のため受けるのもおすすめ

＼＋αで調べたい／

血液検査

一般的な健康診断や人間ドックで受けることができる血液検査。女性に多い貧血の有無がわかったり、肝臓や腎臓の異常、脂質異常症、糖尿病、血液の病気などの発見に役立つ

30代

30代は20代に引き続き、女性ホルモンの分泌量が安定し、基本的にはトラブルの少ない時期。ただし、生理に伴う不快な症状は我慢せずに婦人科を受診して軽減しましょう。

気をつけたい病気やトラブル

PMS
（P.100、103、118）

PMSとは月経前症候群のことで、生理が始まる日の3～10日前から始まる不快な症状のこと。程度や症状は個人差があるが、つらいと感じたら受診する

月経困難症
（P.100、103、105）

生理のときにつらい腹痛や頭痛、吐き気などがあるものを月経困難症という。程度や症状は人それぞれあるが、自分がつらいと感じていたらためらわず受診する

子宮筋腫
（P.55、111、154）

子宮にコブができる病気。筋腫が大きくなると、経血量が多くなったり、生理のときに血の塊が出たりする。30代以上の3～4人にひとりに筋腫がみつかるといわれている

子宮内膜症（P.55、99、155）子宮腺筋症（P.155）

子宮内膜が子宮以外の場所に増殖してしまう病気が子宮内膜症で、そのうち子宮の筋肉の中で増えるものを子宮腺筋症という。生理痛がひどくなったり、経血量が増えたりする

卵巣腫瘍（P.159）卵巣のう腫（P.159）

卵巣腫瘍は、卵巣内に腫瘍ができる病気。腹痛や腰痛などの症状が出る。卵巣のう腫は、腫瘍の中に水がたまった状態のこと。いずれも腫瘍が大きい場合は、手術で卵巣を摘出することがある

子宮頸がん（P.157）

子宮頸部（子宮の入り口あたり）にできるがん。20代に引き続き30代でも罹患率が高いので検診を忘れず受ける。ワクチン接種も忘れずに

甲状腺の病気
（P.150）

甲状腺の病気は、甲状腺ホルモンの分泌量の異常が原因で、分泌量が異常に増えるバセドウ病や分泌量が抑制されすぎる橋本病などがある。流産などの原因になるものもあるので、妊娠を希望する人は特に注意が必要

膠原病（こうげんびょう）（P.152）

膠原病とは自己免疫反応の異常によって起こる病気の総称で、全身に症状が出る全身性エリテマトーデスなどがある。比較的若い女性に多い病気で、30代の罹患率が高い

受けたい検査

＼２年ごとに受けよう／

子宮頸がん検診

腟から検査機器を挿入し、子宮頸部の細胞を採取して、異変がないか調べたりする。何も症状がなく元気だからこそ２年に１回は必ず受けたい。もし異変が見つかれば婦人科の再受診も忘れずに

＼子宮の状態を確認できる／

経腟超音波検査

細い棒状の検査機器を腟内に挿入し、超音波によって子宮や卵巣の様子をモニターに映す。子宮筋腫などの子宮の病気や、卵巣のう腫などを見つけることができる

＼腹部の病気の発見に役立つ／

腹部の超音波検査

いわゆるエコー検査で、腹部に検査機器をあてて肝臓や腎臓などを見る。腹部の病気の発見に役立つ。毎年受ける必要はないが数年に１回は受けるとよい

＼貧血の有無などがわかる／

血液検査

一般的な健康診断や人間ドックで受けることができる血液検査。女性に多い貧血の有無がわかったり、肝臓や腎臓の異常、脂質異常症、糖尿病、血液の病気などの発見に役立つ

検査の前に自分でやってみよう

乳房自己触診 （P.162）

自分で乳房を触って、しこりや乳頭からの分泌物がないか調べる。生理が終わって１週間以内は乳房がやわらかいので、このタイミングに月１回おこなうのが理想的。30代後半から乳がんの罹患率が上がってくるので、早期発見できるよう習慣にする

40代

40代前半から徐々に女性ホルモンの分泌量が減ってきて、後半にさしかかると更年期症状が出てくることも。それにともなって生理周期も乱れがちになります。子宮や卵巣の病気も発生率が高くなるので気をつけましょう。

気をつけたい病気やトラブル

月経困難症（P.100、103、105）PMS（P.100、103、118）

月経困難症やPMSに加え、40代後半は女性ホルモン量の低下によって生理不順も起こりやすくなるが、自然な変化なので心配しなくてよい

子宮内膜症（P.55、99、155）子宮腺筋症（P.155）

子宮内膜が子宮以外の場所に増殖してしまう病気が子宮内膜症で、そのうち子宮の筋肉の中で増えるものを子宮腺筋症という。生理痛がひどくなったり、経血量が増えたりする。40代の女性にも多い病気

子宮頸がん（P.157）

子宮頸部（子宮の入り口あたり）にできるがん。40代でもまだまだ罹患率は高い。健康で体調に不安を抱えていない人も、子宮頸がん検査は必ず受ける

乳がん（P.163、198）

女性の乳房に乳腺に悪性腫瘍ができる。乳房にころころとしたしこりができることで、病気に気がつく人が多い。40代後半～50代前半の、仕事や家事、子育てに忙しい年代に多い

子宮筋腫（P.55、111、154）

子宮にコブができる病気。経血量が増えたり、生理のときに血の塊が出たりする。40代前半の女性に見つかることが多い

卵巣腫瘍（P.159）卵巣のう腫（P.159）

卵巣腫瘍は、卵巣内に腫瘍ができる病気。腹痛や腰痛などの症状が出る。卵巣のう腫は、腫瘍の中に水がたまった状態のこと。どの年代でもおこるが、40代以降はがん化するリスクが高い

子宮体がん（P.157）

子宮体部の内膜にできるがん。40代から増え始める病気。早期には不正出血などが見られ、婦人科で子宮体がん検査を勧められて発見に至ることが多い

更年期症状（P.182~197）

閉経の前後10年間の「更年期」に起こる不快な症状。ほてりや動悸、息切れなどの身体症状、怒りっぽくなるなどの精神症状がある

受けたい検査

＼40代から２年ごとに受ける／

乳がん検診

マンモグラフィと視触診をおこなう。マンモグラフィでは画像によって乳房内のしこりの様子を確認することができる。マンモグラフィは乳がんの早期発見には欠かせない検査なので必ず受けよう

＼忘れず受けたい／

子宮頸がん検診

腟から診察器具を挿入し、子宮頸部の細胞を採取して、異変がないか調べたりする。健康であっても、だれでもかかる可能性がある病気なので、忘れずに受ける

＼子宮の状態を確認できる／

経腟超音波検査

細い棒状の検査機器を腟内に挿入し、超音波によって子宮や卵巣の様子をモニターに映す。子宮筋腫など、子宮の病気の発見に役立つ。子宮頸がん検診のときにオプションで受けられることもある

＼貧血の有無などが分かる／

血液検査

一般的な健康診断や人間ドックで受けることができる血液検査。女性に多い貧血の有無がわかったり、肝臓や腎臓の異常、脂質異常症、糖尿病、血液の病気などの発見に役立つ

＼＼医師にすすめられたら受ける／／

子宮体がん検診

腟から子宮内に細いチューブやブラシのようなものを挿入し、子宮内膜の細胞を採取して、がん細胞があるかどうかを顕微鏡で調べる（細胞診）。ここで異常があった場合には組織診をおこない、さらに詳しく調べる

検査の前に自分でやってみよう

乳房自己触診 （P.162）

自分で乳房を触って、しこりや乳頭からの分泌物がないか調べる。生理が終わって１週間以内は乳房がやわらかいので、このタイミングに月１回おこなうのが理想的。30代後半から乳がんの罹患率が上がってくるので、早期発見できるよう習慣にする

50代

50代では、ほとんどの人が閉経を迎えます。女性ホルモンの分泌量もぐっと低下し、さまざまな不調が出てくる年代です。子宮や卵巣の病気だけでなく、骨の病気や生活習慣病も増えてきます。

気をつけたい病気やトラブル

子宮頸がん
（P.157）

子宮頸部（子宮の入り口あたり）にできるがん。50代でも罹患率は高い。閉経しているかどうかは子宮頸がんの発症とは関係ないので、閉経後も検査を受け続ける

子宮体がん
（P.157）

子宮体部の内膜にできるがん。50代以降の罹患率が病気。早期には不正出血などが見られ、婦人科で子宮体がん検査を勧められて発見に至ることが多い

卵巣腫瘍（P.159）卵巣のう腫（P.159）

卵巣腫瘍は、卵巣内に腫瘍ができる病気。腹痛や腰痛などの症状が出る。卵巣のう腫は、腫瘍の中に水がたまった状態のこと。50～60代で罹患率がピークを迎える

卵巣がん
（P.160）

卵巣にできるがん。どの年代にも起こることはあるが、特に50歳以降は死亡率が高くなる

腟トラブル
（P.170、178）

かゆみ、乾燥、ひりひり感などが閉経前後に起こることがある。性交痛が出ることも

生活習慣病や骨の病気
（P.194~197）

閉経前後は女性ホルモンの減少によって、高血圧などの生活習慣病や骨粗しょう症を起こすことも多い

更年期症状
（P.182~197）

50歳で閉経を迎えた場合は、だいたい55歳あたりまでほてりや動悸などの更年期症状が続く人が多い

臓器脱
（P.195）

加齢によって骨盤底筋の力が弱まり、腟や子宮などの臓器が体外に出てきてしまう症状

受けたい検査

＼ 40代に引き続き受ける ／

乳がん検診

マンモグラフィと視触診をおこなう。マンモグラフィでは画像によって乳房内のしこりの様子を確認することができる。乳がんは50代前後が最も罹患率が高いため、65歳くらいまではつづけて検査を受ける

＼ 60代でも受けよう ／

子宮頸がん検診

膣から診察器具を挿入し、子宮頸部の細胞を採取して、異変がないか調べたりする。閉経後も罹患率はそれなりに高いので、特に何か症状がなくても忘れず検診を受け続ける

＼ 骨の状態がわかる ／

骨密度の検査

X線や超音波を用いて、骨密度を調べる検査。費用も2,000～3,500円ほどで自治体から補助がでることも。骨粗しょう症のリスクなどがわかる

＼ リスクに備えて受ける ／

生活習慣病の検査

50代になると、女性ホルモンの減少とともにリスクが高まっていく生活習慣病。動脈硬化のリスクを視野に入れて、頸動脈超音波検査や血圧脈波検査などをいつもの健康診断にプラスして受けておくのがおすすめ

＼ 貧血の有無などが分かる ／

血液検査

一般的な健康診断や人間ドックで受けることができる血液検査。女性に多い貧血の有無がわかったり、肝臓や腎臓の異常、脂質異常症、糖尿病、血液の病気などの発見に役立つ

＼＼ 医師にすすめられたら受ける ／／

子宮体がん検診

膣から子宮内に細いチューブやブラシのようなものを挿入し、子宮内膜の細胞を採取して、がん細胞があるかどうかを顕微鏡で調べる（細胞診）。異常があった場合には組織診をおこなう。子宮体がんの罹患率は50代にピークを迎えるので、子宮頸がん検査と合わせて受ける

監修者

稲葉可奈子

産婦人科専門医・医学博士。関東中央病院産婦人科医長。京都大学医学部卒業、東京大学大学院博士課程修了。京都大学医学部附属病院（初期研修）、東京大学医学部附属病院、三井記念病院を経て2015年より現職。みんパピ！みんなで知ろうHPVプロジェクト代表・メディカルフェムテックコンソーシアム副代表。子宮頸がん予防や性教育など生きていく上で必要な知識や正確な医療情報とリテラシー、育児情報などを、SNS、メディア、企業研修などを通して効果的に発信することに努めている。
（P.2 ～ 15、82 ～ 96 の原稿執筆）
X:@kana_in_a_bar

●スタッフ
デザイン／津嶋佐代子（津嶋デザイン事務所）、中村かおり
イラスト／米村知倫
校正／遠藤三葉
編集協力／オフィス201（金森萌未）、重信真奈美
編集担当／ナツメ出版企画株式会社（遠藤やよい）

●参考文献・参考資料
国立研究開発法人　国立成育医療研究センター／
プレコンセプションケア・チェックシート
日本産科婦人科学会編著／女と男のディクショナリー　HUMAN+
厚生労働省研究班監修／女性の健康推進室ヘルスケアラボ
（https://w-health.jp）
厚生労働省監修／妊娠前からはじめる妊産婦のための食生活指針
～妊娠前から、健康なからだづくりを～
『いちばん親切な更年期の教科書 〔閉経完全マニュアル〕』
　高尾美穂著（世界文化社）
『マンガでわかる！　28歳からのおとめのカラダ大全
　今さら聞けない避妊・妊娠・妊活・病気・SEXの超キホン』
　高橋幸子著（KADOKAWA）

●写真提供、掲載協力
オムロンヘルスケア（P.47）
（https://www.healthcare.omron.co.jp/）
ロート製薬株式会社（P.48）
（https://jp.rohto.com/）
オイテル株式会社（P.127）
（https://www.oitr.jp/）
ららぽーと豊洲（P.127）

本書に関するお問い合わせは、書名・発行日・該当ページを明記の上、下記のいずれかの方法にてお送りください。電話でのお問い合わせはお受けしておりません。
・ナツメ社webサイトの問い合わせフォーム
　https://www.natsume.co.jp/contact
・FAX（03-3291-1305）
・郵送（下記、ナツメ出版企画株式会社宛て）
なお、回答までに日にちをいただく場合があります。正誤のお問い合わせ以外の書籍内容に関する解説・個別の相談は行っておりません。あらかじめご了承ください。

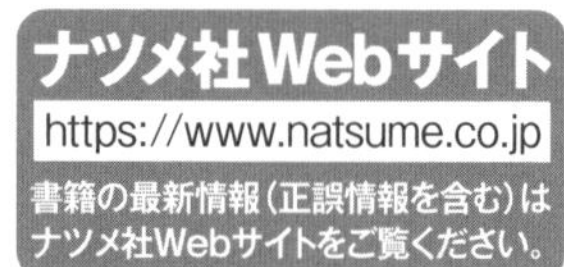

生理痛・PMSから、妊娠・出産、更年期まで

女性の体のきほん

2024年1月12日　初版発行

監修者　稲葉可奈子　Inaba Kanako, 2024
発行者　田村正隆

発行所　株式会社ナツメ社
　東京都千代田区神田神保町1-52 ナツメ社ビル1F（〒101-0051）
　電話　03(3291)1257(代表)　FAX　03(3291)5761
　振替　00130-1-58661
制　作　ナツメ出版企画株式会社
　東京都千代田区神田神保町1-52 ナツメ社ビル3F（〒101-0051）
　電話　03(3295)3921(代表)
印刷所　ラン印刷社

ISBN978-4-8163-7476-0　Printed in Japan